NOUVEAU DICTIONNAIRE ABRÉGÉ

DE MÉDECINE

DE CHIRURGIE, DE PHARMACIE

ET DES SCIENCES PHYSIQUES, CHIMIQUES ET NATURELLES

Par Ch. ROBIN

Membre de l'Institut, professeur à la Faculté de médecine de Paris

Un très fort volume in-8° imprimé à deux colonnes

Prix de l'ouvrage complet : 16 francs.

Il est inutile que nous retracions ici l'incident, d'ailleurs bien connu du public médical, à la suite duquel l'ancien *Dictionnaire* de *Littré et Robin* est devenu simplement le *Dictionnaire de Littré* depuis la mort de cet illustre savant.

M. Ch. Robin, l'éminent professeur de la Faculté de médecine dont l'active collaboration n'avait pas peu contribué au succès de l'œuvre ancienne, résolut alors de reprendre seul le travail autrefois accompli en commun avec Littré; il tenait d'ailleurs à transformer son œuvre, à la rajeunir et à changer entièrement une foule de mots et de théories dont la rédaction avait vieilli dans le fond aussi bien que dans la forme.

Le livre que nous annonçons est donc un ouvrage absolument *original et nouveau*, à la rédaction duquel M. Robin a consacré plus de deux années d'un labeur sans relâche; ce travail considérable est aujourd'hui complètement achevé, les dernières pages de l'œuvre sont sous presse. Le nouveau Dictionnaire abrégé de médecine, *œuvre absolument personnelle du Maître*, a été mis par lui au courant des plus récentes découvertes de la médecine, et de toutes les sciences naturelles. Pour donner une idée de l'importance de cet ouvrage, il nous suffira de dire qu'il renferme la définition d'environ *onze mille mots* de plus que le plus complet des ouvrages similaires.

a

TRAITÉ THÉORIQUE ET PRATIQUE

DES

MALADIES DE LA PEAU

PAR

J.-B. HILLAIRET

Médecin honoraire de l'hôpital Saint-Louis,
Membre de l'Académie de médecine,
et du Conseil d'hygiène
et de salubrité de la Seine, etc.. etc.

E. GAUCHER

Chef de clinique médicale à l'hôpital Necker,
Préparateur des travaux d'histologie à la
Faculté de Médecine de Paris.
ancien interne de l'hôpital Saint-Louis.

TOME PREMIER

ANATOMIE ET PHYSIOLOGIE DE LA PEAU. — PATHOLOGIE GÉNÉRALE.
DERMATOSES INFLAMMATOIRES COMMUNES

Un beau volume grand in-8º de 670 pages, avec figures dans
le texte et 8 planches chromo-
lithographiques hors texte exécutées d'après nature

Prix : 17 francs

*L'ouvrage sera complet en 2 volumes : le tome II, qui contiendra 12 planches
hors texte, est actuellement sous presse*

Dans cet ouvrage, les auteurs se sont appliqués à mettre de
côté toute discussion doctrinale ; ils se sont au contraire astreints
à décrire le plus exactement possible les maladies, à en établir
le diagnostic et à poser les bases du traitement dans les différentes espèces et variétés de la même maladie. Le livre de
MM. HILLAIRET et GAUCHER est donc une œuvre essentiellement
pratique, écrite pour l'élève et le médecin praticien, qui, dans
le cours de ses études, n'a pas eu le loisir de suivre l'enseigne-
ment de l'hôpital Saint-Louis.

Afin de mieux atteindre leur but, les auteurs ont fait placer
dans le texte des dessins représentant l'histologie des lésions,
et, à la fin de l'ouvrage, un certain nombre de planches
chromo-lithographiques *remarquablement dessinées et coloriées*
qui permettront au lecteur de mieux comprendre les descriptions et faciliteront son diagnostic.

ÉLÉMENTS D'HISTOLOGIE

BIBLIOTHÈQUE DE L'ÉLÈVE ET DU PRATICIEN

Collection publiée dans le format in-18 jésus. Cartonnage diamant, tranches rouges

OUVRAGES PARUS DANS CETTE COLLECTION :

Manuel pratique de Laryngoscopie et de Laryngologie, par le Dr G. Poyet, ancien interne des hôpitaux de Paris. 1 vol. de 400 pages avec 30 figures de texte et 24 dessins chromolithographiques hors texte. Prix.. 7 fr. 50

Histoire de la Médecine, d'Hippocrate à Broussais et ses successeurs, par J.-M. Guardia. 1 vol. de 600 pages. Prix........ 7 fr. »

Traité pratique de Massage et de Gymnastique médicale, par le Dr J. Schreiber, ancien professeur libre à l'Université de Vienne, membre des Sociétés d'Hygiène et d'Hydrologie de Paris. 1 vol. de 350 pages avec 117 figures dans le texte. Prix................................. 7 fr. »

Traité pratique des Maladies des organes sexuels, par le Docteur Langlebert. 1 vol. de 550 pages avec figures.................. 7 fr. »

Manuel de Dissection des Régions et des Nerfs, par le Dr Charles Auffret, professeur d'Anatomie et de Physiologie à l'Ecole de Médecine navale de Brest. 1 vol. de 471 pages, avec 60 figures originales dans le texte exécutées pour la plupart d'après les préparations de l'auteur. Prix.. 7 fr. »

Manuel pratique de Médecine mentale, par le Dr E. Régis, ancien chef de Clinique de la Faculté de Médecine de Paris à Sainte-Anne, précédé d'une préface de M. B. Ball, professeur de Clinique des maladies mentales à la Faculté de Médecine de Paris. 1 vol. de 600 pages avec planches. Prix.. 7 fr. 50

Manuel pratique des Maladies de la Peau, par le Dr F. Berlioz, professeur à l'Ecole de Médecine de Grenoble. 1 vol. de 500 pages. Prix.. 6 fr. »

Manuel clinique de l'analyse des urines, par P. Yvon, pharmacien de 1re classe, ancien interne des hôpitaux de Paris, 2e édition, revue et augmentée. 1 vol. de 320 pages, avec 37 figures dans le texte et 4 planches hors texte. Prix... 6 fr. »

Hygiène de la vue, par le Dr G. Sous (de Bordeaux). 1 vol. de 350 pages avec 67 figures. Prix... 6 fr. »

Manuel pratique de Médecine thermale, par le Dr H. Candellé, ancien interne des hôpitaux de Paris, membre de la Société d'hydrologie médicale. 1 vol. de 450 pages. Prix.............................. 6 fr. »

Manuel pratique des Maladies de l'Oreille, par le Dr P. Guerder. 1 vol. de 320 pages. Prix... 5 fr. »

Guide thérapeutique aux Eaux minérales et aux Bains de mer par le Dr Campardon avec une préface de M. Dujardin-Beaumetz. 1 vol. de 300 pages. Prix... 5 fr. »

Guide du Médecin et du Pharmacien de réserve de l'armée territoriale et du médecin auxiliaire, par A. Petit, médecin aide-major de 1re classe, attaché à la direction du service de santé du 16e corps d'armée. 1 vol. de 270 pages, avec figures et planches en couleur. Prix.. 5 fr. »

Manuel pratique de Médecine militaire, par le Dr Audet, médecin-major à l'Ecole spéciale militaire de Saint-Cyr. 1 vol. de 300 pages, avec planches hors texte. Prix... 5 fr. »

Des Vers chez les enfants et des Maladies Vermineuses, par le Dr Elie Goubert. Ouvrage couronné (médaille d'or) par la Société protectrice de l'Enfance. 1 vol. de 180 pages, avec 60 figures dans le texte. Prix.. 4 fr. »

Manuel d'Ophtalmoscopie, par le Dr A. Landolt, directeur du laboratoire d'ophtalmologie à la Sorbonne. 1 vol. avec figures dans le texte. Prix.. 3 fr. 50

Manuel d'Hygiène et d'Education de la première Enfance, par le Dr Bourgeois, médecin-major de la Garde républicaine. 1 vol. de 170 pages. Prix.. 3 fr. »

NOUVEAUX ÉLÉMENTS

D'HISTOLOGIE

PAR

E. KLEIN, M.D., F.R.S.,

Professeur adjoint d'Anatomie générale et de Physiologie à l'École médicale
de S.-Bartholomew's Hospital, Londres.

TRADUITS SUR LA DEUXIÈME ÉDITION ANGLAISE ET ANNOTÉS

Par G. VARIOT,

Préparateur des travaux pratiques d'Histologie à la Faculté de médecine
de Paris,
Chef de clinique à l'Hôpital des Enfants-Malades.

ET PRÉCÉDÉS D'UNE PRÉFACE

De M. le professeur Ch. ROBIN.

Avec 183 figures dans le texte.

PARIS

OCTAVE DOIN, ÉDITEUR

8, PLACE DE L'ODÉON, 8

—

1885

PRÉFACE

DE M. LE PROFESSEUR ROBIN

Ce livre peut être considéré comme un résumé
exact de nos connaissances *actuelles* en Histologie.

Pour un manuel de ce genre, c'est un réel
mérite d'être, comme on le dit vulgairement,
au courant de la science.

Si l'on pense aux fluctuations fréquentes, aux
modifications profondes que subit, à cause de sa
complexité même, cette branche des sciences anatomiques, au nombre considérable des investi-
gateurs spécialisés dans cette voie, à la quantité
prodigieuse de travaux et de mémoires incessamment publiés sur des sujets circonscrits, on
reconnaîtra la difficulté qu'il peut y avoir à
condenser, en un tableau bien proportionné, tous
ces documents divers et parfois contradictoires.

Il faut joindre à cela que les progrès récents de la technique microscopique ont modifié nos idées sur un grand nombre de points particuliers, que l'introduction d'un réactif suffit à changer l'interprétation de certains faits, quand il n'en fait pas découvrir de nouveaux.

Aussi, pour faire un choix judicieux au milieu d'observations si compliquées, en abandonnant les idées erronées pour adopter les opinions mieux établies, ce n'est pas trop de toute la sagacité d'un homme profondément versé dans l'Histologie.

M. Klein, dans son livre a résolu, croyons-nous, ces difficultés. Ses descriptions contiennent en substance toutes les recherches contemporaines importantes ; de plus, ces descriptions sont méthodiques et d'une grande concision. Les nombreuses figures intercalées dans le texte facilitent beaucoup la lecture de son travail en mettant sous les yeux les objets décrits.

L'un de mes élèves distingués, M. Variot, qui s'est chargé de la traduction de l'ouvrage anglais, a cru devoir ajouter quelques notes complémentaires au texte. Ces notes ont l'avantage d'étendre le cadre un peu restreint de ce manuel, en y introduisant quelques notions d'Anatomie générale. C'est, en effet, une des tendances fâcheuses de l'Histologie contemporaine de se détacher de l'Anatomie générale. Les mémorables recherches des Bichat, des de Blainville, etc., sont un peu trop oubliées aujourd'hui : l'Histologie n'a rien à gagner à cette séparation, bien au contraire.

Le traducteur a consacré une partie de son annotation à rappeler sommairement le développement embryonnaire des principaux tissus et organes et à exposer quelques questions encore pendantes.

Ce livre, ainsi modifié et complété, est certainement appelé à rendre de grands services aux étudiants en médecine; il sera aussi consulté avec fruit par les médecins qui veulent se tenir au courant des progrès de l'Histologie.

Ch. ROBIN.

Paris, novembre 1884.

PRÉFACE DE L'AUTEUR

Ce travail ne devait être d'abord qu'un Manuel pour les étudiants en médecine. — Le plan primitif ne comprenait que les matières absolument indispensables pour les premières années d'études médicales ; mais ce plan a été modifié ; car, sous cette forme, ce livre n'aurait été qu'un Manuel incomplet d'Histologie.

Les étudiants avancés aussi bien que les commençants pourront trouver leur profit dans la lecture de ce travail.

E. KLEIN.

NOUVEAUX
ÉLÉMENTS D'HISTOLOGIE

CHAPITRE PREMIER

DE LA CELLULE

1. L'œuf humain (FIG. 1), et celui des mammifères, arrivé à maturité est une petite masse sphérique de substance molle, gélatineuse, transparente, d'un aspect granuleux et contenant un grand nombre de fines particules : les *globules vitellins.* — Cette substance est enveloppée par une membrane délicate, striée verticalement appelée *zône pellucide.* A l'intérieur de cette masse, et située plus ou moins excentriquement, est une vésicule, la vésicule germinative, qui contient elle-même une ou plusieurs taches, *la tache* ou *les taches germinatives.* La substance

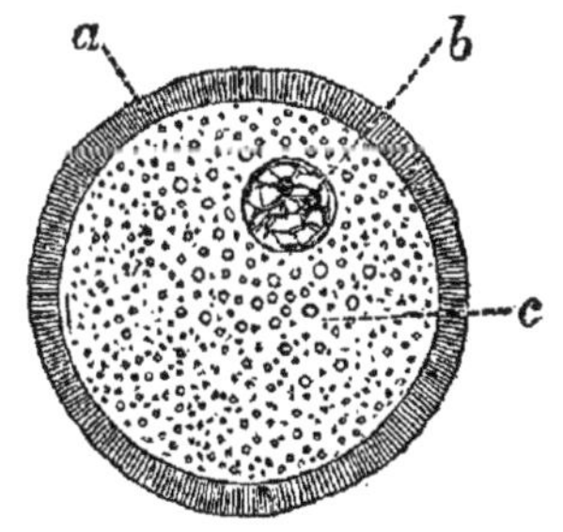

FIG. 1. — Ovule de chatte, à maturité.

a, zone pellucide; — *b*, vésicule germinative; — *c*, protoplasme.

transparente, gélatineuse de l'œuf, renfermant une très large proportion de matière protéïque, est appelée *protoplasme*. Avant et immédiatement après la fécondation, le protoplasme de l'œuf présente des mouvements distincts, de contraction et d'expansion. Ces mouvements sont spontanés, c'est-à-dire qu'ils ne sont déterminés par aucune influence extérieure appréciable.

Le diamètre de l'œuf arrivé à maturité chez l'homme et les animaux domestiques varie entre . 0^{mm}13, et 0^{mm}22, mais avant sa maturité, l'œuf est beaucoup plus petit et sa grosseur va croissant avec son développement.

2. La fécondation modifie très sensiblement les contractions du protoplasme de l'œuf. Comme

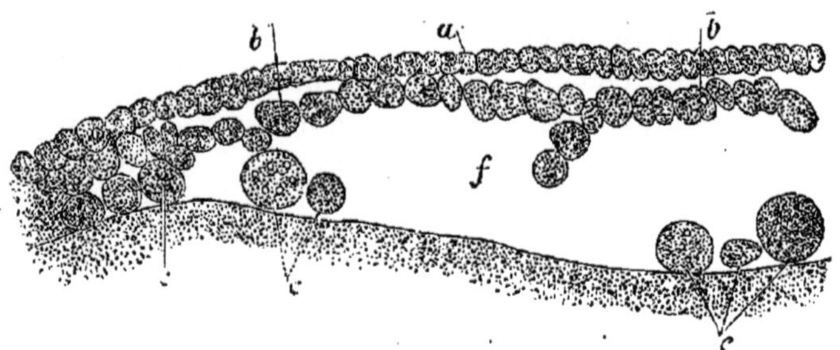

FIG. 2. — Coupe transversale du blastoderme du poulet, avant l'incubation.

a, cellules formant l'ectoderme ; — *b*, cellules formant l'endoderme ; — *c*, grandes cellules formatrices ; — *f*, cavité de segmentation.

conséquence, on observe le clivage ou la segmentation de sa substance en deux parties, la vésicule germinative s'étant préalablement segmentée en deux noyaux. On trouve alors, à l'intérieur de l'œuf originel, deux nouveaux éléments, dérivant du protoplasme et contenant chacun à son intérieur un noyau. L'enveloppe de l'œuf ne prend aucune part à ce processus de division.

Peu de temps après, chacune des deux cellules filles, se segmente à son tour en deux nouveaux élé-

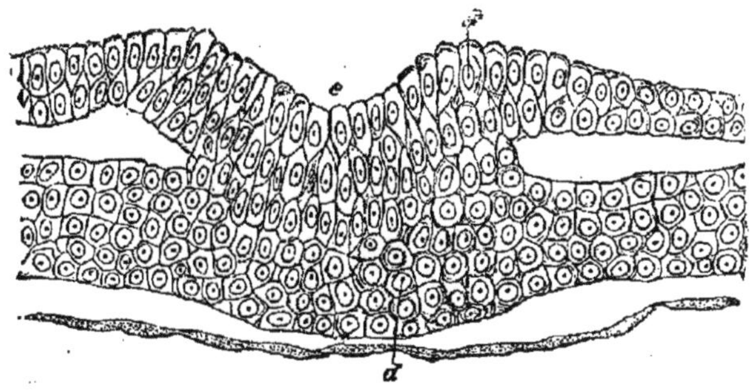

Fıg. 3, *A*.— Coupe transversale du rudiment de l'embryon du poulet.

e, sillon primitif ; — *f*, lamelles dorsales de l'épiblaste ; — *d*, mésoblaste. La couche mince de cellules fusiformes représente l'hypoblaste.

ments, les noyaux s'étant préalablement divisés, de sorte que chacun de ces éléments possède son propre noyau.

Ce processus de segmentation se continue de la même manière pour les éléments ainsi formés (FIG. 2, 3 *A*, 3 *B*.) de sorte qu'après quelques jours, on trouve dans l'enveloppe originelle un grand nombre de cellules nouvelles ayant toutes leur protoplasme individualisé et leur noyau.

3. Toutes les parties de l'embryon, organes et mem-

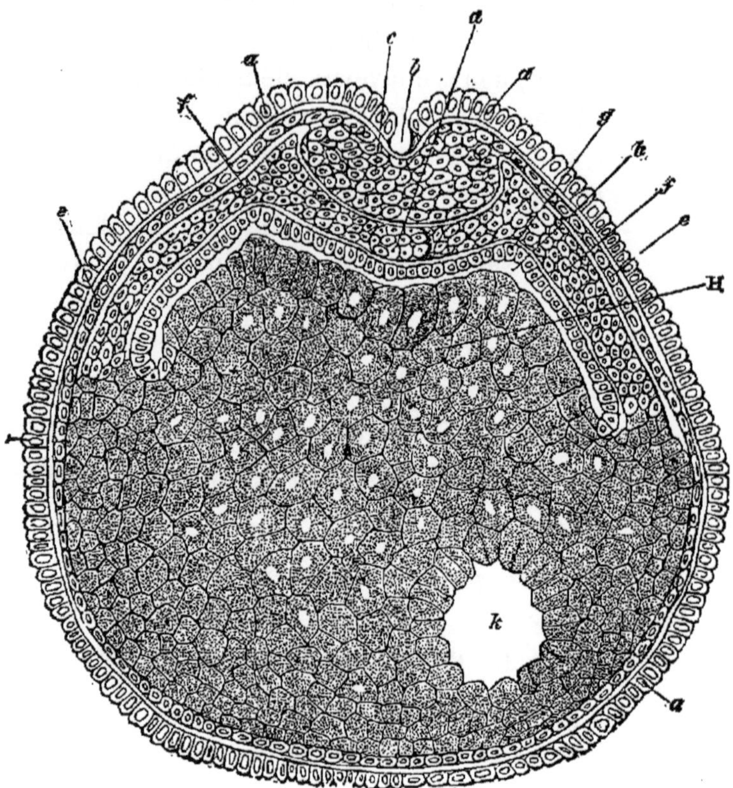

Fɪɢ. 3, *B.* — Coupe verticale au travers de l'œuf du crapaud
cendré dans le premier état du développement embryonnaire.

a, couche tégumentaire de l'épiblaste ; — b, sillon dorsal ; — c, rudiment
du système nerveux central ; — d, notocorde ; — e, couche profonde de l'épiblaste ; — f, mésoblaste ; — g, hypoblaste ; — h, cavité du canal alimentaire ; cavité de Rusconi ; — H, jaune central ; — k, reste de la cavité de
von Baer ou cavité de segmentation.

branes, dérivent de ces éléments dont le diamètre va
diminuant avec les progrès de la segmentation. Il

est aisé de voir que les cellules de l'œuf à ce moment possèdent la propriété de se contracter.

Soit spontanément ou sous l'influence d'agents divers, chaleur modérée, électricité, stimulation mécanique ou chimique, ces cellules poussent des prolongements plus ou moins allongés, qui se produisent lentement mais d'une manière perceptible, sous les yeux de l'observateur. Elles peuvent même changer de situation ; sous ce rapport, ces éléments ressemblent aux organismes inférieurs connus sous le nom d'*amibes* formées seulement d'une masse de protoplasme nucléé : d'où le nom de mouvement *amiboïde*. On peut voir en outre que ces cellules grandissent et se segmentent comme les *amibes* ; et dans les deux cas, ce n'est qu'après avoir pris un certain accroissement que la segmentation survient.

4. Dans les premiers stades de la vie embryonnaire tous les éléments constituant les organes de l'embryon possèdent ces caractères ; mais plus tard, la contractilité est une propriété qui devient spéciale à un nombre limité d'entre eux. A la naissance, les corpuscules blancs du sang et de la lymphe, certains éléments des organes lymphatiques, les éléments des tissus musculaires conservent seuls cette propriété, tandis que les autres la perdent plus ou moins complètement, excepté si le phénomène de la segmentation continue à se produire. Quelques-uns de ces éléments conservent leur constitution protoplasmique ; à l'ordinaire, chacun d'eux contient un noyau, quelquefois deux ou plus et peut donner naissance par segmentation à une

nouvelle génération. D'autres éléments cependant subissent une transformation complète ; leur protoplasme et leur noyau disparaissent pour faire place à une substance autre que le protoplasme, par exemple la substance cartilagineuse, osseuse, élastique ou toute autre.

5. L'œuf est l'origine de tous les éléments protoplasmiques nucléés qu'on trouve dans les organes de l'embryon et de l'adulte ; de là des séries de générations ininterrompues d'éléments qu'avec Schwann nous nommons *cellules*[1], et avec Brücke organismes élémen-

---

[1] La notion et l'expression de *cellule* ont été étendues aux organismes animaux, postérieurement aux recherches des botanistes sur la structure des organismes végétaux. — La constitution cellulaire des végétaux, déjà vue par Grew (1682), (vésicules végétales) par Leeuwenhœck (1719), par Malpighi (1686) (utricules), a été définitivement établie par Mirbel (1800 à 1808). Mirbel considère les végétaux comme formés de *cellules* à cloisons communes, celles-ci étant des parties élémentaires, ayant une individualité propre et formant, par leur agglomération et leur juxtaposition, la totalité de l'organisme, y compris les vaisseaux qui ne sont que des modifications directes des cellules.

L'étude de la cellule végétale est complétée par R. Brown, (1831), qui indique le noyau et son importance et par Hugo-Mohl, qui donne le nom d'utricule azoté à la couche protéique doublant la paroi de cellulose (composé ternaire) et de *protoplasma* au liquide contenu à l'intérieur de l'utricule azoté. Remarquons en passant que ce mot de protoplasma a singulièrement dévié de son acception primitive, puisqu'il est communément employé par les histologistes pour désigner le corps cellulaire.

Les mémorables recherches de Bichat, qui réduisent les organes des animaux en tissus élémentaires, ouvrent la voie aux histologistes qui décomposent par l'analyse microscopique, les

taires. On peut donc dire que non seulement chacun de
ces éléments est dérivé d'une cellule (Virchow, *omnis
cellula a cellula*), mais encore que chacune est formée
du protoplasme de Max Schultze (*Sarcode de Dujardin*),
lequel est dépourvu d'enveloppe et contient généralement un noyau, mais peut en contenir deux ou plus. On
peut dire en outre que chacune de ces cellules présente
des phénomènes d'accroissement et jouit, par conséquent, des propriétés de nutrition et de reproduction.
Tous ces éléments dans le premier stade de leur évolution, et quelques-uns d'entre eux pendant toute leur

---

tissus élémentaires de Bichat en éléments anatomiques.
Schleiden (1838) reproduit, en les étendant, les idées de
Mirbel et de Turpin sur la constitution cellulaire des végétaux; Schwann (1839) applique aux animaux les idées de
Schleiden; les animaux sont aussi considérés comme formés
par des organismes élémentaires, les *cellules*. Telle est l'origine
de la théorie cellulaire ou plutôt des théories cellulaires qui
doivent jouer un si grand rôle dans les sciences biologiques.
Tout organisme est, ou bien une cellule simple, ou bien une
collectivité de cellules, et l'ensemble des formes et des phénomènes vitaux est le résultat général des formes et des phénomènes vitaux de toutes les cellules de l'organisme.

La *cellule* végétale complètement développée se compose
d'une paroi extérieure de cellulose, à l'intérieur de laquelle est
une masse pleine de nature azotée, contenant le noyau. De
bonne heure, cette masse azotée se creuse d'une cavité, par
production d'un liquide central, le protoplasma d'Hugo-Mohl;
elle devient ainsi l'utricule azoté qui s'applique contre la face
interne de la paroi de cellulose.

Par analogie, on a donné le nom de *cellule*, à ceux des éléments anatomiques constituant les tissus animaux qui se
présentent sous la forme d'une petite masse plus ou moins
polyédrique, généralement pourvue d'un noyau, et dont les
dimensions sont généralement égales en tous sens ou à peu
près. C'est l'une des formes élémentaires de la substance organisée, irréductible en parties plus simples, autrement que par

existence, ont la propriété de se contracter ou de présenter des mouvements amiboïdes (FIG. 4.).

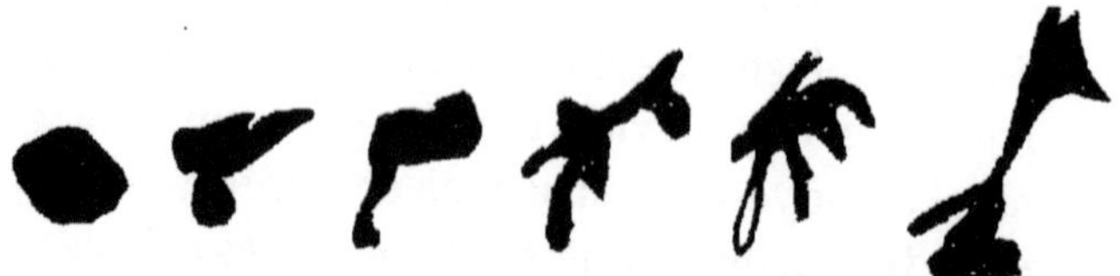

FIG. 4. — Mouvement amiboïde d'un globule sanguin blanc de l'homme ; phases diverses du mouvement.

Les cellules diffèrent de forme selon leur espèce, leur place et leur fonction ; elles sont sphériques, irrégulières, polygonales, squameuses, ramifiées, fusiformes, cylindriques, prismatiques ou coniques. Ces formes variées seront plus amplement décrites, quand nous traiterons en détail des différentes espèces de cellules.

destruction mécanique ou par décomposition chimique, lui enlevant son individualité propre. (Voir art. *Cellule*; *Dict. encycl. des sciences médicales*).

Voici, d'après Ch. Robin, l'énumération des principaux éléments anatomiques animaux ayant la forme de cellules : 1º les ovules mâles (spermatoblastes) et femelles ; 2º les cellules embryonnaires qui dérivent directement de leur vitellus par segmentation de celui-ci : *a*. mâles passant à l'état de spermatozoïdes ; *b*. femelles (cellules de la cicatricule, de l'aire embryonnaire, cellules embryonnaires ou blastodermiques) ; 3º cellules de la corde dorsale ; 4º hématies ; 5º chromoblastes ou chromatophores ; 6º leucocytes ; 7º myélocytes ; 8º les diverses variétés de cellules nerveuses ou ganglionnaires ; 9º médullocelles ; 10º myéloplaxes ; 11º les cellules ou corps fibro-plastiques fusiformes ou étoilés, devenus ou non vésicules par réplétion de graisse, les faisant passer à l'état de vésicules adipeuses ; 12º les cellules par lesquelles débutent les éléments ou fibres élastiques ; 13º les fibres cellules ; 14º les cellules par lesquelles débutent les faisceaux musculaires

Les éléments anatomiques de l'homme et des animaux diffèrent considérablement de dimension entre eux, c'est ainsi que la dimension d'un globule blanc du sang est d'environ 9 à 11 μ, tandis que celle d'une grande cellule ganglionnaire des cornes antérieures de la moëlle épinière est d'environ 135 μ, et que la dimension d'une cellule à noyaux multiples (myéloplaxe) surpasse même celle d'une cellule nerveuse ganglionnaire.

La même différence de dimension se trouve pour les noyaux. Entre le nucléus d'une cellule ganglionnaire dont le diamètre est d'environ $0^{mm}028$, et $0^{mm}019$, et le nucléus d'un globule blanc du sang dont le diamètre est d'environ $0^{mm}0046$, $0^{mm}0023$, il y a toutes les dimensions intermédiaires.

striés; celles par lesquelles débute la paroi propre du tube nerveux périphérique; 16° les cônes et les bâtonnets de la rétine; 17° les cellules de la substance propre du tissu électrique; 18° les cellules du cartilage; 19° les cellules osseuses ou ostéoblastes; 20° cellules du jaune de l'œuf; 21° cellules de la dentine; 22° cellules du cristallin; 23° nombreuses variétés de cellules *épithéliales* et épidermiques pleines ou creuses.

En regard de ces différentes formes *cellulaires* de la substance organisée, il convient de placer les éléments anatomiques amorphes et n'ayant jamais passé, à un degré quelconque de leur développement, par la phase cellulaire. Ces parties élémentaires amorphes sont organisées au même titre que ces éléments figurés; elles sont le siège de mouvements nutritifs, de phénomènes d'assimilation et de désassimilation, aussi bien que les cellules ou les fibres, etc.; ce sont par exemple, la substance fondamentale des os et des cartilages interposée aux ostéoplastes et aux chondroplastes, la substance amorphe des centres nerveux, la substance des parois propres des tubes glandulaires, de la capsule du cristallin, etc., etc.

M. Ch. Robin considère ces parties organisées amorphes comme *exocellulaires*, c'est-à-dire dérivant des éléments cellu-

6. *Le protoplasme* est une substance transparente homogène d'aspect un peu granuleux.

Un examen attentif, à l'aide de grossissements suffisants, et spécialement avec l'emploi de certains réactifs, permet de lui reconnaître une structure plus ou moins définie, consistant en fibrilles plus ou moins régulières et quelquefois rayonnées, ou en fibrilles disposées en réseaux dans les mailles duquel est une substance interstitielle homogène. Plus les mailles du réticulum sont serrées et moins il y a de substance interstitielle, et plus régulièrement apparaissent les granulations. Dans les mailles du réticulum sont inclus des granules graisseux, pigmentaires et autres.

L'eau fait gonfler le protoplasme et finalement le désagrège ; les acides et les alcalis le dissolvent. Toutes les substances qui coagulent les matières protéïques ont le même effet sur le protoplasme.

laires proprement dits, par l'intermédiaire de principes immédiats fournis, élaborés par ces derniers et exsudés en quelque sorte de leur propre substance. Les principes immédiats ainsi élaborés et devenus libres pour un très court laps de temps, représentent les *blastèmes* aux dépens desquels peuvent naître les diverses espèces d'éléments anatomiques. Les *blastèmes* ne sont pas produits directement par le plasma sanguin, mais bien par les éléments anatomiques préexistants. Ceux-ci sont le siège, dans certaines conditions, d'un mouvement d'assimilation qui l'emporte de beaucoup sur le mouvement de désassimilation et l'excès des principes assimilés suinte en quelque sorte hors des éléments et s'interpose entre eux.

La *cellule* animale type, de même que la cellule végétale, se compose d'une paroi, d'un corps cellulaire et d'un noyau renfermant un ou plusieurs nucléoles. Mais la partie véritablement essentielle de la *cellule* est le corps cellulaire ; on peut voir manquer la paroi et le noyau, soit isolément, soit simultanément.

L'observation démontre que, pour ce qui concerne la paroi,

7. Le *noyau* offre une dimension en général proportionnée à celle de la cellule. Il est le plus souvent sphérique ou ovale. Il est composé d'une enveloppe plus ou moins distincte, contenant la substance nucléaire. A l'état de complet développement, la substance nucléaire forme un réseau plus ou moins régulier dont les mailles sont limitées par des fibrilles ou de minces cloisons, ou encore par des trabécules irrégulières. Dans l'évolution de chaque noyau, il y a des périodes dans lesquelles une ou plusieurs masses ou nucléoles sont apparentes dans le réseau nucléaire. La substance du noyau diffère chimiquement de celle de la cellule, ce noyau contenant de la *nucléine*.

Immédiatement avant la segmentation du noyau, la membrane enveloppante disparaît ; et immédiate-

son absence est beaucoup moins fréquente que ne l'admettent quelques auteurs (M. Schultze et Brücke), qui ne voient dans la membrane cellulaire qu'une couche corticale du corps cellulaire simplement durcie par le contact des substances environnantes. La constatation du mouvement Brownien, à l'intérieur d'un élément anatomique gonflé ou non par l'addition d'eau, permet d'affirmer la présence d'une membrane cellulaire enveloppant une substance molle ou fluide, qui, sans cela, serait diffluente et n'aurait pas de forme déterminée.

Le corps de la cellule consiste dans une petite masse de substance organisée à l'intérieur de laquelle le noyau est englobé, est enfoui comme une sphère de cristal autour de laquelle on aurait coulé de la gélatine contenant des granulations éparses d'une autre nature ou de même nature. Les granules, dont est parsemé le corps cellulaire, sont de nature très variée, suivant l'espèce d'élément envisagé : granulations protéiques, de matière glycogène, de graisse et même de pigment biliaire, s'il s'agit des cellules hépatiques; granulations graisseuses se fusionnant en globules, s'il s'agit des cellules épithéliales des culs-de-sacs mammaires, granulations de substance *mélanique*, si l'on considère les cellules épithé

ment après la segmentation, la substance nucléaire n'offre plus de contours définis. La membrane nucléaire, quand elle existe, est une couche extérieure condensée de la substance nucléaire.

Dans quelques cas, on peut démontrer que les fibrilles nucléaires sont en continuité avec les fibrilles de la substance cellulaire. Lors des mouvements des corpuscules blancs du sang, Stricker et Unger ont vu le noyau se confondre avec la substance cellulaire, puis se différencier de nouveau par l'apparition d'une membrane.

8. Durant la segmentation de la cellule, le noyau se divise généralement avant le protoplasme cellulaire.

liales de la choroïde, la couche basilaire de l'épithélium du corps muqueux de Malpighi, etc., etc.

On désigne assez communément, actuellement, *le corps cellulaire*, à l'exclusion de la paroi, quand elle existe, et du noyau, sous le nom de *protoplasma*. C'est là une expression vicieuse. H. Mohl qui, le premier, a employé le mot de protoplasma, l'appliquait « à la substance demi-fluide, azotée, jaunie par l'iode qui est répandue dans les cavités cellulaires des plantes ». Remak a changé le sens du mot protoplasma, pour désigner le vitellus solide contenu dans la membrane vitelline, moins la vésicule germinatrice, et il a étendu cette signification à la substance constituant les globes vitellins, moins leur noyau. — M. Schultze généralise encore l'emploi du mot protoplasma dans le sens admis par Remak et en fait à peu près le synonyme de corps cellulaire, en exceptant le noyau.

Le mot protoplasma, pris dans son sens primitif et rigoureux, devrait donc être réservé pour désigner le liquide intracellulaire contenant ou non des granulations.

Le *noyau*, de même que la paroi, peut manquer parfois dans les cellules sans que celles-ci perdent pour cela leur individualité anatomique et physiologique. Les organismes les plus

On avait préalablement supposé que la segmentation du noyau s'opérait de la même manière que
celle du protoplasme cellulaire, c'est-à-dire par simple
clivage. Ce mode de division a reçu le nom de segmentation [directe ou mode de segmentation de Remak.

Dans ce mode de division, le noyau est supposé se
resserrer et prendre la forme d'un rein ou d'un sa-
blier et, s'il se segmente en plus de deux portions, il
prend un aspect lobé. Les noyaux, dont la forme est
ainsi modifiée, sont rares et ces changements de
forme n'indiquent pas nécessairement la segmentation

inférieurs (monères, protomonas) sont également dépourvus
de noyaux. « Ce sont de petits grumeaux de substance albuminoïde sans structure. » *(La Création naturelle*, trad. franç.,
p. 303, Hœckel.) Partant de ce fait, Hœckel propose de substituer à l'expression de cellule le terme plus compréhensif de
plastides, s'appliquant à toutes les formes élémentaires de la
matière organisée. Ces *plastides* (éléments plastiques)
comprendraient deux groupes principaux, les *cytodes* et les
vraies cellules. Les cytodes sont des particules organisées sans
noyau (monères). Les cellules, au contraire, sont des particules
pourvues d'un noyau. Ces deux types se subdivisent à leur tour
en deux groupes secondaires, suivant qu'ils sont ou non revêtus
d'une membrane.

CYTODE.
  1. Cytode primitive, *nue* sans noyau (monère), *gymnocytode*
  2. Cytode à membrane, *lépocytode* (leucocyte Robin).

CELLULE.
  1. Cellules primitives, *nues* mais pourvues d'un noyau
     gymnocyte.
  2. Cellule complète avec noyau et paroi propre, *lépocyte*.

La grande majorité des histologistes tendent à admettre que
tout nouvel élément anatomique dérive d'un autre élément
préexistant, *omnis cellula a cellula.* Les développements étendus
dans lesquels l'auteur anglais est entré pour montrer le processus complexe de division du noyau marquent bien cette
tendance actuelle. Néanmoins, il nous semble utile de rapprocher de cette opinion moderne sur le mode d'apparition des
éléments, l'idée plus ancienne de la *genèse.*

directe, car le noyau étant d'une structure très molle
une pression extérieure ou le mouvement propre du
protoplasme cellulaire peut déterminer ces changements de formes ; et, de plus, on a pu voir que la contractilité du noyau suffit à les produire. Depuis les
observations faites récemment par Bütschli, Hertwig,
Strassburger, Mayzel, van Beneden, Balfour, Eberth,
Schleicher, Peremeschko, Flemming, Klein, Arnold,
Pfützner, Retzius, Bizzozero et plusieurs autres, il
est reconnu que, aussi bien sur l'embryon que sur l'a-
dulte, sur les plantes que sur les animaux, sur les vertébrés que les invertébrés, toutes les espèces de cellules, avant que le protoplasme ne se divise, offrent
des modifications compliquées du noyau aboutissant
à la segmentation.

Ce mode de segmentation est appelé la segmentation indirecte ou *karyokinésis*. Mayzel, Schleicher
et Flemming ont observé que les fibrilles nucléaires
offrent un mouvement ; de là le nom de karyokinésis.

Le processus de karyokinésis est représenté dans la
figure ci-jointe (5) et il offre les phases suivantes : (*a*)
le réseau nucléaire devient très apparent pendant
que la membrane nucléaire disparaît, et les fibrilles
du réseau nucléaire s'incurvent et se contournent en
manière de circonvolution ; à ce moment, le noyau
paraît considérablement élargi ; (*b*) les fibrilles s'enroulent en mailles arrangées autour du centre en
forme de guirlande ou de rosette ; (*c*) les points périphériques des mailles se cassent et offrent l'apparence
d'une étoile, c'est l'*aster ;* (*d*) les mailles se séparent

en deux groupes, ou nouveaux centres, c'est le *diaster*, ou double étoile; (*e*) les deux groupes de fibrilles se séparent bientôt, comme s'ils étaient attirés par deux pôles d'un aimant; mais les deux groupes restent pourtant unis l'un à l'autre par des fibrilles très déliées et pâles. Ces dernières fibrilles diffèrent des

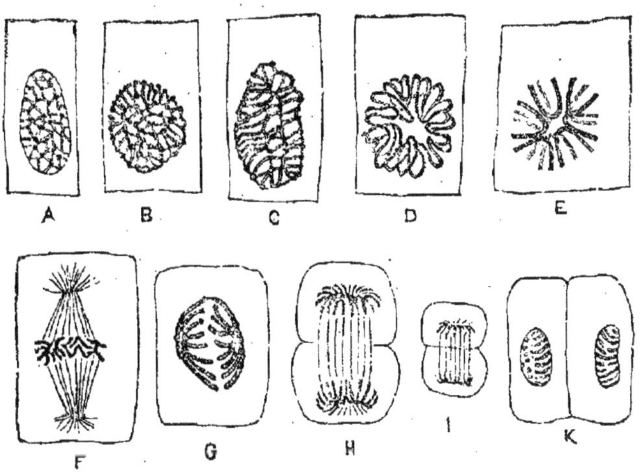

FIG. 5. — Karyokinésis.

A, noyau ordinaire d'une cellule épithéliale cylindrique; — *B*, *C*, le même noyau dans l'état d'enroulement; — *D*, forme de guirlande ou de rosette; — *E*, l'aster, ou étoile unique; — *F*, un fuseau nucléaire de l'endothélium de Descemet de la cornée de la grenouille; — *G*, *H*, *I*, amphiaster; — *K*, deux noyaux filles.

autres en ce qu'elles ne prennent pas de la même manière les réactifs colorants, et elles représentent la substance intermédiaire de la matière nucléaire, c'est-à-dire la substance pâle contenue dans le réticulum originel du noyau. Flemming appelle cette substance *achromatine* (inapte à prendre les couleurs),

tandis que les fibrilles du réseau originel, la circonvolution, l'aster et le diaster, il les nomme *chromatine*,
parce qu'elles peuvent facilement se colorer.

Dans cet état, la figure entière ressemble à un
fuseau, le fuseau nucléaire de Bütschli (Fig. 5, *F)*.

(f) Plus tard, toute connexion entre les deux groupes
de fibrilles est rompue, c'est-à-dire entre les étoiles
du diaster; (*g*) les fibres de chaque groupe s'enroulent beaucoup plus; (*h*) une membrane apparaît
pour chaque groupe. Dès ce moment, deux nouveaux
noyaux sont formés, deux noyaux filles. Le protoplasme cellulaire peut commencer à se diviser à tous
les degrés, soit lorsque les fibrilles s'enroulent autour
de deux centres, soit lorsque les noyaux filles sont
déjà différenciés; ou bien la division du noyau peut ne
pas être suivie de celle du protoplasme cellulaire, et
alors on a une cellule à deux noyaux. Dans quelques
cas, spécialement pour les invertébrés et les vertébrés
inférieurs, on a observé un arrangement spécial en
soleil des fibrilles du protoplasme cellulaire près
de chacune des deux étoiles des fibrilles nucléaires.

Martin a noté, dans les productions pathologiques,
une division simultanée en trois ou quatre noyaux
filles, d'après le mode de karyokinésis [1].

---

[1] La *genèse* des éléments est caractérisée par ce fait, que les
éléments nouveaux apparaissent, sans dériver d'aucun autre
élément environnant, mais se forment à l'aide et aux dépens
des *blastèmes*. Là où il n'existait que des matériaux liquides,
on voit ces matériaux se réunir presque subitement molécule
à molécule, les uns aux autres, en une substance solide ou
demi-solide. Le plus souvent cette condensation moléculaire a
pour résultat la formation d'un noyau (sauf le cas des subs-

Bien que ce mode indirect de division du noyau ait été observé dans toutes les espèces de cellules chez l'embryon et, dans quelques cas, chez l'adulte, il n'est pas prouvé qu'il soit le mode universel de segmentation nucléaire.

En faveur de l'opinion contraire, il est facile de vérifier que, dans la segmentation des corpuscules amœboïdes, la division du noyau suit le mode direct, et il est probable aussi que, dans certaines conditions, les autres noyaux peuvent subir la segmentation directe.

tances amorphes); le noyau peut s'entourer ou non d'un corps cellulaire et l'élément anatomique, ainsi développé, subit des transformations diverses. — Le fait de la genèse équivaut à une véritable *génération* spontanée. (Voir *Dictionnaire de Nysten*, revu par Robin et Littré, 14ᵉ édition, article Genèse). — M. Robin regarde comme démontrée la réapparition du noyau vitellin par genèse, à l'intérieur de l'ovule après la fécondation, la formation des leucocytes par genèse dans le plasma sanguin, lymphatique, dans le serum du pus. (Voir art. *Leucocyte. Dict. encyclopédique des sciences médicales.*)

CHAPITRE II

LE SANG

Sous le microscope, le sang apparaît comme un fluide transparent, le liquor ou plasma dans lequel flottent un grand nombre d'éléments figurés, les corpuscules sanguins. Le plus grand nombre de ces corpuscules sont colorés, quelques-uns d'entre eux sont incolores. Les derniers sont appelés globules blancs ou globules sanguins incolores, ou leucocytes. Les premiers ont reçu le nom de globules rouges (hématies), ou de globules sanguins colorés et apparaissent rouges, seulement quand on les voit dans une couche épaisse; quand on les voit en une couche mince, ils se montrent avec une teinte jaune verdâtre. Ils sont d'un ton plus jaune, s'ils viennent du sang artériel et d'un ton plus vert, s'ils viennent du sang veineux. Les proportions relatives des globules et du plasma sont de 36 pour 64, sur cent parties de sang en volume. En faisant la numération, on a constaté qu'il existait environ 5,000,000 de globules pour un millimètre cube de sang humain [1].

[1] Les globules rouges ou hématies se développent de bonne heure chez l'embryon. Au deuxième jour chez le poulet, à la

Il y a dans l'état de santé, chez l'homme, un globule blanc pour 600 à 1,200 globules rouges. Chez l'homme et chez les mammifères, le nombre relatif des globules du sang est plus grand que chez les oiseaux, et chez les oiseaux plus grand que chez les bas vertébrés..

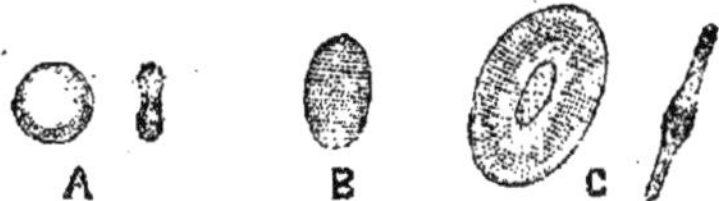

Fig. 6. — Espèces variées de globules rouges.

A, deux globules humains, un vu par le côté large, l'autre par le côté étroit ; — B, un globule rouge du chameau ; — C, deux globules rouges de la grenouille, un vu par le côté large, l'autre par le côté étroit.

10. *Les globules rouges du sang* (Fig. 6) de l'homme et des mammifères sont des disques homogènes

limite de l'aire transparente et de l'aire opaque, dans la lame mésodermique confinant à l'endoderme, on constate l'apparition d'amas cellulaires bien circonscrits. Les espaces occupés par ces cellules semblent résulter de l'écartement des éléments voisins et ne tardent pas à se doubler à l'intérieur de cellules plates. Ces espaces sont des îlots sanguins ; les cellules contenues sont les globules du sang embryonnaire. D'abord isolés, les îlots sanguins entrent bientôt en connexion les uns avec les autres pour former des vaisseaux capillaires nombreux, d'où le nom d'aire vasculaire donné à cette partie extra-embryogène du blastoderme. De la périphérie les vaisseaux gagnent graduellement vers le centre, et se mettent en rapport avec le rudiment du cœur, double et symétrique, à cette période, ainsi que l'a montré M. Dareste.

Dans le principe, les cellules contenues à l'intérieur des îlots sanguins sont polyédriques par pression réciproque, pourvues d'un noyau et incolores ; elles ne tardent pas à se charger de matières colorantes.

Les hématies semblent faire exception à la loi sur le mode

biconcaves, excepté chez les *camélidés*, où ils sont elliptiques et ne possèdent aucun noyau. Etant de forme biconcave, ils sont plus minces et plus transparents dans le centre qu'à la circonférence. Chez les autres vertébrés, ils sont ovalaires, et plus ou moins aplatis sur les bords, et chacun d'eux possède un noyau central ovale.

Le diamètre des globules rouges du sang de l'homme est à peu près de 0,007 μ en largeur et de 0,002 μ environ en épaisseur. Mais il existe toujours quelques globules plus petits que les autres de moitié ou d'un tiers. Dans le sang normal, les petits globules rouges sont rares; dans certaines conditions anormales, spécialement dans l'anémie ou l'oligaimie, ils sont plus nombreux.

de développement de la généralité des éléments anatomiques permanents. Ces derniers, en effet, cellules nerveuses, fibres musculaires, etc., ne dérivent qu'indirectement des cellules blastodermiques. En général, les noyaux se multiplient par segmentation à l'intérieur des cellules blastodermiques, le corps cellulaire s'atrophie, et c'est à ces noyaux, résultat de la segmentation que viendront s'adjoindre, par genèse, des corps cellulaires de forme et de nature variables, qui constitueront les corps de la cellule nerveuse, de la cellule du tissu conjonctif, etc.

Au contraire, les premières hématies semblent être un produit de transformation directe des cellules blastodermiques, sans qu'on puisse l'affirmer cependant d'une manière absolue. Chez les batraciens, par exemple, où il est relativement facile de suivre l'évolution des globules rouges, on voit ces éléments déjà en circulation, tenant encore inclus des globes jaunâtres, d'origine vitelline et tout à fait semblables à ceux qu'on retrouve dans les autres cellules blastodermiques. Dès que le plasma se produit en certaine quantité dans les vaisseaux embryonnaires, qu'un peu de fluide s'interpose entre les cellules rouges, que la circulation commence, ceux-ci perdant leur aspect polyédrique,

Selon Gulliver, Welcker et autres, voici quelles sont les dimensions des globules rouges du sang chez les différents vertébrés : chez l'homme 7 μ, chez le chien 0^{mm}0067, le chat 0^{mm}0056, le mouton 0^{mm}0045, l'élé·phant 0^{mm}008, le cheval 0^{mm}005, le cerf musqué 0^{mm}002, le pigeon 0^{mm}009, le crapaud 0^{mm}02, le petit lézard 0^{mm}027, le protée 0^{mm}056, le brochet 0^{mm}01, et le requin 0^{mm}02.

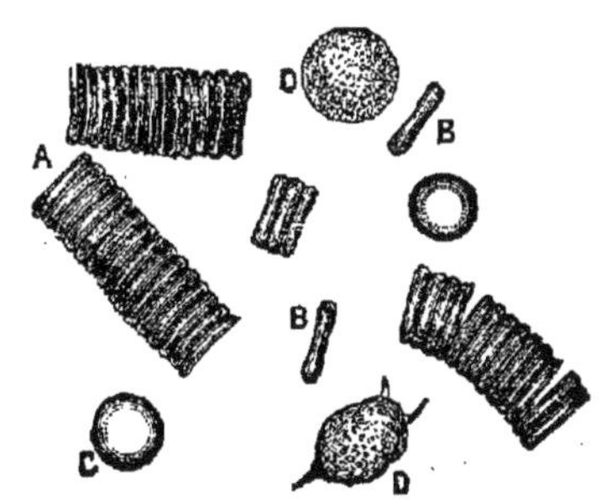

FIG. 7. — Sang humain frais.

A, rouleaux de globules rouges ; — *B*, globule rouge isolé vu de profil ; — *C*, globule rouge isolé vu sur sa surface large ; — *D*, globules blancs.

11. Dans un échantillon de sang frais, inaltéré, les globules rouges du sang forment des rouleaux spéciaux plus ou moins longs (FIG. 7) ; ils s'empilent comme des pièces de monnaie, devenant adhérentes s'aplatissent promptement ; leur coloration devient rosée et ils prennent une forme discoïdale.

Il faut bien remarquer que les globules rouges préexistent au plasma et aux leucocytes. La prédominance de quantité des globules sur le plasma, très marquée sur l'embryon, se retrouve sur le fœtus. Pour mille parties, le sang du fœtus contient seulement 200 à 300 parties de plasma ; la proportion est inverse pour l'adulte, où la proportion du plasma aux globules est de 700 à 800 pour 200 à 300. Les hématies existent et circulent déjà avec leur plasma depuis quatre ou cinq jours, que l'on n'a pas encore constaté l'apparition des leucocytes. Le mode de développement de ces derniers est encore inconnu, mais ils sont postérieurs de plusieurs jours aux globules rouges. Ce fait embryogénique présente une importance capitale et met à néant la théorie qui fait provenir les globules rouges

par leur surface large. Dans des conditions variées, lorsque les globules du sang sont isolés, quand le sang est dilué à l'aide d'une solution saline, par exemple, de sulfate de soude ou de magnésie, les globules du sang ainsi isolés perdent leur contour circulaire lisse, se rétractent et deviennent crénelés. (FIG. 8, A). A un degré plus avancé de rétraction, les globules rouges perdent leur forme discoïde, deviennent plus petits et sphériques, et leur surface se hérisse de petites saillies , ils prennent une apparence qui rappelle celle des marrons d'Inde. Cette modification de forme est peut-être due à la perte de l'acide carbonique, car sa

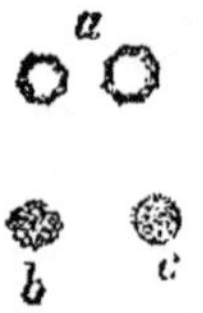

FIG. 8. — Globules de sang rouge humain.

a, crénelure ; — *b*, *c*. forme de marron d'Inde,

des globules blancs. Or, le mode de développement des éléments chez l'adulte ne diffère pas de celui qu'on observe chez l'embryon, ou bien a eu son analogue pendant l'évolution embryonnaire.

Un autre caractère qui différencie originellement les hématies des leucocytes, c'est que les hématies à cette époque présentent un noyau susceptible de se segmenter. Lorsque ce noyau est en voie de segmentation, on y constate, comme dans les noyaux des autres éléments, la production de stries longitudinales séparées par une bande intercalaire. Or, jamais on n'observe de détail analogue sur les leucocytes qui, à l'état vivant, n'offrent aucune apparence du noyau vrai. Les hématies prennent, dès les premiers moments de la circulation de l'embryon, leur coloration rosée et leur forme discoïdale, caractéristique chez l'homme et la plupart des mammifères. Leur noyau persiste un temps assez long ; on retrouve cependant un certain nombre de globules rouges munis de leurs noyaux, jusque vers le sixième mois de la vie intra-utérine. Les globules embryonnaires ont une dimension de 0^{mm},014 et offrent une enveloppe

restitution ramène la forme discoïde et rend aux globules leur contour circulaire; en les privant de nouveau de l'acide carbonique, ils reprennent la forme de
marron d'Inde. L'eau, les acides, l'alcool, l'éther, le

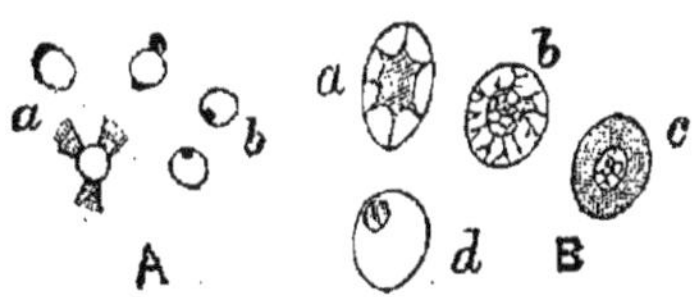

Fig. 9. — Globules rouges du sang de l'homme
et du petit lézard.

A, globules rouges sanguins après l'action de l'acide tannique : a, trois
corpuscules rouges dont l'hémoglobine sort; b, corpuscules de Robert.

B, corpuscules rouges du petit lézard après l'action de l'acide borique :
a, un corpuscule montrant le zooïd et le oikoïd de Brücke; — b, un corpuscule montrant le stroma réticulé; — c, un corpuscule montrant le
réticulum dans le noyau; — d, le noyau passant au dehors.

courant électrique et plusieurs autres agents produisent la décoloration des globules rouges du sang;

ou paroi propre hyaline de 0^{mm}001 d'épaisseur; jamais, sur
l'homme adulte, on n'observe la persistance de cette paroi
propre qui disparaît pendant la vie fœtale[1].

Tout autre est l'évolution de ces éléments chez les ovipares ;
ils conservent leur paroi propre et leur noyau et restent, pour
ainsi dire, toujours à la période embryonnaire. Bien plus, le
noyau des globules du sang des oiseaux est très résistant, n'est
pas dissous par l'eau et permet de distinguer à coup sûr le
sang d'oiseau du sang humain. Ces faits peuvent avoir leur
application en médecine légale.

Examinés dans des conditions favorables et qui empêchent
leur altération, les globules rouges de l'homme apparaissent
dépourvus de noyaux, sous la forme de petits disques bi-concaves. Sur une même préparation il est facile de voir les hématies

[1] D'après Sappey on pourrait encore déceler cette enveloppe à l'aide de
certains réactifs.

la matière colorante (généralement la matière colorante du sang combinée avec la globuline est nommée hémoglobine), se dissout dans le plasma, et le résidu des globules est appelé le stroma.

Dans le sang du petit lézard et de la grenouille, la séparation du stroma d'avec le noyau plus riche en hémoglobine peut être effectuée par l'action de l'acide borique (FIG. 9.). Le stroma est appelé par Brücke oïkoïd, le noyau zooïd. Le stroma contient, entre autres choses, une certaine quantité de *paraglobuline*. Après l'action de certains réactifs, le stroma des globules des amphibies apparaît comme réticulé, mais dans l'état frais, il est homogène et pâle.

On peut observer la décoloration des globules du

se présenter sous des aspects divers dont la comparaison permet de leur assigner une forme précise. Les uns semblent circulaires avec un centre alternativement clair et obscur, suivant qu'on éloigne ou qu'on rapproche l'objectif ; les autres semblent allongés et, en se déplaçant, prennent une forme en bissac, sont étranglés au milieu. Cette apparente diversité de forme représente les aspects variés sous lesquels peuvent se présenter ces disques bi-concaves. Sur une préparation de sang frais, on voit au bout de quelques minutes, les globules rouges s'empiler comme des pièces de monnaie. Ce fait s'explique parce qu'ils laissent exsuder à leur surface une mince couche de matière glutineuse qui détermine leur accollement par leurs bords ou par leurs faces. Un autre phénomène, presque aussi précoce, c'est la production de dentelures sur les bords, puis sur les faces d'un certain nombre d'hématies ; ces dentelures sont un indice de la mort de l'élément ; leur formation coïncide avec l'état cadavérique ; ce fait est du même ordre que la formation des corpuscules nucléïformes des leucocytes et n'est pas du tout en rapport avec un état morbide du sang, comme on a pu le prétendre.

Les hématies offrent des dimensions sensiblement constantes, les limites extrêmes de leur diamètre sont $0^{mm}006$ pour les

sang, dans le plasma, sans l'*addition* d'aucun réactif ou dans des fluides inactifs, tels que l'humeur aqueuse, ou la sérosité de l'hydrocèle, etc. Cependant le nombre des globules se décolorant est minime. Les éléments du sang, décrits par le Dr William Norris, de Birmingham, comme une troisième variété de globules, appelés par lui globules *invisibles et pâles*, sont simplement des globules sanguins rouges décolorés par le mode de préparation (Alice Hart).

12. L'hémoglobine des globules rouges du sang forme des cristaux (Fig. 10) qui diffèrent de forme chez les différents mammifères. Ils sont toujours d'une dimension microscopique et d'une couleur rouge brillante. Chez l'homme et chez la plupart des mammifères, ces cristaux ont la forme d'aiguilles prismati-

plus petites et 0^{mm}008 pour les plus grandes; la moyenne est de 0^{mm}0073.

Pour 100 parties, les hématies contiennent 85 parties d'une matière rouge cristallisable, l'hémoglobine, 12 parties d'une substance dénommée, par Denis, globuline et qu'on retrouve dans le cristallin, 2,32 de cendres formées de phosphates de chlorure de potassium, etc, 0,35 de fer ramené à l'état métallique, enfin 0,33 de corps gras. L'hémoglobine, que l'on peut retirer des globules par des procédés très simples (action dissolvante de l'alcool, de l'éther), cristallise sous des formes différentes, suivant les espèces animales. Elle se décompose très facilement sous l'influence des acides faibles, ou même spontanément dans les épanchements sanguins, en albumine liquide et par suite résorbable et en hématosine, dans les proportions de 96 parties d'albumine et de 4 parties d'hématosine p. 100

L'hématosine n'est jamais cristallisable; elle se présente sous l'aspect de granules pourpres ou orangés, caractéristiques, solubles dans l'acide sulfurique. Dans l'épaisseur des tissus, l'hématosine peut, dans des conditions spéciales, perdre tout

ques ou de lames rhomboïdriques ; chez l'écureuil,
ce sont des lames hexagonales ; chez le cobaye, ils
sont tétraëdriques et octaëdriques. Le pigment san-

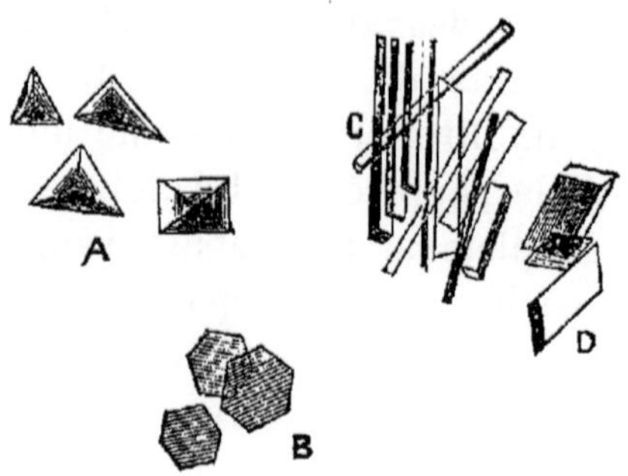

Fig. 10. — Cristaux d'hémoglobine.

A, du cobaye ; — B, de l'écureuil ; — C, D, de l'homme.

guin lui-même est une poudre brunâtre ou noire :
l'hématine ; il peut être obtenu sous forme cristalline à

son fer, s'hydrater et se transformer en une nouvelle matière
cristalline, l'hématoïdine. Cette dernière cristallise en rhom-
boèdres du plus beau rouge pourpre et cependant il n'entre pas
de fer dans sa constitution. Il ne faut donc pas faire intervenir
le fer dans la coloration des globules sanguins.

Cette absence de fer est encore remarquable dans les
matières colorantes de la bile et de l'urine, biliverdine, bilirubine, urobiline, etc., toutes substances qu'on peut faire dériver
de l'hématosine par des modifications très simples.

L'hémoglobine, constituant en grande partie les globules
rouges, est imputrescible comme les principes cristallisables
de la deuxième classe. Elle offre des propriétés tout à fait
spéciales mises en lumière par Cl. Bernard et qu'on observe
aussi dans les hématies ; mise en contact de l'oxygène, elle le
fixe dans la proportion de 1 centimètre 1/4 cube pour un
gramme d'hémoglobine ; elle prend alors une teinte rouge,
rutilante, comme le sang artériel ; à cet état on lui donne le
nom d'oxyhémoglobine. A volume égal les globules rouges

l'état de chlorhydrate d'hématine (FIG. 11). Ces cristaux sont de dimension microscopique, de couleur brune; ils ont la forme de lames rhomboïdriques étroites; ils sont appelés cristaux d'*hémine* ou cristaux de Teichmann. Dans le *sang* humain extravasé, on rencontre parfois des cristaux brillants de couleur jaune ou orange; ils ont reçu le nom d'hématoïdine, de Virchow qui les a découverts. On les suppose identiques à la bilirubine retirée de la bile humaine.

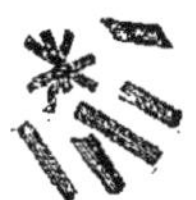

FIG. 11.

Cristaux d'hémine.

13. Les globules blancs, ou incolores du sang humain, ont environ 9 μ à 11 μ de diamètre, et sont sphériques dans le sang en circulation ou lorsqu'il sort des vaisseaux. Leur substance est formée d'un pro-

eux-mêmes dissolvent un peu plus d'oxygène que l'hémoglobine, un centimètre et demi cube par gramme de globules. Cl. Bernard a constaté que la quantité d'oxygène dissoute dans ces conditions augmentait progressivement de 0, jusque vers 38 à 42 degrés. A 50 degrés les globules perdent tout pouvoir dissolvant pour l'oxygène; ils sont morts. C'est par des phénomènes de cet ordre que les médecins anglais ont tenté d'expliquer les accidents d'insolation. De même dans le vide, l'hémoglobine laisse échapper son oxygène; nous verrons que la puissance de fixation pour l'oxyde de carbone est plus considérable.

Nous allons maintenant passer en revue rapidement l'action des différents fluides de l'économie et des réactifs chimiques sur les globules rouges; cette action offre des applications multiples à la physiologie et à la pathologie.

Placées dans l'eau, les hématies se gonflent, deviennent sphériques, perdent leur matière colorante; il reste la globuline, qu'on peut faire apparaître en ajoutant de la teinture d'iode.

L'addition d'acides faibles, formique, acétique, les dissout complètement. La sueur leur donne tout de suite l'aspect framboisé qui est un signe de mort. Dans l'urine, humeur riche en sels,

toplasme transparent, d'aspect granuleux, contenant des granulations brillantes de dimensions variées. Ces granulations sont de nature graisseuse, ou, comme dans quelques espèces de sang, notamment celui du cheval, elles ont une couleur rougeâtre : ces globules sont supposés, par quelques observateurs (Semmer et A. Schmidt), être intermédiaires entre les globules rouges et blancs.

Le protoplasme des globules blancs contient du glycogène (Ranvier et Schäfer). Dans le sang des vertébrés inférieurs, les globules blancs sont beaucoup plus grands que chez les mammifères ; mais, dans tous les cas, ils sont formés de protoplasme, contenant un, deux ou plusieurs noyaux, et montrant des mouvements *amiboïdes*. On peut observer ces mouvements

ces hématies restent en partie intactes, un certain nombre se gonflent un peu ; une de leurs faces devient convexe, l'autre restant concave ; on peut observer ces détails dans les urines sanguinolentes ; lorsque les urines deviennent ammoniacales les globules sont dissous en grande partie.

Ils conservent bien leur forme dans les sérosités non fétides ne contenant que 7 à 9 p. 1,000 de principes immédiats cristallisables ; la sérosité albumineuse du blanc d'œuf étendu d'eau, le sérum du sang sont des milieux favorables à l'examen de ces éléments.

Dans les kystes ou dans les épanchements, où ils séjournent longtemps, les globules rouges deviennent sphériques, prennent une teinte rouge brun foncé et réfractent fortement la lumière ; ils peuvent présenter l'aspect framboisé ; parfois ils perdent toute leur matière colorante, la globuline incolore persiste seule. Dans quelques cas, ils se remplissent de granulations graisseuses.

Le suc gastrique n'exerce pas sur les hématies son action dissolvante, il les durcit plutôt, ce qui explique la difficulté de leur digestion. Lorsque le sang a séjourné un certain temps dans l'estomac et qu'il est expulsé au dehors par le vomisse-

dans les globules, sans l'addition d'aucun réactif, sur un échantillon de sang frais examiné au microscope ; mais les mouvements deviennent toujours plus prononcés si l'on chauffe légèrement la préparation à la température du sang de l'animal. On voit alors sortir des globules, des processus plus ou moins longs sous forme de filaments, qui s'allongent, se retirent et apparaissent encore sur un autre point de la circonférence. Le globule change de place, soit par un mouvement d'écoulement de son protoplasme entier, soit en s'allongeant rapidement sous le champ du microscope, en poussant des prolongements sarcodiques sur un point et les retirant sur d'autres points. Durant ce mouvement, le globule peut attirer à lui des granules du fluide environnant.

ment, on constate que les globules n'ont pas été liquéfiés, mais qu'ils ont été seulement désagrégés en particules brunes de forme irrégulière. On peut les retrouver à cet état de désagrégation dans l'intestin et jusque dans les selles du mélœna.

On peut changer les conditions de milieu physiologique des globules rouges ; à l'oxygène dont ils se chargent normalement pour le céder aux éléments extra-capillaires des tissus, on peut substituer des gaz différents, l'oxyde de carbone, l'acide carbonique, l'hydrogène ; leur fonction qui est d'être les véhicules de l'oxygène se trouve mise en évidence par le fait de la privation de leur mode d'activité physiologique.

L'oxyde de carbone, ainsi que l'a montré Cl. Bernard, se fixe sur les globules, sur leur hémoglobine ; bien plus, ils ont perdu dès lors la propriété de fixer l'oxygène. Cependant Gréhant a prouvé qu'en circulant les globules ne cédaient point leur oxyde de carbone aux éléments des tissus à la manière de l'oxygène, et qu'on ne pouvait retrouver cet oxyde de carbone que dans l'air expiré. Examinés isolément, les globules rouges chargés d'oxyde de carbone présentent une dureté métallique, ils sont comme cassants, et rebondissent entre les parois des

14. Les globules blancs du même échantillon de sang diffèrent considérablement de dimension et d'aspect, quelques-uns ayant seulement la moitié de la dimension des autres, et quelques-uns étant beaucoup plus pâles que les autres.

Les spécimens plus petits possèdent généralement un noyau occupant la plus grande partie du globule; les plus larges en contiennent habituellement deux, trois et souvent plus, et montrent plus nettement le mouvement amiboïde que les autres. La segmentation par clivage des globules blancs du sang des bas vertébrés a été directement observée par Klein et Ranvier.

15. Dans chaque spécimen du sang de l'homme et des mammifères, on trouve un nombre variable de

capillaires. Par leur masse, ils donnent au sang une couleur rouge cerise spéciale à ce genre d'empoisonnement.

Les hématies ont aussi le pouvoir de fixer l'hydrogène, le sang prend alors une teinte intermédiaire entre la coloration du sang artériel et celle du sang veineux.

L'acide carbonique donne aux globules une grande mollesse et leur enlèvent l'élasticité dont ils jouissent à l'état normal. Sous l'influence de ce gaz, on les voit se déformer, s'étirer comme des gouttes d'huile sans reprendre leur forme. Au reste, dans certaines tumeurs, dans les capillaires, où la circulation est difficile, on les voit de même s'allonger et même se segmenter en gouttelettes.

Le rôle propre des globules rouges dans l'organisme est relatif à la respiration. La manière dont ils remplissent ce rôle se rattache à la nutrition. Ils ont au plus haut degré la propriété d'assimiler certains gaz, l'oxygène, l'oxyde de carbone, etc. Dans les conditions physiologiques, ils se chargent d'oxygène et le désassimilent aussi facilement qu'ils l'ont assimilé en le cédant aux éléments extra-capillaires. Dans le vide

larges granulations plus ou moins angulaires, isolées ou en groupes, qui ont été spécialement étudiées par Osler. Selon Bizzozero, quand elles sont observées dans le sang vivant et frais, elles apparaissent comme des disques pâles circulaires ou légèrement ovales (Fig. 12, *b*). Leur dimension est seulement le tiers ou la moitié de celle des globules rouges du sang. Ces granulations sont appelées par lui *disques sanguins*, et il suppose qu'ils sont d'une importance essentielle dans le phénomène de la coagulation du sang ; en fait, ils seraient le ferment fibrineux. Hayem les a décrits antérieurement comme étant des formes intermédiaires dans le développement des globules rouges du sang et les a appelés hématoblastes.

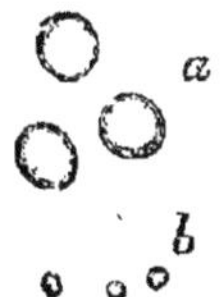

Fig. 12. — Sang humain.

a, globules rouges sanguins ;— *b*, plaques sanguines de Bizzozero.

ils laissent échapper l'oxygène qu'ils ont fixé ; de même ils se déchargent graduellement de ce gaz dans les tissus moins riches qu'eux en oxygène.

Voici ce que nous savons sur le mode de développement des globules rouges sur l'animal adulte. On trouve dans la lymphe et dans le sang des petits corps sphériques de $0^{mm}005$ à $0^{mm}006$, granuleux mais sans nucléole, inattaqués par l'eau et par les acides faibles, mais solubles dans l'ammoniaque, ce sont les globulins. Ces corps existent en proportion très inconstante dans le sang et dans la lymphe.

On les considère comme des hématies en voie de développement, d'où le nom d'hématoblastes qui a d'abord été appliqué aux premiers globules rouges embryonnaires contenus dans les îlots sanguins.

Il est incontestable que ces éléments présentent une certaine ressemblance avec les noyaux des globules rouges de l'embryon. Chez les poissons et les batraciens, à côté des globulins libres,

16. *Développement des globules du sang.* — A un stade encore peu avancé dans la vie embryonnaire, quand le sang fait son apparition, c'est un fluide incolore contenant seulement des globules blancs (chacun avec un noyau), qui proviennent de certains éléments du mésoderme. Ces globules blancs se transforment en globules rouges, s'aplatissent, et leur protoplasme devient homogène et d'une couleur jaunâtre. Pendant tout le temps de la vie embryonnaire, de nouveaux globules blancs se transforment en rouges. Sur l'embryon de l'homme et des mammifères, ces globules rouges conservent leurs noyaux pendant quelque temps, mais plus tard, ils les perdent.

Les nouveaux globules rouges sanguins nucléés sont formés par segmentation des premiers globules rouges.

On a souvent observé les mêmes phénomènes de segmentation sur les éléments figurés du sang adulte

à l'état de noyaux, on en voit d'autres entourés d'une petite masse rouge qui se dissout dans l'eau. La masse augmente, devient plus appréciable, et ces corps, primitivement sphériques, deviennent ovalaires puis discoïdes. Après de grandes saignées faites pour observer la régénération du sang, MM. Pouchet et Hayem ont observé la multiplication de ces éléments, dont on peut suivre les phases de développement chez les poissons.

On ne sait absolument rien du mode de genèse des globulins. Quelques auteurs les font provenir hypothétiquement de la rate, ou des ganglions lymphatiques. Mais cette opinion ne repose sur aucun fondement, car on les retrouve dans le sang des embryons alors qu'ils n'ont encore ni rate ni ganglions lymphatiques et chez les cyclostomes, qui restent toujours privés de ces organes. (Note empruntée aux leçons d'Anatomie générale du professeur Robin professées à la Faculté de médecine de Paris. *Gazette médicale* 1880.)

des vertébrés inférieurs (Peremeschko) aussi bien que des mammifères. (Bizzozero et Torre).

Chez l'embryon et chez l'adulte, la moëlle rouge des os est un foyer important d'origine pour les globules rouges du sang (Neumann, Bizzozero, Rindfleisch) ; de nombreuses cellules protoplasmiques nucléées se transforment en globules rouges nucléés du sang. Le protoplasme du globule devient homogène et teinté en jaune ; le noyau disparaît plus tard. On suppose aussi que la rate est une source des globules sanguins, et que, ordinairement, les globules blancs s'y transforment en rouges ; mais le fait est encore loin d'être prouvé. Dans tous ces cas, le protoplasme devient homogène et se pénètre d'hémoglobine, tandis que la cellule s'aplatit et devient discoïde, et, à la fin, le noyau disparaît [1].

[1] Pour M. le professeur Robin, les leucocytes naîtraient directement, par genèse, dans le plasma sanguin ou lymphatique ou dans le sérum du pus, etc.

Pour M. Ranvier et un très grand nombre d'histologistes, la multiplication de ces éléments se ferait par segmentation. On verrait le noyau s'étrangler en son milieu, puis le pédicule continuant de s'allonger finir par se rompre. Chacun des noyaux ainsi individualisés dirige les mouvements amiboïdes du protoplasma qui tend à se diviser par une sorte d'étirement. La rupture de la portion étirée intermédiaire amène la production de deux cellules lymphatiques au lieu d'une. Tous ces phénomènes, lorsqu'on se place dans les conditions voulues, peuvent être constatés en trois heures. (*Traité technique d'histologie*, p. 163 et 164.)

Qu'on adopte l'une ou l'autre de ces opinions, il n'en résulte pas moins que les leucocytes naissent et se développent dans les plasmas sanguin ou lymphatique, soit directement par genèse, soit aux dépens de cellules mères préexistantes.

Ces deux manières de voir rendent également bien compte

Schäfer a décrit la formation intracellulaire (endogénèse) des globules rouges du sang, d'abord comme de petites particules d'hémoglobine, mais se développant bientôt de manière à devenir des globules rouges du sang. Ce fait a été observé dans certaines cellules du tissu sous-cutané des jeunes animaux.

Malassez décrit les globules rouges du sang comme tirant leur origine d'un bourgeonnement continu des cellules de la moëlle des os.

Les globules blancs paraissent dériver essentiellement des organes lymphatiques, d'où ils sont apportés par la lymphe dans le sang en circulation.

de la présence des leucocytes dans le sang des animaux vertébrés ou invertébrés dépourvus d'organes lymphatiques.

Du noyau des leucocytes. — Contrairement à l'opinion d'un très grand nombre d'histologistes, M. le professeur Robin ne considère pas les leucocytes comme possédant de vrais noyaux.

A l'état vivant, les leucocytes sont extrêmement granuleux, et il est impossible de distinguer, à travers ces granulations très confluentes, un véritable noyau. — Ce n'est que par le passage à l'état cadavérique de l'élément, dans des conditions diverses, que l'on peut constater l'apparition d'un ou plusieurs *corpuscules nucléiformes*, produits par l'agrégation des granulations si nombreuses, incluses dans la substance du leucocyte. Un des plus puissants arguments sur lesquels s'appuie M. Robin pour rejeter l'assimilation de ces corpuscules nucléiformes avec les noyaux ordinaires, c'est qu'on peut faire varier en quelque sorte à volonté, le nombre des *corpuscules nucléiformes* à l'intérieur des leucocytes, suivant le réactif employé pour déterminer la mort de l'élément. Selon que l'on traite les leucocytes par l'eau, l'acide acétique, etc., les granulations se massent en deux, trois ou plusieurs petits corpuscules, qui ne deviennent distincts qu'après l'addition de ces divers réactifs. (Voyez article *Leucocyte, Dict. encyclopédique des sciences médicales*.

Enveloppe des globules rouges du sang. — M. le professeur Sappey considère comme une véritable enveloppe, la substance

périphérique condensée des globules rouges. Voici comment
il s'exprime à ce sujet : « L'enveloppe dont l'existence a été
pressentie, plutôt que démontrée, par quelques auteurs et
théoriquement admise par d'autres, ne diffère ni de celle des
globules rouges des ovipares, ni de celle des globules blancs.
Une extrême minceur, une parfaite transparence, sa nature
amorphe et sa grande perméabilité sont aussi les attributs qui
la distinguent. Sa surface externe, parfaitement lisse, possède
la propriété de s'unir par voie de contiguïté à celle des globules voisins, d'où la remarquable tendance de ces globules
à se disposer en piles comme des pièces de monnaie, piles
souvent très longues, qui semblent se briser sous l'effort du
mouvement qu'on leur imprime. Sa surface interne adhère au
protoplasma; elle s'en sépare lorsque celui-ci se rétracte, ce
qui permet de voir qu'elle est lisse et unie comme la précédente. » (*Les Eléments figurés du sang dans la série animale*;
grand in-8, chez Delahaye, 1881, Sappey).

CHAPITRE III

ÉPITHÉLIUMS

17. Les cellules épithéliales (FIG. 13, *A*) sont des cellules protoplasmiques nucléées, formant des

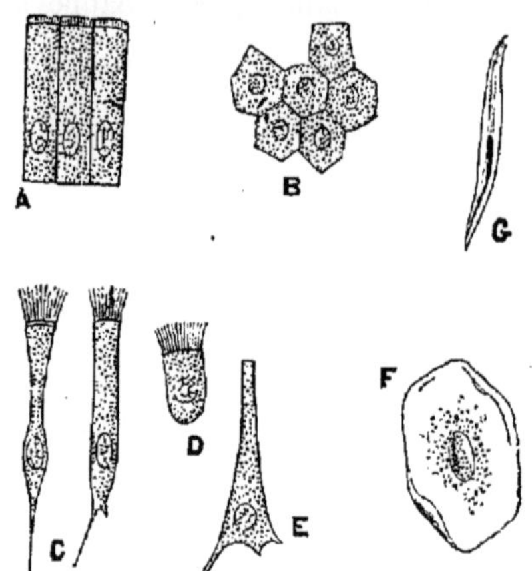

FIG. 13, *A*. — Espèces variées des cellules épithéliales.

A, cellules cylindriques de l'intestin ; — *B*, cellules polyédriques de la conjonctive ; — *C*, cellules coniques ciliées de la trachée ; — *D*, cellules ciliées de la bouche de la grenouille ; — *E*, cellule conique renversée de la trachée ; — *F*, cellule pavimenteuse de la cavité buccale, vue sur sa surface large ; — *G*, cellule pavimenteuse vue sur son côté étroit.

membranes continues sur la surface de la peau, du tégument interne (muqueuse du tube digestif), des organes

respiratoires, des organes génitaux et urinaires, sur la
surface libre de la conjonctive, et la surface antérieure
de la cornée[1]. Le revêtement des tubes et acini des
glandes sécrétantes et excrétantes, tels que le rein, le
foie, les glandes mammaires, le testicule et l'ovaire,
les glandes salivaires, muqueuses, peptiques et les

[1] *Origine embryonnaire des épithéliums.* — La grande majorité des vrais épithéliums dérive de l'ectoderme ou de l'endoderme.

Aux dépens de l'ectoderme apparaît l'épiderme tout entier et
ses annexes, poils, ongles, glandes sudoripares, sébacées,
glande mammaire, cristallin, qui ne sont que des involutions
de l'épiderme, l'épithélium de revêtement de la cavité buccale
et l'organe adamantin, l'épithélium de revêtement de la
muqueuse nasale, etc., etc.

Aux dépens de l'endoderme se développe l'épithélium de
revêtement du tube digestif et ses glandes |annexes qui sont
également des diverticules embryonnaires de la couche épithéliale, par exemple, les glandes gastriques et les follicules intes-
tinaux, le pancréas, etc.

Il convient d'ajouter que presque tous les épithéliums
lamelleux, improprement nommés endothéliums, se forment
aux dépens du mésoderme. L'exemple le plus évident est offert
lors de la formation de la grande cavité pleuro-péritonéale, qui
déjà, au moment de sa fissuration, montre une double couche
continue de cellules. A ce moment, et plus tard encore, cet
épithélium de la grande séreuse est plutôt cubique que lamelleux, mais il subira ultérieurement des transformations qui
l'amèneront à l'état d'épithélium aplati. — Il est évident que
l'épithélium lamelleux des autres séreuses, aussi bien que celui
des vaisseaux sanguins et lymphatiques se forme, de même que
ces divers organes, dans l'épaisseur du mésoderme. — Remarquons, en passant, quelles profondes différences physiologiques
présentent entre elles ces diverses variétés d'épithéliums, en
rapport avec leur origine embryogénique. — Quel rapport
établir entre la plupart de ces épithéliums mésodermiques ne
constituant qu'une sorte de vernis protecteur et les épithéliums
tant ectodermiques qu'endodermiques, dont le rôle physiologique est si multiple?

glandes de Lieberkühn, sudoripares et sébacées, les follicules pileux, etc., consiste en cellules épithéliales. On rencontre également des cellules épithéliales dans les parties terminales des organes des sens spéciaux. Enfin, on voit des cellules épithéliales dans la glande thyroïde, le corps pituitaire, etc.

Les poils, les ongles, l'épiderme de la peau, certaines parties de la rétine, cônes et bâtonnets et les piliers de Corti dans l'oreille interne sont des cellules épithéliales dont la structure est modifiée.

Les cellules épithéliales sont agglutinées en couches excessivement minces par une substance albuminoïde intermédiaire, un ciment, qui est, pendant la vie, de consistance demi-fluide et appartient au groupe des substances appelées *globuline*.

18. Pour ce qui est de la forme, nous distinguons deux espèces de cellules épithéliales : *cylindriques* et *aplaties* (en colonne et squameuses). Les cellules cylindriques sont courtes ou longues, cylindriques ou prismatiques, pyramidales, coniques, en massue, piriformes ou fusiformes ; leur noyau est toujours plus ou moins ovale, leur protoplasme plus ou moins strié longitudinalement. Sur la surface libre des cellules c'est-à-dire la partie regardant la cavité, le canal ou la surface générale, on voit souvent une apparence de cuticule brillante, d'une épaisseur variable et striée verticalement d'une manière plus ou moins distincte (le plateau). Les cellules coniques ou fusiformes, en massue ou piriformes sont prolongées par des extrémités plus ou moins longues, simples ou ramifiées.

Les cellules *aplaties* ou pavimenteuses sont cubiques, polyédriques ou aplaties. Le noyau des premières
est presque sphérique ; celui des dernières, aplati en
proportion de la minceur des squames. Dans les cellules polyédriques, on peut constater que, parfois, l'apparence granuleuse est due à l'arrangement rayonné
du protoplasme cellulaire.

19. Sous le rapport des dimensions, les cellules épithéliales diffèrent beaucoup les unes des autres dans
les différentes parties, et
quelquefois dans la même
partie. Ainsi, les cellules
cylindriques recouvrant
la surface des villosités de
l'intestin grêle sont considérablement plus lon-
gues que celles qui recouvrent la muqueuse uté-
rine. Les cellules cylin-
driques recouvrant les

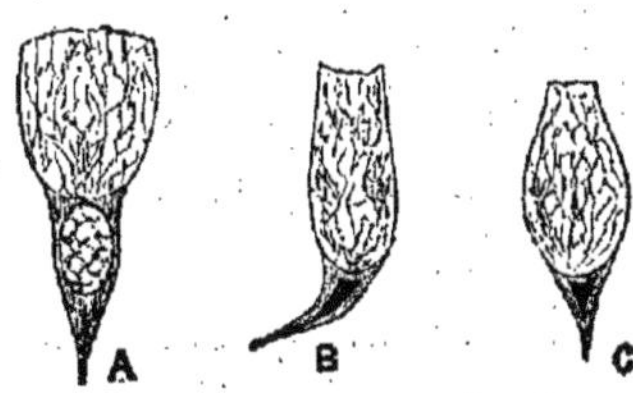

Fig. 13, *B.* — Trois cellules
caliciformes sécrétant le mucus.

A, de l'estomac du petit lézard ; —
B, d'une glande muqueuse ; — *C*, do
la surface de la membrane muqueuse
de l'intestin.

tubes plus larges du rein sont beaucoup plus longues
que celles couvrant les petits conduits. Les cellules polyédriques recouvrant la surface antérieure
de la cornée sont beaucoup plus petites que celles
qui sont à la surface de la muqueuse de la vessie urinaire. Les squames couvrant les vésicules pulmonaires (*the air cells*) sont beaucoup plus petites que
celles qui sont à la surface de la cavité buccale et
œsophagienne chez l'homme.

20. En ce qui concerne l'arrangement, les cellules

épithéliales sont disposées en couche simple, unique ou sont stratifiées, formant plusieurs couches superposées ; dans le premier cas, nous avons un épithélium simple, et, dans le second, un épithélium stratifié. L'épithélium simple peut être composé de cellules squameuses, épithélium squameux simple ou pavimenteux, ou il peut être composé de cellules cylindriques, épithélium cylindrique simple. L'épithélium stratifié peut être pavimenteux stratifié, ou cylindrique stratifié. Dans le premier cas, toutes les couches, ou la majorité des couches, consistent en cellules pavimenteuses ou polyédriques ; dans le dernier cas, toutes les cellules appartiennent au type cylindrique. L'épithélium pavimenteux simple est celui qui recouvre les cellules aériennes (du poumon), certains tubules du rein (les tubes en anse de Henle, et la portion corticale des tubes collecteurs), les acini de la glande mammaire, la surface antérieure de l'iris et la membrane choroïde.

L'épithélium cylindrique simple se trouve sur la surface interne de l'estomac, de l'intestin grêle et du gros intestin, de l'utérus, des petites bronches, il tapisse les conduits et acini des glandes salivaires et muqueuses et quelques tubules du rein, etc. L'épithélium pavimenteux stratifié est celui qui constitue l'épiderme, l'épithélium tapissant la cavité buccale, le pharynx et l'œsophage chez l'homme et les mammifères, et la surface antérieure de la cornée, etc.

21. L'épiderme (FIG. 14) consiste dans les couches suivantes : (*a*) *stratum corneum* (couche cornée), c'est

la couche superficielle, elle est formée de plusieurs
rangées de cellules aplaties, cornées, sans aucun noyau.
Ces rangées qui sont séparées les unes des autres
par d'étroites fentes remplies d'air, sont en voie de
desquamation. Ce stratum atteint sa plus grande

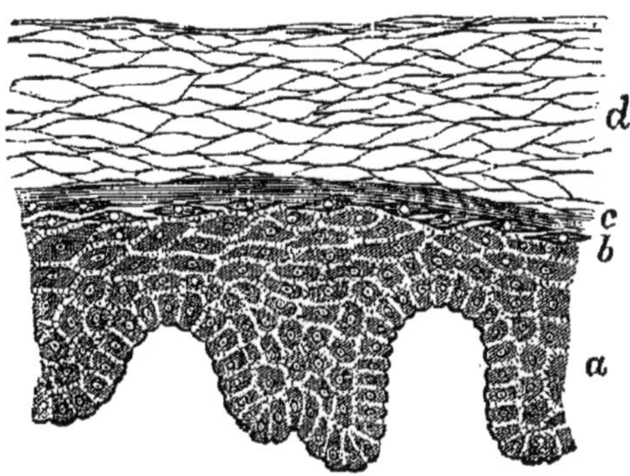

FIG. 14. — Coupe verticale au travers de l'épiderme.
a, stratum malpighien ; — b, stratum granulosum ; — c, stratum lucidum ;
d, stratum corneum.

épaisseur sur la paume de la main, la face palmaire
des doigts et la plante des pieds. (b) Le *stratum lucidum*
est composé de plusieurs couches denses de cellules
aplaties cornées. dans lesquelles on aperçoit des traces
d'un noyau excessivement aplati. (c) Puis suivent plusieurs couches de cellules *nucléées* formant le stratum
ou réseau de Malpighi (corps muqueux). Les couches
les plus superficielles du corps muqueux, sont des cellules aplaties qui sont caractérisées par la présence
autour du noyau de granules globulaires ou elliptiques de nature intermédiaire entre le protoplasma et
la kératine ; leur substance a reçu le nom d'éléidine
(Ranvier). Ces cellules forment la couche granulaire

(*stratum granulosum*, de Langerhans). — Les cellules plus profondes deviennent moins aplaties et plus polyédriques ; les cellules les plus épaisses forment une rangée d'éléments plus ou moins cylindriques placée verticalement sur la surface du chorion sous-jacent. La substance des poils, des ongles, des griffes, des sabots consiste en cellules aplaties cornées. (Voir le chapitre sur la peau.)

22. L'épithélium pavimenteux stratifié (FIG. 15) couvrant la cavité buccale, la surface de la langue, le pharynx et l'œsophage de l'homme et des mammifères et la surface antérieure de la cornée, etc., est, sous le rapport du type et de l'arrangement des cellules, identique avec le stratum malpighien de l'épiderme. Le protoplasme cellulaire est plus transparent dans les cellules épithéliales des régions précédentes, et les cellules granulaires du stratum granulosum peuvent manquer. Mais elles existent généralement dans l'épithélium de la langue et dans le reste de la cavité buccale.

Les cellules plus superficielles montrent plus ou moins la transformation cornée.

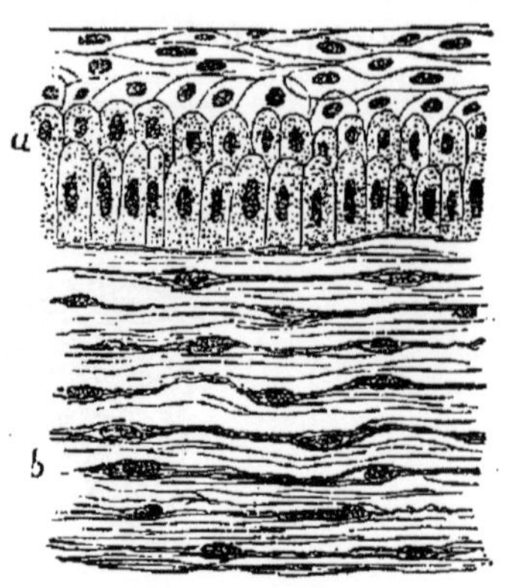

FIG. 15. — Une coupe verticale au travers des couches antérieures de la cornée.

a, l'épithélium pavimenteux stratifié ; — *b*, la substance propre avec les corpuscules cornéens entre ses lamelles.

23. L'*épithélium cylindrique stratifié* se rencontre sur la muqueuse des voies respiratoires, dans le larynx, la trachée et les grosses bronches. Il consiste en plusieurs couches de cellules cylindriques : une couche superficielle de cellules coniques ou prismatiques avec une extrémité plus ou moins effilée dirigée vers la profondeur ; entre celles-ci sont intercalées des cellules fusiformes et finalement des cellules coniques renversées.

L'épithélium de l'urèthre et de la vessie est appelé *épithélium de transition* (mixte). Il est stratifié ; et la couche la plus superficielle consiste en cellules *aplaties ;* au-dessous de celle-ci, est une couche de cellules en forme de raquette, entre lesquelles s'étendent une ou plusieurs couches de petites cellules fusiformes. Parmi les cellules épithéliales cylindriques chez l'homme et les mammifères, les cellules pourvues de cils et les cellules caliciformes, et parmi les cellules pavimenteuses, les cellules crénelées méritent spécialement l'attention.

24. Les cellules *ciliées* sont caractérisées par la présence d'un faisceau de filaments ou *cils* très fins et plus ou moins allongés placés sur leur surface libre. Ces cils sont des prolongations directes du protaplasme cellulaire ; plus exactement, ces cils sont en continuité avec des filaments ou stries du protoplasme cellulaire [1].

[1] *Les cils vibratils.* — Les cils vibratils sont incontestablement une dépendance du plateau des cellules épithéliales, de même que, chez les infusoires qui en sont pourvus, ils sont

La couche superficielle des cellules coniques de l'épithélium dans les voies respiratoires, les cellules cylindriques couvrant l'utérus et l'oviducte, et les cellules cylindriques tapissant les tubes de l'épididyme sont pourvues de cils. Chez les vertébrés inférieurs, on rencontre beaucoup plus souvent des cellules ciliées. Chez les batraciens, les cellules épithéliales tapissant la bouche, le pharynx et l'œsophage sont ciliées. A l'état frais, lorsque ces cellules sont en contact avec la membrane qu'elles recouvrent, ou même après en avoir été séparées, pourvu qu'elles soient encore vivantes, ces cellules présentent un mouvement rapide et simultané de flagellum de leurs cils ; tous les cils des cellules se meuvent dans le même sens. Le mouvement cesse à la mort de la cellule, mais peut devenir plus lent et même cesser pour d'autres causes ; c'est ce qui arrive lors de la coagulation du mucus sur leur surface, du manque d'oxygène, et de la

rattachés à la cuticule ou ectosarque. Quelques histologistes, entre autres M. Rouget (voir *Revue scientifique*, 1884), ont émis l'opinion que les cils pénétreraient au travers du plateau dans le protoplasme de la cellule épithéliale. (Voir le texte.)

M. Rouget, à l'aide de procédés techniques spéciaux, et de grossissements suffisants, aurait suivi les cils à l'intérieur des cellules et serait parvenu à les distinguer du reste du corps cellulaire, comme de minces fibrilles qu'il compare aux fibrilles musculaires. — D'après cet auteur, les cils seraient donc intra-cellulaires et extra-cellulaires, et ils emprunteraient leur principe d'activité à la substance incluse dans la cellule épithéliale. — M. Robin rejette absolument ces résultats en faisant remarquer que le mouvement ciliaire peut encore être observé, alors même que la cellule est décapitée en quelque sorte, que le plateau est séparé du reste de la cellule. Les cils n'auraient donc aucun rapport avec la partie centrale de l'élément.

présence d'acide carbonique, d'une basse température, etc. Dans ces conditious, la suppression de ces
causes suffira à rendre aux cils l'activité qu'ils avaient
perdue momentanément. Des courants électriques
modérés et la chaleur stimulent le mouvement, des
courants électriques forts et le froid le retardent. Les
réactifs qui amènent la mort du protoplasme cellulaire arrêtent définitivement le mouvement ciliaire.

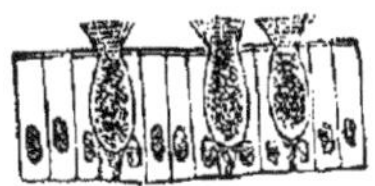

Fig. 16. — Coupe verticale au travers de l'épithélium sur
la surface de la membrane muqueuse du gros intestin.

Trois cellules en gobelet sont vues chassant leur mucus. — Les autres
sont les cellules cylindriques ordinaires.

25. Les *cellules en gobelet, caliciformes* (Fig. 13 *B*, 16)
sont en forme de calice conique. La partie effilée est
dirigée directement à l'opposé de la surface libre et
contient un noyau triangulaire aplati, entouré par une
trace de protoplasme. La cavité du gobelet contient
du mucus. Ce dernier peut être à des degrés divers de
formation et peut, à n'importe quel moment, être
rejeté en dehors de la cellule. Les cellules caliciformes
se rencontrent habituellement dans l'épithélium recouvrant les voies respiratoires, la surface de l'estomac et des intestins, et spécialement dans les glandes
muqueuses, dans lesquelles la portion sécrétante
renferme des cellules qui sont toutes caliciformes.
Le protoplasme des cellules cylindriques, dans la
partie qui regarde la surface libre de l'épithélium,

3.

qu'il s'agisse d'épithélium simple ou stratifié, cilié ou non, peut subir une semblable modification, de sorte que toutes ces cellules peuvent se transformer en caliciformes. Cette transformation s'opère pendant la vie et, de fait, représente une importante fonction des cellules cylindriques, qui se rapporte à la production du mucus. Dans les glandes sécrétantes muqueuses, toutes les cellules épithéliales remplissent cette fonction d'une manière continue ; mais dans l'épithélium cylindrique ordinaire, il est de règle qu'un petit nombre seulement de cellules subissent cette transformation, mais temporairement, car une cellule qui, quelquefois, est soumise à cette modification, peut bientôt revenir au type originel et reprendre l'aspect d'une cellule protoplasmique ordinaire, cylindrique ou conique, et *vice versâ*. Si les cellules ciliées deviennent caliciformes, les cils se détachent généralement les premiers.

On peut démontrer que, dans cette transformation d'une cellule épithéliale cylindrique ordinaire en une cellule caliciforme, la substance interstitielle du reticulum cellulaire augmente de quantité, les mailles s'élargissent et distendent le corps de la cellule. La substance interstitielle se change probablement en *mucine*.

26. *Cellules crénelées* (FIG. 14). Parmi les couches moyennes et plus profondes de l'épithélium pavimenteux stratifié, comme dans l'épiderme, par exemple, et à la surface de la cavité buccale et du pharynx, on observe une striation, à stries rapprochées, plus ou moins distincte et régulière, s'étendant du bord d'une

cellule à celui d'une cellule voisine. Cette striation est due à de menues et courtes fibrilles transversalement étendues, passant de protoplasme à protoplasme, et unissant les surfaces des cellules.

27. Les cellules épithéliales pigmentées[1], c'est-à-dire

* *Epithéliums pigmentés.* — La fonction pigmentaire, ou de l'élaboration du pigment n'a rien de spécial aux éléments épithéliaux, puisque nous la rencontrons avec des caractères à peu près identiques dans les corps fibro-plastiques. — Chez l'homme, c'est à l'état pathologique, dans les cas de mélanose, mélanodermie, maladie d'Addisson, tumeur fibro-plastique mélanique, cancer mélanique, etc., que l'élaboration pigmentaire atteint son maximum d'activité. — Chez certains animaux, la seiche, le poulpe, etc., parmi les céphalopodes, l'élaboration du pigment devient une véritable fonction dévolue à un organe glandulaire spécial. — La glande au noir de la seiche renferme, comme élément constituant essentiel, des cellules épithéliales qui s'infiltrent graduellement de pigment, à la manière de l'épithélium choroïdien. La sécrétion résulte de la desquamation incessante de cet épithélium. (Voir Desfosses et Variot, *Sur la glande au noir de la seiche, avec une analyse chimique du pigment*. Communication à la Société de Biologie, 1880).

Les granules pigmentaires, qu'on les rencontre dans les cellules épithéliales, les corps fibro-plastiques, etc., présentent des caractères constants. Ils sont, à l'état isolé, d'une grande finesse, doués du mouvement brownien dans les liquides; leur couleur est d'un noir très foncé. Ils sont extrêmement résistants à tous les réactifs chimiques; l'ébullition dans l'acide sulfurique ne les attaque pas; ce qui les différencie absolument du pigment sanguin qu'on rencontre assez souvent à l'intérieur de certains éléments anatomiques, leucocytes, corps fibro-plastiques, etc. Le pigment sanguin, résultant de la désagrégation des globules rouges, passé à l'état granuleux (hématoïdine), présente une coloration rouge brun; l'ébullition dans l'acide sulfurique le dissout.

Le pigment *mélanique* proprement dit ne peut être décomposé que par l'eau chlorée qui lui enlève son hydrogène. Ces

les cellules épithéliales infiltrées de particules pigmentaires noires, se rencontrent sur la surface interne de la choroïde et de l'iris. Dans les parties pigmentées de la peau, parfois même dans les muqueuses, comme on le voit chez l'homme et les animaux, on trouve du pigment sous forme de granules, logé dans le protoplasme des cellules épithéliales plus profondes, tout aussi bien que dans les cellules ramifiées, situées entre les cellules épithéliales des couches plus profondes.

On observe aussi des cellules nucléées, non pigmentées, délicatement ramifiées dans la substance interstitielle, ou cémentaire des diverses espèces d'épithéliums, simples et stratifiées, par exemple l'épiderme, l'épithélium de la cavité buccale, de la cornée, etc.[1].

réactions différencient complètement le pigment mélanique du pigment sanguin.

De plus, leur composition chimique est entièrement différente. Ce pigment mélanique obtenu à l'état de pureté est constitué par une substance particulière, la mélaïnine. (Voir article Mélanose : *Dictionnaire encyclopédique des sciences médicales*.)

[1] *Epithéliums nucléaires.* — Sous ce nom, M. le professeur Robin distingue un certain nombre d'éléments englobés par les auteurs dans la classe un peu vague des éléments lymphatiques ; ce sont en particulier les éléments constituants essentiels de la pulpe des ganglions lymphatiques et de la rate, du thymus, des follicules clos simples ou agminés de l'intestin, des amygdales, etc. — Au premier abord, ces épithéliums nucléaires offrent certaines analogies morphologiques avec les leucocytes : dimension très voisine, contour le plus souvent sphérique. Voici leurs caractères différentiels :

1º A l'état frais, ces épithéliums ne présentent pas de déformations ni d'expansions sarcodiques ;

2º L'état cadavérique et l'action de l'eau ne les modifie pas ;

28. Les cellules épithéliales se segmentent et c'est
ainsi qu'elles se régénèrent. Dans les parties où la
desquamation des couches superficielles des cellules
est visible, tels que l'épiderme, l'épithélium stratifié
de la langue, de la cavité buccale, les follicules
sébacés des poils, la régénération s'opère plus acti-
vement que dans les parties où la desquamation
n'est pas apparente comme dans l'estomac et les intestins, les glandes sécrétantes ou les organes des
sens.

Dans l'épithélium pavimenteux stratifié, ce sont
les cellules de la couche la plus profonde qui se
segmentent principalement. La couche de nouvelle
formation est ainsi poussée graduellement vers la
surface, elle s'aplatit davantage et, en atteignant la
surface, se dessèche à cause de la disparition rapide
de l'eau.

29. La substance interstitielle entre les cellules
épithéliales étant molle et semi-fluide, et le proto-

3º Leur noyau est préexistant et très volumineux par rapport
au corps cellulaire réduit, à l'état normal, à une mince couche
enveloppante d'où leur nom d'épithélium nucléaire ;

4º L'acide acétique ne les gonfle pas et n'y fait pas apparaître
deux ou quatre corpuscules nucléiformes comme dans les leucocytes ;

5º Enfin, à l'état pathologique, on voit ces éléments s'hyper-
trophier sur place et augmenter de nombre. Bien plus, dans
certaines conditions, le corps cellulaire de ces éléments peut
prendre un accroissement insolite, au point qu'ils deviennent
polyédriques par pression réciproque et que les tumeurs résultant de leur hyperformation ont absolument l'aspect habituel
des épithéliomes (*De l'épithéliome primitif de la rate*, thèse de
Gaucher, Paris 1881).

plasme des cellules épithéliales elles-mêmes étant mou et flexible, il est possible aux cellules de changer leur forme et leur arrangement par suite de la pression et de la tension exercées sur elles par la contraction ou la distension de la membrane sur laquelle elles sont situées. Ainsi, par exemple, l'épithélium recouvrant une bronche de moyen calibre, peut apparaître à un moment comme formé de cellules épithéliales cylindriques longues et minces sur deux couches; à un autre moment, cet épithélium peut n'apparaître que comme une simple couche de longues cellules cylindriques, ou encore comme une couche unique de cellules polyédriques ou de cellules cylindriques courtes. La première apparence s'observe lorsque la bronche est resserrée; la seconde quand elle est à un état moyen de distension et la troisième lors d'une distension forcée.

Des changements semblables peuvent être observés sur l'épithélium tapissant la muqueuse vésicale, les conduits glandulaires, sur l'épiderme et sur les diverses autres surfaces épithéliales.

CHAPITRE IV

ENDOTHÉLIUMS

30. Les surfaces libres des membranes séreuses et
synoviales [1], la surface arachnoïdienne cérébrale et

[1] *Du revêtement des synoviales articulaires.* — Les opinions
les plus diverses ont été émises sur le mode de constitution
de la couche de revêtement des membranes synoviales. Pour
la plupart des anatomistes français, cette couche se composerait d'un épithélium stratifié par places (Sappey, Cornil et
Ranvier, Cadiat, etc. D'après certains auteurs allemands (Reichert, Bruch, Lusckka), on observerait chez le fœtus humain,
immédiatement sur le cartilage articulaire un endothélium
très net rappelant la forme de celui des vaisseaux et ne pouvant nullement être confondu avec les cellules du cartilage ;
cet épithélium manquerait sur l'adulte et ne se rencontrerait
que dans les points soustraits aux frottements. Bowmann,
Kölliker, Gerlach n'ont pas vu cette couche chez le fœtus.

Sur l'adulte, Hüter met en doute la couche épithéliale décrite
par Henle et Hirtl. Tillmanns admet chez le nouveau-né un
épithélium simple et très élégant et il émet l'idée singu-
lière que, sur l'adulte, l'état stratifié de cet épithélium serait
dû à une sorte d'état inflammatoire produit par les frottements
incessants que subit cette couche.

Les recherches récentes sur ce sujet ne sont pas moins contradictoires. Soubbotine (*Recherches histologiques sur la structure des membranes synoviales* in *Archives de Physiologie*
1880), considère les villosités « comme recouvertes de cellules
cylindriques et polyédriques qui ont le caractère de cellules

rachidienne, la surface postérieure de la cornée et la surface antérieure de l'iris, les surfaces du tendon et gaînes tendineuses, les sinus lymphatiques ou sacs lymphatiques des animaux amphibies, la cavité du cœur, les vaisseaux sanguins et les vaisseaux lymphatiques sont tapissés par une membrane endothéliale continue, composée d'une couche unique de cellules aplaties transparentes, appelées cellules endothéliales (FIG. 17). Chacune contient un noyau ovale situé généralement excentriquement.

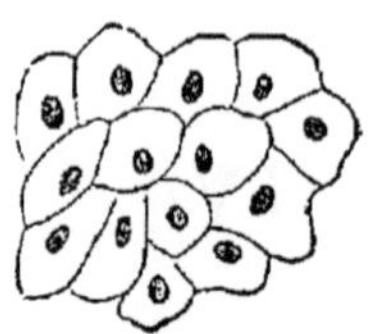

FIG. 17. — Endothélium du mésentère du chat.

Les contours des cellules endothéliales, et le noyau de ces dernières sont bien visibles.

Comme dans l'épithélium, les lames cellulaires endothéliales sont réunies par une substance fluide

glandulaires analogues aux cellules des glandes à mucus ; il s'y rencontre aussi des cellules caliciformes semblables à celles de la muqueuse intestinale. Les caractères anatomiques et physiologiques des synoviales les rapprochent des tissus glandulaires et la capsule articulaire peut être regardée à juste titre comme une glande close ».

MM. Herrmann et Tourneux n'ont jamais obtenu, par la nitratation des synoviales, de figures nettes et régulières qu'ils puissent attribuer à la présence d'un épithélium. Ils rapprochent, au point de vue de la structure, la couche superficielle des synoviales articulaires de la paroi des bourses séreuses. « De même que pour les bourses séreuses, la couche de revêtement est formée d'une substance fondamentale homogène, légèrement granuleuse, parfois striée, englobant dans son épaisseur des cellules *cartilagineuses* modifiées dont quelques-unes viennent faire saillie à la surface libre de la synoviale.

Au niveau des franges synoviales et de leurs appendices, les éléments cellulaires augmentent de nombre et de volume, tandis que la substance interposée, encore appréciable dans la

ou semi-fluide, homogène, interstitielle, ou substance
cémentaire qui se compose chimiquement de globuline. Quand on examine la structure des membranes
endothéliales à l'état frais, les cellules endothéliales ne sont pas toujours visibles à cause de
leur grande transparence; mais en imprégnant les
membranes avec une solution diluée de nitrate d'argent, puis les exposant à l'influence de la lumière, la
substance cémentaire apparaît teintée en noir, et, par
ce moyen, la forme et la dimension des lames cellulaires deviennent évidentes. Par des colorations variées,
le noyau de chaque cellule peut être rendu apparent.

Par un examen soigneux, et avec des réactifs
appropriés, on peut démontrer que chaque cellule
endothéliale consiste en une lame fondamentale
homogène. A l'intérieur de la lame, on trouve le
noyau, et autour de lui est une substance qui apparaît granulaire, mais qui est de nature fibrillaire, les
fibrilles étant arrangées en un réseau et s'étendant en
plusieurs places jusqu'à la limite de la lame fondamentale. Le noyau est limité par une membrane et
contient un réticulum très net. Les fibrilles de la
substance cellulaire apparaissent en connexion avec
celles du réticulum du noyau.

profondeur, a complètement disparu, même à la surface des
franges...

Ils considèrent le tissu qui résulte de cette disposition
comme un tissu spécial sans analogue dans l'économie, dérivant probablement du *tissu cartilagineux* et n'ayant de commun
avec le tissu épithélial que l'absence de vaisseaux et la configuration extérieure des éléments qui le constituent ». (Société
de Biologie et *Gazette médicale*, 1880).

31. Sous le rapport de la forme, les cellules endothéliales diffèrent considérablement. Celles de la plèvre, du péricarde, du péritoine, de l'endocarde de l'homme et des mammifères, sont plus ou moins

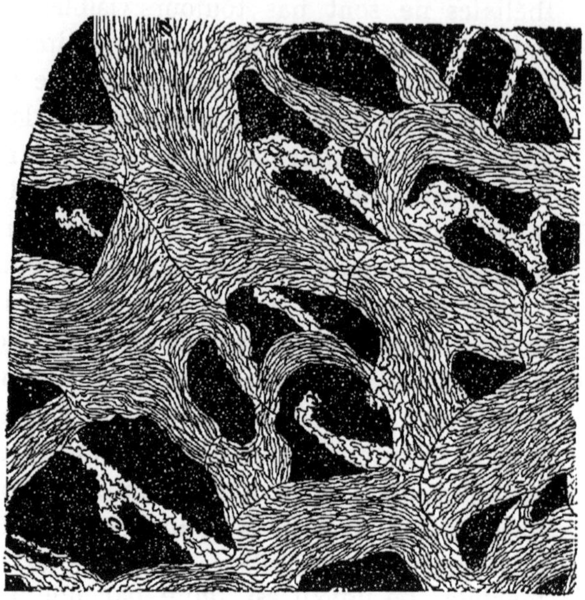

Fig. 18. — Réseau de lymphatiques dans le tendon central du diaphragme du lapin, préparé avec du nitrate d'argent, de manière à montrer les contours des cellules endothéliales formant la paroi des lymphatiques.

a, gros vaisseaux lymphatiques : — b, capillaires lymphatiques ; c, extrémités apparentes des lymphatiques.

polygonales, ou faiblement allongées. Leurs contours varient: dans les sacs lymphatiques de la grenouille, les cellules sont beaucoup plus larges et à contours très sinueux, tandis que les cellules de la surface postérieure de la cornée sont très régulières, penta-

gonales ou hexagonales, ayant des contours rectilignes dans l'état normal, mais dentelés et sinueux
après qu'elles ont été traitées par des réactifs variés
ou lorsqu'elles sont dans un état anormal; les lames
endothéliales recouvrant les vaisseaux sanguins et
lymphatiques sont étroites et longues avec des contours plus ou moins sinueux (FIG. 18).

Dans les capillaires lymphatiques, les lames endothéliales sont polygonales, mais leur contour est
dentelé.

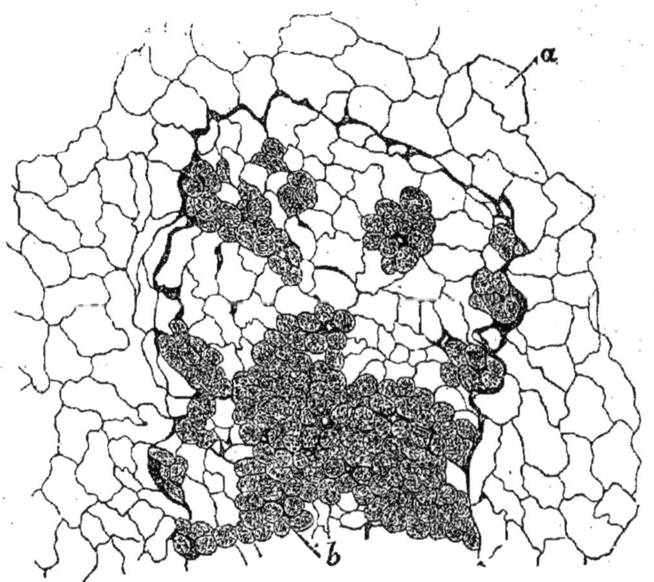

FIG. 19. — Epiploon du lapin imprégné au nitrate d'argent.

a, cellules endothéliales ordinaires ; — *b,* cellules germinatrices.

32. En général, les cellules endothéliales sont
aplaties, c'est-à-dire squameuses ; mais dans quelques

places, elles sont polyédriques ou même cylindriques courtes. On observe ces dernières cellules isolées ou en petits groupes recouvrant des surfaces plus ou moins étendues en forme de nodules, de villosités, ou de filaments sur la plèvre et l'épiploon, sur les membranes synoviales et sur la tunique vaginale du testicule, etc. On les observe spécialement en nombre considérable dans la plèvre et dans l'épiploon (FIG. 19) de tous les sujets normaux (homme, singe, chien, chat et rongeurs) ; leur nombre et la fréquence de leur apparition augmentent dans des conditions pathologiques (inflammations chroniques, tubercules et cancer, etc.).

Ces cellules endothéliales sont les cellules endothéliales germinatrices, et on peut voir qu'elles sont le siège d'un processus de segmentation actif. Ces éléments produisent ainsi de petites cellules sphériques, lymphoïdes (amiboïdes), qui plus tard sont absorbées par les lymphatiques et portées dans le système sanguin comme les globules blancs.

Sur la surface des membranes séreuses [1], spéciale-

---

[1] *Des stomates ou points lymphatiques.* — Les stomates, lacunes. ou points lymphatiques, décrits par Schweiger-Seidel, Ranvier, Klein etc, comme venant s'ouvrir à la surface des séreuses, suivant l'idée ancienne de Bichat, qui regardait les absorbants comme venant s'ouvrir sur les séreuses, par une infinité d'orifices trop petits pour être visibles à l'œil nu, tous ces orifices, dis-je, sont rejetés par Robin et ses élèves. — D'après les recherches de Herrmann et Tourneux, les dépôts foncés, après les imprégnations d'argent, se faisant en des *points déprimés* de la séreuse, au niveau des centres de segmentation épithéliale, pourraient donner lieu à des images trompeuses de stomates. Les cellules en voie de prolifération étant petites et serrées,

ment sur la plèvre diaphragmatique (FIG. 20), il existe de petites ouvertures (stomates), conduisant

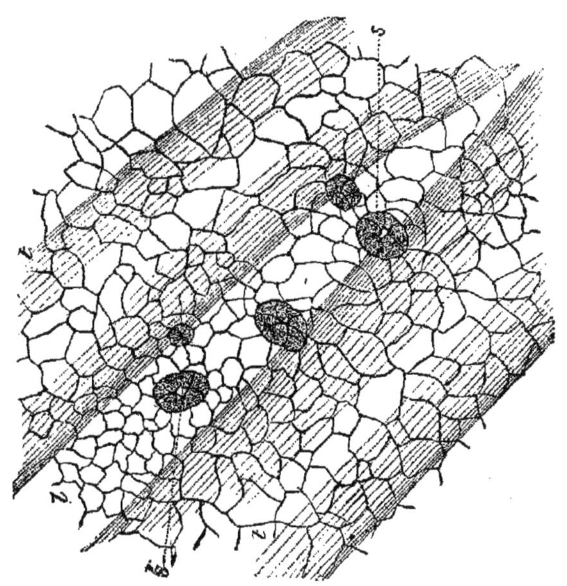

FIG. 20. — Portion de la surface péritonéale du tendon central du diaphragme du lapin, préparé avec du nitrate d'argent.

s, Stomates ; — *l*, canaux lymphatiques ; — *t*, faisceau tendineux. La surface est couverte par l'endothélium. Les stomates sont environnés par les cellules endothéliales germinatrices.

le dépôt d'argent s'y produit plus abondant que dans les autres régions, surtout si la préparation n'est pas suffisamment lavée.

Du reste, il peut arriver que le fond de la dépression, de la citerne ne soit pas imprégné et on a alors une garniture de cellules marginales plus ou moins rondes ; au fond du conduit apparaît l'épithélium du lymphatique sous-jacent. Mais si l'on examine l'épithélium de revêtement des conduits lymphatiques au niveau de ces enfoncements, on voit qu'il ne présente *aucune solution de continuité. (Sur quelques épithéliums plats,* Herrmann et Tourneux. *Journal de l'Anatomie et de la Physiologie,* 1875 et 1876.)

de la cavité séreuse dans un vaisseau lymphatique de la membrane séreuse. Ces stomates sont souvent entourés par des cellules germinatrices.

33. Chez la grenouille, les cellules germinatrices apparaissent en grande abondance sur le mésogastre et la partie du péritoine qui sépare la cavité péritonéale de la grande citerne lymphatique. Cette partie du péritoine est appelée le septum de la grande citerne lymphatique; sur ce septum, de nombreux trous ou stomates, établissent une libre communication entre les deux cavités. Sur la surface péritonéale de ce septum, les stomates sont souvent bordés par des cellules germinatrices. Chez la femelle de la grenouille, ces cellules germinatrices du péritoine (mésogastre, mésentère, septum externe), sont ciliées.

34. L'épiploon et les diverses parties de la plèvre, sont, chez l'homme adulte, le singe, le chien, le chat, le cobaye, le rat, etc., des membranes fenêtrées (FIG. 21) formées de bandes de tissu cellulaire, de dimensions variées, se divisant, puis se réunissant et laissant entre elles des trous plus ou moins larges, de forme oblongue ou circulaire. Ces trous ou fenêtres sont tout à fait libres et les cellules épithéliales adhèrent seulement à la surface des bandes, sans passer de l'une à l'autre à la manière d'un pont.

Sur la surface péritonéale du diaphragme, ces cellules endothéliales offrent un arrangement différent de celui qu'elles ont du côté pleural; sur la

première surface, il y a un certain nombre de canaux
lymphatiques (fentes creusées dans l'interstice des
faisceaux de tendons et de muscles), rayonnant vers
le milieu du tendon central. L'endothélium de la
surface de ces canaux lymphatiques est composé

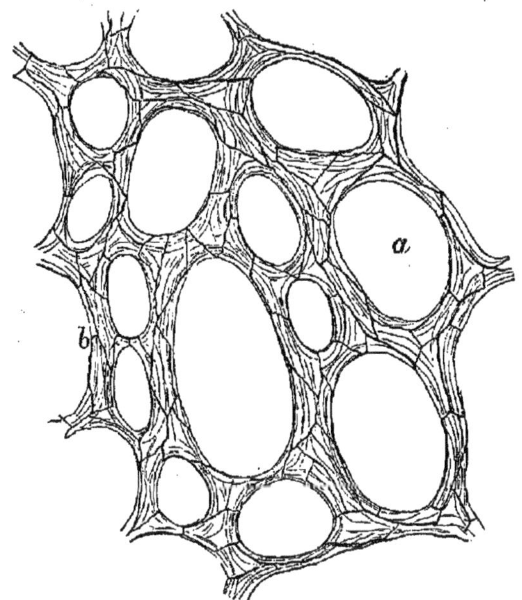

FIG. 21. — Portion de l'épiploon du chat, imprégné
au nitrate d'argent.

a, fenêtres ou trous ; — *b*, trabécules couvertes par l'endothélium.
Les contours seuls (lignes argentées) des cellules endothéliales sont visibles.

de cellules beaucoup plus petites que celles qu'on
trouve dans les places intermédiaires. Aussi l'endothélium du péritoine recouvrant le diaphrame
montre un grand nombre de rayons formés de

petites cellules endothéliales, quelques-unes de ces petites cellules ne sont pas aplaties, mais polyédriques, et de la nature des cellules germinatrices (FIG. 21). Les stomates, ci-dessus mentionnés, apparaissent parmi les petites cellules endothéliales.

CHAPITRE V

TISSUS CELLULAIRE ET FIBREUX

35. Sous le nom de « tissus connectifs », nous désignons un groupe de tissus qui ont ces caractères communs : qu'ils sont développés aux dépens des mêmes éléments embryonnaires, qu'ils servent tous plus ou moins de charpente, ou de substance connective pour les tissus nerveux, musculaire, glandulaire et vasculaire ; qu'ils sont capables de se remplacer les uns les autres dans les différentes classes d'animaux ; que, chez l'embryon et dans le cours du développement, un de ces tissus peut se transformer en un autre et que, chez l'adulte, il y a des transitions insensibles de l'un à l'autre [1].

---

[1] *Tissus de substance conjonctive.* — La conception générale des tissus cellulaire, cartilagineux, osseux, considérés comme de simples variétés d'une même substance conjonctive pouvant revêtir des aspects divers, n'est pas à l'abri de toute objection. Avant d'exposer les raisons qui ne permettent pas d'adopter, sans restrictions, cette conception d'ailleurs séduisante, il convient d'indiquer à qui en revient la paternité.

Bichat, sous le nom de parenchyme commun de nutrition, désignait une sorte de *canevas cellulaire* dans les mailles duquel pouvaient se déposer de la fibrine, de la gélatine ou des sels calcaires en proportions variables pour la formation des

Les tissus connectifs sont divisés en trois grands groupes : 1° *tissu connectif fibreux ;* 2° *cartilage ;* 3° *os*, auquel peut être ajoutée la dentine. Chacun de ces tissus est subdivisé en plusieurs variétés, comme on le montrera plus tard ; mais, dans tous les cas, la substance fondamentale ou matrice ou substance intercellulaire est distincte de celle des cellules.

Dans le tissu connectif fibreux, la substance fondamentale produit de la gélatine ou géline et les cellules sont appelées cellules du tissu cellulaire, ou corpuscules du tissu cellulaire.

Dans le cartilage, la substance fondamentale produit de la chondrine et les cellules sont appelées cellules cartilagineuses (chondroplastes).

tissus musculaire, cartilagineux, osseux, etc. De Blainville, en 1833, et son élève Laurent, en 1837, précisent les idées de Bichat, inexactes à certains égards. Laurent, en s'appuyant sur des données empruntées à l'embryologie, à l'anatomie comparée, décrit un *élément générateur ou celluleux* passant graduellement de l'état gélatineux à l'état de tissu cellulaire, puis à l'état *hyposcléreux* ou fibreux par condensation progressive, à l'état *protoscléreux* ou cartilagineux et enfin à l'état *deutoscléreux* ou osseux par addition de molécules calcaires. De Blainville montre, en s'appuyant sur des considérations d'anatomie comparative, que chacun de ces tissus tient la place de l'autre dans les organes de tels ou tels des êtres de la série animale, organes qui ont pourtant les mêmes connexions et les mêmes usages.

Reichert, en 1845, Virchow, Kölliker, en 1851, n'ont fait que reproduire exactement les idées de de Blainville qu'ils ont vulgarisées.

En ce qui concerne les analogies de ces divers tissus, elles sont loin d'être complètes pour tous les anatomistes qui admettent avec de Blainville et Robin que la question de composition chimique et immédiate des tissus prime celle de la structure microscopique. Les caractères morphologiques

Dans le troisième groupe, la substance fondamentale contient des sels de chaux inorganiques intimement unis avec une substance fibreuse, et les cellules sont appelées cellules osseuses.

36. Le tissu connectif fibreux ou tissu fibreux blanc, se montre dans la peau et dans les membranes muqueuses, dans les membranes séreuses et synoviales, dans les enveloppes du cerveau et de la moëlle épinière, dans les tendons et gaînes tendineuses, dans les fascias et aponévroses, dans le tissu intermusculaire et dans le tissu interposé entre les

des éléments anatomiques ont une importance incontestable, mais les caractères chimiques n'en ont pas une moindre. — Or, si l'on compare la composition immédiate et les réactions chimiques du tissu cellulaire et des tissus cartilagineux et osseux, on constate, il est vrai, que la *géline*, produit de l'ébullition du tissu cellulaire dans l'eau, est identique avec l'osséine (Mulder, Schérer, Bibra), ou substance fondamentale des os débarrassée des sels calcaires par l'action des acides, mais on remarque des différences capitales entre le tissu cellulaire et le cartilage. — Le principe immédiat fondamental des cartilages ou cartilagéine, par la coction donne de la *chondrine*, tandis que le tissu cellulaire dans les mêmes conditions donne de la géline.

La *géline*, quand on la traite à chaud par l'acide sulfurique ou les alcalis donne de la leucine et du glycocolle ; la cartilagéine ne fournit dans les mêmes conditions que de la leucine sans glycocolle.

Ces faits prouvent péremptoirement que lors du développement du tissu osseux dans le cartilage, il n'y a pas transformation, métamorphose de l'un des tissus dans l'autre, mais, au contraire, ces faits démontrent que ces tissus se développent par *substitution*. Là où il existait de la cartilagéine, il se produit de la géline, substance absolument différente, qui n'est pas une simple transformation de la précédente.

organes voisins. — Ce tissu est formé de faisceaux cylindriques ou fascicules disposés sous forme de bandes microscopiques composés de fibrilles homogènes, excessivement ténues, qui sont connues sous le nom de fibrilles élémentaires (FIG. 22) du tissu connectif. Suivant le nombre de ces fibrilles, les faisceaux diffèrent de volume. Les faisceaux et leurs

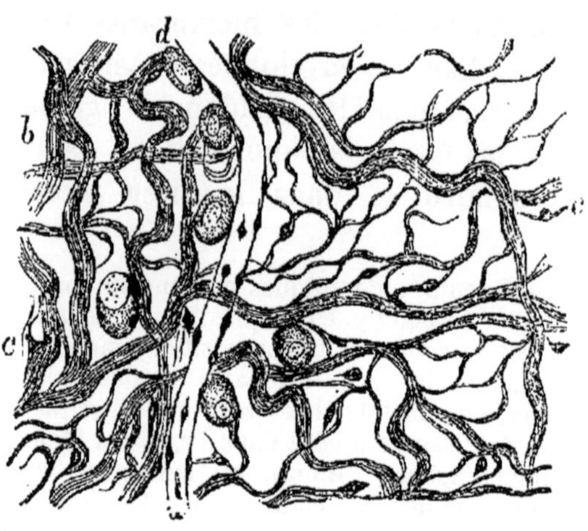

FIG. 22. — Plexus de faisceaux de tissus fibreux
de l'épiploon du rat.

a, un vaisseau sanguin capillaire; — *b,* faisceaux de tissu fibreux;
c, corpuscules du tissu connectif; — *d,* cellules plasmatiques.

fibrilles constituantes peuvent être d'une très grande longueur, plusieurs pouces.

Là où le tissu connectif forme des masses continues, comme dans les tendons, les fascias, les aponévroses, la peau et' les membranes muqueuses, les faisceaux microscopiques sont associés en groupes de dimension variable, les trabécules, et celles-ci

sont encore associées en groupes (faisceaux secondaires et tertiaires). Les fibrilles sont agglutinées ensemble par une substance cémentaire albuminoïde, demi-fluide (globuline), homogène, qui
existe aussi entre les faisceaux formant les trabécules.

En ajoutant un acide ou un alcali à une masse de
tissu fibreux, on le voit se gonfler et devenir comme
vitreux, homogène et gélatineux. Exposé à l'eau
bouillante ou, à l'action dissolvante des acides
étendus, les faisceaux fibreux donnent de la géline
ou de la gélatine.

37. L'arrangement des faisceaux du tissu connectif
fibreux varie dans les différentes régions;

1° Dans les tendons et fascias, les faisceaux sont
juxtaposés parallèlement les uns aux autres ;

2° Dans la peau et les membranes muqueuses,
séreuses et synoviales, dans la dure-mère et les
gaînes tendineuses, les trabécules du tissu se divisent
à plusieurs reprises, se croisent et s'entrelacent très
intimement les unes avec les autres et constituent
ainsi un réseau serré ;

3° Dans le tissu sous-cutané, sous-muqueux et sous-
séreux, dans le tissu intermusculaire, dans le tissu
unissant les uns aux autres les différents organes
ou parties du même organe, tissu connectif interstitiel, la texture du tissu fibreux est plus ou
moins lâche. Les trabécules se divisant, se réunissant, se traversant réciproquement, mais laissant
entre elles des espaces plus ou moins grands, cellu-

les et aréoles, le tissu prend le caractère d'un plexus lâche qui est quelquefois appelé aréolaire « ou tissu cellulaire ».

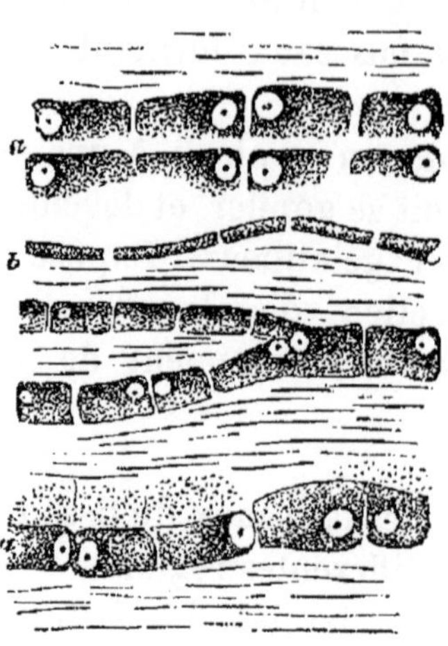

FIG. 23, *A*. — Tendon de la queue de la souris, montrant les cellules tendineuses. (Le tendon est vu suivant le grand axe.)

a, les cellules tendineuses vues sur leur surface large; — *b,* les mêmes cellules vues de côté.

Un tissu semblable peut être plus ou moins aisément isolé entre les lames ou faisceaux des trabécules fibreuses.

4° Dans l'épiploon et la plévre de l'homme, du singe, du chien, du chat et de quelques rongeurs et dans le tissu sous-arachnoïdien du cerveau et de la moëlle épinière, les trabécules forment une membrane fenêtrée avec des trous et des fenêtres ovales ou circulaires plus ou moins larges.

38. Les cellules du tissu connectif apparaissant dans le tissu fibreux blanc, sont de plusieurs variétés :

(*a*) Dans les tendons et fascias, les cellules sont appelées cellules tendineuses; ce sont des cellules protoplasmiques nucléées, aplaties, de forme carrée ou oblongue, (FIG. 23 A) formant des séries continues, sur une seule rangée, situées à la surface des faisceaux de tissu fibreux. Entre ces faisceaux sont d es canaux de dimension variable (les espaces interfasciculaires) dirigés parallèlement au grand axe du tendon (FIG. 23, B).

Les cellules de chaque série sont séparées l'une de l'autre par une ligne étroite de substance cémentaire albumineuse, et le noyau rond de la cellule est généralement situé à une extrémité. Cette disposition

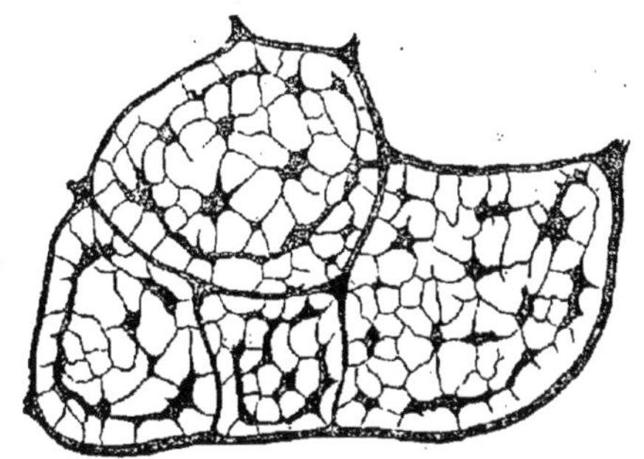

FIG. 23, B.— Coupe transversale des tendons de la queue d'une souris teints avec du chlorure d'or.

On voit ici plusieurs tendons minces. Les corpuscules ramifiés, sombres, correspondent à la substance cémentaire albumineuse teinte avec du chlorure d'or : ce sont les canaux entre les faisceaux de tissu fibreux, constituant le tendon et vus ici comme les espaces clairs en coupe transversale. Dans chacun de ces canaux, il y a une rangée de cellules tendineuses — non visibles ici à cause de la direction perpendiculaire de la coupe.

des noyaux se faisant face l'un à l'autre indique que les cellules individuelles se multiplient par segmentation.

Les cellules possèdent de menus processus correspondant aux bords de chaque série.

La lame cellulaire n'est pas tout à fait plate, mais possède un, deux ou même trois prolongements membraneux, par lesquels elle est fixée entre les faisceaux entre lesquels se trouve la rangée cellulaire.

39. (*b*) Dans les membranes séreuses, la cornée, le tissu sous-cutané et les tissus connectifs lâches, les cellules sont des corpuscules transparents, aplatis, chacun avec un noyau oblong aplati. Ces cellules ont des prolongements ramifiés et sont réunies par leurs processus.

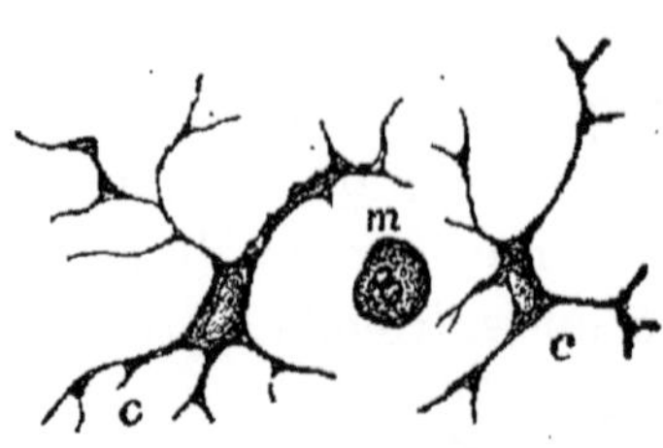

Fig. 24. — Cellules de la queue d'un têtard.

c. Cellules ramifiées du tissu connectif ; — *m.* Une cellule migratrice.

Dans la cornée, ces cellules ont reçu le nom de cellules cornéennes et sont très ramifiées (FIG. 25); elles sont situées entre les lamelles des faisceaux fibreux, qui constituent la substance fondamentale de la cornée.

Ces corpuscules sont aussi situés dans les espaces interfasciculaires, ou espaces laissés entre les faisceaux de la substance fondamentale ; ces espaces sont des cavités creusées dans la substance unissant les faisceaux et les trabécules entre eux (Recklinghausen).

Dans la cornée et les membranes séreuses, ces espaces possèdent la forme de lacunes ramifiées; chaque lacune logeant le corps d'une cellule, tandis que les

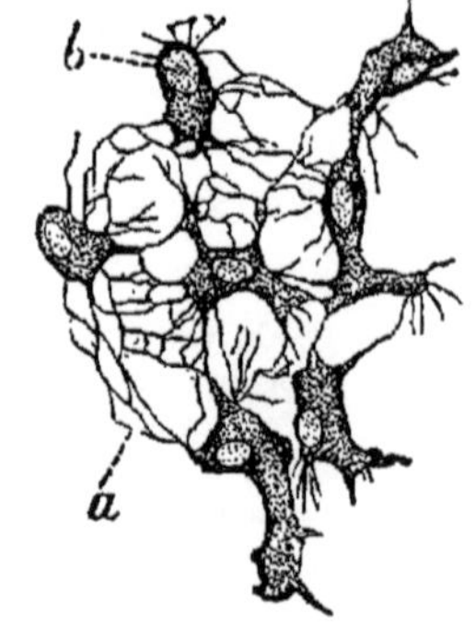

Fig. 25. — La cornée du petit chat, montrant les réseaux des cellules cornéennes ramifiées.

a, le réseau de leurs processus ; — *b*, noyau de la cellule.

branches et les canalicules contiennent les prolongements. Ces canalicules forment les canaux par lesquels les lacunes voisines s'anastomosent l'une avec l'autre (FIG. 26). La cellule et ses prolongements ne remplissent pas complètement la lacune et ses canalicules.

Dans le tissu connectif lâche, la lacune peut être de dimension considérable, et peut contenir plusieurs cellules connectives, qui recouvrent les faisceaux voisins à la manière d'une enveloppe. Celles-ci, dans quelques places, sont très peu ramifiées et forment presque une membrane endothéliale continue de cellules aplaties. Tel est l'endothélium sous-épithélial de Debove apparaissant au-dessous de l'épithélium qui recouvre les muqueuses des bronches, de la vessie et des intestins.

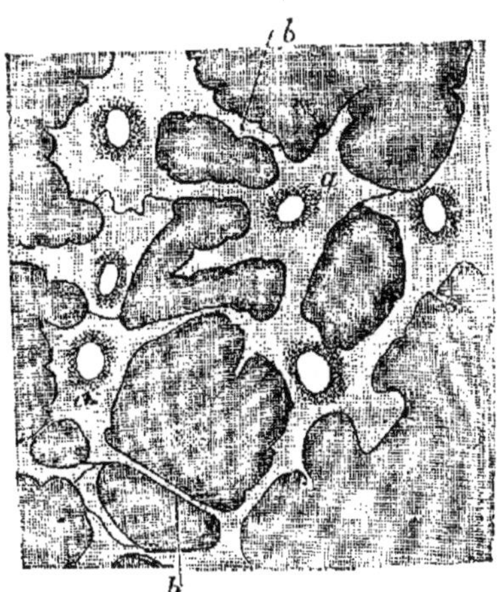

Fig. 26. — La cornée du petit chat, imprégnée avec du nitrate d'argent, montrant le système canaliculaire lymphatique.

a, les lacunes contenant chacune le corps cellulaire nucléé, précisément indiqué ici ; — *b*, les canaliculi pour les processus cellulaires.

40. (*c*) Dans la peau et les membranes muqueuses, les cellules du tissu connectif sont aussi des corpuscules ramifiés, aplatis, qui, par leurs prolongements

plus ou moins longs, sont réunis de manière à former un réseau (FIG. 24).

Chaque cellule a un noyau aplati et oblong.

Généralement quelques processus sont des prolongements membraneux se détachant de l'un des
angles du corps de la cellule, formant la *lame* principale, les prolongements étant les lames secondaires.
C'est par ces dernières que la cellule est assujettie
aux faisceaux et trabécules entre lesquels elle est interposée.

Ce caractère des cellules possédant des lames
secondaires se montre, mais d'une manière très
prononcée, dans les cellules de la peau et des
membranes muqueuses : il devient moins apparent
dans celles de la cornée et des membranes séreuses
mais plus net dans quelques points des tissus sous-
cutané et connectif lâche.

Dans la peau et les membranes muqueuses, les
cellules et leurs processus sont situés dans les
espaces interfasciculaires.

41. Les cellules du tissu cellulaire mentionnées
jusqu'à présent sont des cellules fixes; elles ne présentent pas de mouvement.

Kühne et Rollett attribuent aux cellules de la
cornée un certain degré de contractilité. Ils les
disent même capables de retirer leurs prolongements
sous l'influence d'un excitant. Quand cet excitant
cesse d'agir, ces cellules peuvent repousser leurs
processus au dehors. D'après Stricker et Norris, ces
cellules acquièrent la propriété de se contracter,

quand le tissu cornéen est le siège d'une irritation inflammatoire.

On peut démontrer que les cellules du tissu cellulaire consistent, comme les lames endothéliales, en une lame fondamentale formée d'une substance réticulée et fibrillaire (paraissant granulaire) autour du noyau; cette substance s'étend jusque dans les processus des cellules.

42. *Cellules pigmentées.* Chez les vertébrés inférieurs, spécialement les poissons, les reptiles et les animaux amphibies, on trouve certaines cellules du tissu connectif ramifiées et nucléées, distinctes par leur dimension et leur protoplasme, dont le corps cellulaire et les processus, mais non le noyau, sont infiltrés de granules pigmentaires. Le pigment peut être blanc ou jaune, mais il est plus communément brun foncé ou noir. Ces cellules sont appelées cellules connectives pigmentées, ou simplement cellules à pigment. Elles sont très nombreuses dans la peau des poissons, reptiles et amphibies, et on les trouve autour et entre les vaisseaux sanguins des membranes séreuses. On les trouve aussi chez l'homme et les mammifères; mais alors c'est surtout dans le tissu propre de l'iris qu'elles se montrent (excepté cependant dans l'albinos et dans les yeux bleus clairs) et dans le tissu de la membrane choroïdienne.

Dans les yeux noirs des mammifères, il existe un grand nombre de ces cellules, dans le tissu placé entre la sclérotique et la choroïde (la lamina fusca); il en existe même quelques-unes dans l'épaisseur de la sclérotique. Il est de règle que ces cellules semblent être d'espèces variées; les unes sont des lames, ou représentent des lames aplaties et larges, perforées

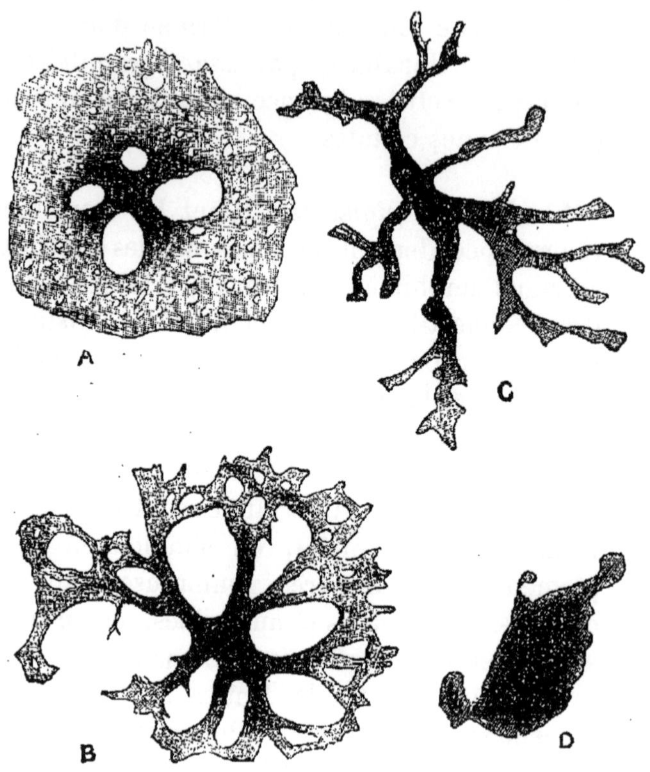

FIG. 27. — Cellules pigmentées de la queue du têtard.

A, B, C, D, représentent des états différents; — A est une cellule dans un état passif ou non contracté; — D, dans un état actif ou contracté.

d'un plus ou moins grand nombre de petits trous ou pertuis; d'autres possèdent un corps d'aspect fusiforme, long, mince, à courts prolongements, enfin

on observe des formes intermédiaires entre les deux
précédentes. Mais, par un examen attentif, on pourra
se convaincre que ces apparences sont dues à différents états de contraction de la même espèce de
cellules (FIG. 27).

43. Chez les vertébrés inférieurs, les cellules à
pigment noir, jouissant de la contractilité, peuvent
retirer complètement à l'intérieur de leur corps les
prolongements pigmentés. A l'état de repos, ces
cellules excessivement nombreuses forment un réseau
si dense, qu'envisagées en masse, elles offrent l'aspect d'un réseau compact de pigment. Dans leur
maximum d'activité, les cellules retirent à l'intérieur
de leur corps leurs prolongements et semblent, dans
ces conditions, de petites masses oblongues ou
sphériques de pigment noir. Entre l'état de repos et
le maximum d'activité, on observe des degrés intermédiaires, dans lesquels les processus pigmentés sont
de nombre et de longueur variés.

44. La présence d'un grand nombre de cellules
pigmentaires, dans la peau des poissons et des animaux amphibies fait que, lors de leur contraction, la
coloration de la peau se modifie. Lorsque les cellules
pigmentaires noires se contractent dans certaines
parties, la peau de ces parties devient plus claire et
plus brillante, et le degré de clarté et de brillant est
en rapport avec le degré de contraction des prolongements pigmentés des cellules. Brücke a montré
que l'obscurité joue le rôle de stimulus, relativement

aux cellules pigmentaires; elles se contractent et la peau devient plus claire. La lumière du soleil laisse les cellules à l'état passif ; par suite, la peau devient noire. Si, après que les cellules se sont contractées sous l'influence de l'obscurité, on les expose à la lumière du soleil, elles reviennent de nouveau à l'état passif.

La contraction des cellules pigmentaires est soumise directement à l'influence du système nerveux (Lister). Pouchet a démontré que la contractilité des cellules pigmentaires de certains poissons est influencée par voie reflexe par l'action de la lumière sur la rétine.

45. *Cellulles graisseuses*. Les cellules graisseuses à l'état de maturité ou de complet développement sont des vésicules relativement larges, formées (*a*) d'une membrane protoplasmique mince, qui sur un point renferme un noyau ovale, aplati sur les bords et (*b*) d'une substance incluse consistant en une goutte d'huile qui remplit la cavité de la vésicule (FIG. 28). Ces cellules graisseuses sont associées par du tissu connectif fibreux en groupes de dimension variable, sous forme de lobules; ces lobules forment des lobes et ces derniers, à leur tour, forment des masses continues. Chaque lobe a son artériole afférente et une ou deux veines efférentes, et, dans l'intervalle un réseau de capillaires serrés. Chaque maille du réseau capillaire circonscrit une, deux ou trois cellules graisseuses (FIG. 49). Tels sont la nature et l'arrangement du tissu graisseux dans les tissus

sous-cutané et sous-muqueux, dans les membranes
séreuses et synoviales, dans le tissu intermusculaire
et dans le tissu lâche interposé entre les organes et
les parties des organes.

On peut démontrer que les cellules graisseuses

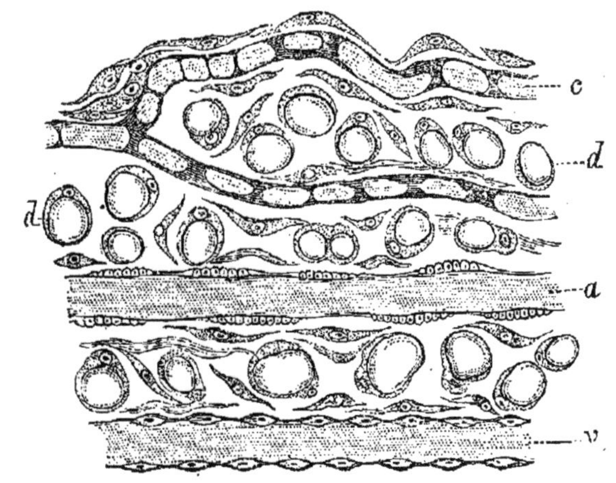

Fig. 28. — Une préparation de l'épiploon du cobaye.

a, une artère ; — *v*, veine ; — *c*, jeune vaisseau sanguin capillaire ;
f, cellules graisseuses.

dérivent des cellules du tissu connectif ordinaire.
Dans quelques régions, chez l'embryon et chez
l'adulte, le protoplasme des cellules du tissu cellulaire en voie de développement, se remplit graduellement de petits globules huileux qui, aug-
mentant en nombre, se fusionnent les uns avec les
autres, de manière à former un globule plus large.
Par suite de l'accroissement de cette substance
huileuse, le noyau cellulaire est refoulé à la périphérie; plus tard un large globule d'huile remplit la

cellule, et ce qui reste du protoplasma cellulaire entoure cette goutte d'huile comme une membrane. La cellule tout entière est devenue, par suite de ce processus, plusieurs fois plus grande qu'elle ne l'était à l'origine.

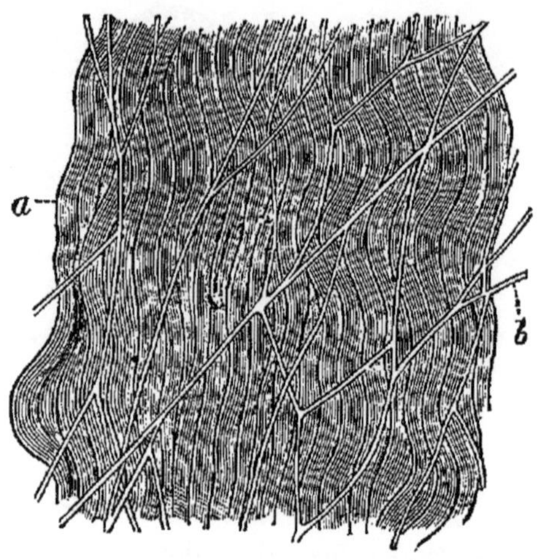

FIG. 29. — Une préparation dans le mésentère.

a, faisceaux de tissu fibreux ; — b, réseaux de fibres élastiques.

46. On peut aussi voir que dans les points où, à un moment donné, se trouvent seulement quelques cellules du tissu cellulaire, ces mêmes cellules, sous l'influence de conditions favorables de nutrition, présentent des phénomènes de développement normaux et se multiplient de manière à former des groupes, puis ces cellules continuent à croître en empruntant leurs principes nutritifs aux vaisseaux sanguins du voisinage, et chacune d'elles se convertit

graduellement en vésicule adipeuse, et ainsi elles perdent leurs prolongements.

Les cellules isolées du tissu cellulaire situées dans le voisinage des capillaires sanguins se convertissent en cellules graisseuses dans des conditions favorables de nutrition.

Lorsque la nutrition est insuffisante, les cellules graisseuses perdent leurs globules huileux, elles s'atrophient et leur contenu devient un fluide séreux, qui, plus tard, disparaît aussi; finalement la cellule graisseuse peut être réduite à une petite masse solide protoplasmique légèrement ramifiée.

47. Dans quelques points, le tissu cellulaire contient, outre des cellules fixes, d'autres cellules qui jouissent du mouvement amiboïde. Celles-ci sont de deux espèces : 1° la première espèce est constituée par les cellules migratrices. Ces éléments sont identiques avec les globules blancs du sang au point de vue de la dimension, de la forme, de l'aspect et de leur nature générale (FIG. 24 m). Ils ont de véritables mouvements de migration à travers les espaces du tissu fibreux. Quelques-unes de ces cellules sont un peu plus larges et présentent un noyau sphérique relativement plus développé. Les mouvements amiboïdes de ces derniers éléments ne sont pas aussi prononcés que dans ceux de la petite variété; 2° la deuxième espèce est constituée par les cellules plasmatiques de Waldeyer. Elles sont plus larges que les premières, n'ont pas la même tendance au mouvement de migration, mais possèdent seulement de

légers mouvements amiboïdes qu'on peut encore déceler. Ces cellules contiennent de gros granules qui sont composés d'une substance intermédiaire entre le protoplasme et la graisse. Elles prennent très fortement les couleurs et correspondent aux globules granuleux du sang. Les granules inclus peuvent se changer en globules graisseux et, par suite, la cellule plasmatique peut se transformer en cellule graisseuse.

48. Les cellules migratrices apparaissent dans presque tout le tissu cellulaire lâche et principalement à la périphérie des vaisseaux sanguins; leur nombre est beaucoup moins grand dans l'état de santé, mais augmente dans les parties qui sont le siège d'un état inflammatoire. La variété des cellules larges ne se rencontre que dans certains endroits, notamment dans la glande sublinguale du chien et du cobaye où elles sont assez nombreuses entre les tubes glandulaires ou acini. On trouve aussi ces mêmes cellules plasmatiques, surtout dans les tissus inter-musculaire, muqueux et sous-muqueux de l'intestin, entre les trabécules des glandes lymphatiques et dans l'épiploon.

49. Le tissu cellulaire se développe [1] aux dépens

---

[1] *Phases d'évolution de la fibre lamineuse.*—Les premières fibres lamineuses se montrent chez l'embryon humain de 10 à 12 millimètres; elles se développent autour des noyaux embryoplastiques, qui leur servent de centre de génération. Le noyau embryo-plastique, d'abord libre, s'entoure graduellement d'un

des cellules *embryonnaires* du tissu cellulaire, c'est-à-dire aux dépens de cellules fusiformes ou étoilées, protoplasmiques nucléées dérivant du mésoblaste. On rencontre ces cellules isolées, ou en masse, dans le cordon ombilical ou le tendon embryonnaire, on les rencontre aussi formant un réseau comme dans la peau fœtale et certaines membranes muqueuses. Dans les deux cas, le protoplasme des cellules embryonnaires se transforme graduellement en une masse de fibrilles élémentaires, séparées par une substance intermédiaire d'apparence granuleuse.

Le noyau de la cellule originelle disparaît finalement.

Un second mode de développement du tissu cellulaire est le suivant : la cellule embryonnaire, pendant que sa substance est en voie d'accroissement, produit

corps cellulaire qui s'accroît ensuite irrégulièrement, de manière à former un élément fusiforme ou étoilé (corps fusiforme ou étoilé). Enfin, c'est par l'allongement progressif des prolongements des corps fusiformes ou étoilés que se forment les fibres. Ces prolongements peuvent ou non se bifurquer, se trifurquer, et chacune des subdivisions devient une fibrille lamineuse mince et pâle. Ainsi, apparaît un fascicule, une sorte de mèche de fibrilles appendue au corps fusiforme encore pourvu de son noyau. C'est ce que l'on observe avec une grande netteté lors du développement des ligaments et des tendons. Jamais on ne voit les fibrilles ainsi produites se fondre ensemble de manière à constituer une substance homogène ou simplement striée dite conjonctive (Reichert).

Dans les cas où la fibre lamineuse acquiert son entier développement (tendons, ligaments, etc.), la disparition du noyau qui a servi de centre d'origine est la règle. — Le noyau persiste au contraire dans les organes où la fibre lamineuse reste une dépendance du corps fibro-plastique ou étoilé (exemple : ovaire, cornée, muqueuse utérine). — Il est même certaines mu-

la substance fibrillaire aux dépens de sa partie périphérique. Un reste du protoplasme persiste autour du noyau. On peut observer les mêmes modes de développement du tissu cellulaire chez l'adulte dans des conditions normales et pathologiques.

50. Le tissu *cellulaire* est le plus souvent associé aux fibres élastiques formant le tissu élastique jaune. Ces fibres élastiques ont un aspect brillant, une épaisseur et une longueur variables, se ramifient et s'anastomosent de manière à former des réseaux (FIG. 29). Elles *peuvent* être droites, mais elles sont plus *souvent* flexueuses ou enroulées. Elles sont flexueuses dans l'état ordinaire, ou lorsque le tissu est rétracté ; elles sont droites quand le tissu est étiré ; elles ne sont pas gonflées par l'action des acides et des alcalis, et ne donnent pas de gélatine par la coction; ces fibres sont constituées par une substance chimiquement différente de celle du tissu

queuses, celle de l'intestin en première ligne, dont le chorion renferme un grand nombre d'éléments restés à l'état de noyaux embryo-plastiques.

Ces diverses phases de l'évolution physiologique des éléments du tissu cellulaire ont leurs analogues à l'état pathologique.

La formation de néoplasies conjonctives peut résulter de la prolifération, soit des noyaux embryo-plastiques (tumeurs embryo-plastiques, gomme, etc.), soit des corps fibro-plastiques étoilés avec ou sans interposition de matière amorphe (tumeurs fibro-plastiques comprenant les différentes variétés de sarcomes, de myxomes, etc.), soit enfin de la multiplication des fibres lamineuses ayant passé par les périodes intermédiaires, mais arrivant à leur plein développement (tumeurs fibreuses, fibromes. V. Robin, art *Lamineux, Dict. Encycl. des sciences médicales*).

cellulaire : l'*élasticine*. Quand elles sont brisées, leurs extrémités s'enroulent généralement en se bouclant.

51. Les fibres élastiques apparaissent en grand nombre sous forme de réseaux, s'étendant entre les faisceaux de tissu cellulaire, dans la peau et dans les membranes muqueuses, dans les membranes séreuses et synoviales, et dans le tissu cellulaire intermédiaire lâche. Elles sont plus rares dans les tendons et les aponévroses; dans les premiers, elles se présentent comme des fibres uniques, souvent enroulées autour des faisceaux du tendon.

Les fibres élastiques, formant des faisceaux ramifiés et s'entre-croisant de manière à former des réseaux, se rencontrent spécialement et en grande quantité dans les cloisons des alvéoles du poumon, dans les ligaments jaunes, dans le ligament de la nuque du bœuf (dans cet organe, les fibres sont des cylindres très épais. Voir plus bas), dans les fibro-cartilages élastiques (réticulés), dans l'endocarde et les valvulves du cœur, dans le système vasculaire, particulièrement dans les divisions artérielles.

La tunique interne des artères et une grande partie de la moyenne est constituée par des fibres élastiques intriquées en un réseau très dense.

52. Les fibres élastiques peuvent se présenter avec les modifications morphologiques suivantes : (*a*) sous forme de membranes élastiques fenêtrées de *Henle*, que l'on rencontre dans la tunique interne des grosses artères; ces membranes ne sont, en réalité, que des

réseaux de fibres fines avec des mailles très serrées ; (*b*) sous forme de membranes homogènes, élastiques qui entourent, comme une enveloppe délicate, les trabécules du tissu cellulaire en plusieurs endroits, par exemple le tissu cellulaire sous-cutané ; (*c*) sous forme de membranes élastiques paraissant homogènes ; dans la cornée il existe, immédiatement au-dessous de l'épithélium antérieur de la cornée, une couche de cette nature connue sous le nom de lame élastique de Bowman ; à la partie postérieure de la cornée se trouve une autre membrane élastique postérieure ou membrane de Descemet ; dans ces couches, on a pu observer des fibrilles très fines ; (*d*) sous forme de trabécules élastiques formant un réseau comme dans le ligament pectiné de l'iris.

Dans l'état embryonnaire, les éléments élastiques sont nucléés ; les noyaux étant les derniers restes des cellules qui ont donné naissance aux fibres ; chaque cellule donnant généralement naissance à une fibre, ces fibres nucléées sont appelées fibres nucléées de Henle.

53. Le tissu cellulaire se présente avec les variétés [1]

[1] *Des tissus et systèmes ayant comme parties constituantes essentielles les fibres lamineuses.* — Il est évident qu'en se plaçant au point de vue histologique pur, les fibrilles lamineuses et les autres éléments du tissu cellulaire ne diffèrent que bien peu, *envisagés isolément*, qu'ils proviennent du tissu cellulaire sous-cutané, d'une aponévrose, d'un tendon, d'une séreuse, du derme cutané, etc. Mais ces parties élémentaires, essentielles, par les variétés de leurs arrangements réciproques, de leur texture, par leur association à d'autres éléments, arrivent à former des tissus et des individualités anatomiques et physio-

suivantes : 1° *Tissu adénoïde réticulé ;* c'est un tissu formé par un réseau de fibrilles fines ou trabécules aplaties formant la substance fondamentale ou charpente du tissu lymphatique ou adénoïde. (Voir glandes lymphatiques.) Le réticulum n'est pas du tissu cellulaire ordinaire ni du tissu élastique. A l'état jeune, il contient des noyaux dérivant des éléments ramifiés disposés en réseaux; dans l'état adulte, ce même réticulum ne possède pas de noyaux ou, s'il y en a, ils n'y sont qu'à titre accessoire.

2° La *Névroglie* de Virchow est un réseau dense de très fines fibrilles homogènes formant le tissu de support des éléments du système nerveux central. On a supposé que ces fibrilles étaient de nature élastique (Gerlach); dans le réseau de ces fibres on trouve des

logiques extrêmement différentes. Voici une comparaison vulgaire, mais qui rend bien notre pensée : d'un paquet d'étoupe on peut tirer aussi bien des câbles, de la toile à voile, que les tissus les plus délicats; de même, suivant la texture, les fibres lamineuses peuvent fournir aussi bien les tendons et les ligaments les plus résistants, que la trame délicate des séreuses.

La description de la composition élémentaire, des caractères extérieurs, consistance, rétractilité, des caractères chimiques, des variétés de texture, du mode de développement individuel à l'état normal et pathologique de chacun des tissus, *lamineux*, *fibreux*, tendineux, dermo-papillaire, etc., est plutôt du ressort de l'anatomie générale que de l'histologie. On peut en dire autant pour ce qui concerne l'énumération et la description des organes premiers des systèmes lamineux, fibreux, tendineux, dermo-papillaire, etc. L'histologie, pour toute cette classe de tissus et systèmes, ne saurait être que l'auxiliaire de l'anatomie générale et nous ne saurions trop engager le lecteur à compléter et à étendre ses idées sur ce sujet en se reportant aux chapitres correspondants de l'anatomie générale de Bichat et aux leçons de M. le professeur Robin. (Programme du cours d'histologie.)

lames cellulaires, nucléées, aplaties, qui sont les cellules propres du tissu cellulaire.

3° *Tissu gélatineux*. Ce tissu se montre, comme une forme de tissu cellulaire, à un stade peu avancé de la vie embryonnaire; il est formé de cellules fusiformes ou étoilées du tissu cellulaire, séparées les unes des autres par une substance homogène, transparente et muqueuse. On le rencontre dans le cordon ombilical de l'embryon et dans les points où le tissu cellulaire est en voie de développement. Après la naissance, ce tissu se rencontre dans la pulpe des dents, dans la cavité de l'oreille moyenne et dans quelques endroits, comme précurseur du tissu graisseux.

CHAPITRE VI

CARTILAGE

54. Le *cartilage* [1] se compose d'une substance fondamentale ferme donnant de la *chondrine* (par la coction) et de cellules incluses dans cette substance fondamentale. La plupart des cartilages (sauf cependant à la surface libre des articulations) sont recouverts à leur surface d'une membrane de tissu cellulaire mêlée de quelques fibres élastiques. Cette membrane est pourvue de vaisseaux sanguins, lymphatiques et de nerfs, et a une importance essentielle pour la nutrition

[1] *Origine embryonnaire du cartilage.* — Les premiers vestiges du cartilage se montrent autour de la corde dorsale, correspondant aux corps vertébraux du squelette cartilagineux ; ils peuvent être aperçus sur l'embryon humain de 6 à 8 millimètres de longueur, comme des amas mal limités de noyaux assez serrés, ces amas ayant, à ce moment, une opacité plus grande que le tissu embryoplastique ambiant. Bientôt l'accroissement graduel de substance amorphe hyaline entre les noyaux donnera au cartilage embryonnaire sa transparence caractéristique. Les noyaux deviendront les cellules, qui resteront incluses dans des cavités de la substance fondamentale développée en dehors d'elles. (*Développement des vertèbres atlas et axis*, in *journal d'Anatomie*, et article *Cartilage, Dict. Encyclop. des sciences médicales*, Robin.)

et l'accroissement du cartilage. C'est le *périchondre*.
On distingue trois variétés de cartilages.

55. Cartilage hyalin (FIG. 30, A) : On le rencontre
sur les surfaces articulaires de tous les os.; sur les
bords de plusieurs petits os ; à l'extrémité sternale
des côtes où il forme les cartilages costaux ; sur les
bords du sternum, de l'o-moplate, de l'os iliaque,
dans les cerceaux de la trachée, les cartilages des
bronches, la cloison et les cartilages latéraux du
nez ; et dans les cartilages thyroïde et cricoïde du
larynx. La substance fondamentale est hyaline,
transparente et ferme, ayant l'aspect du verre

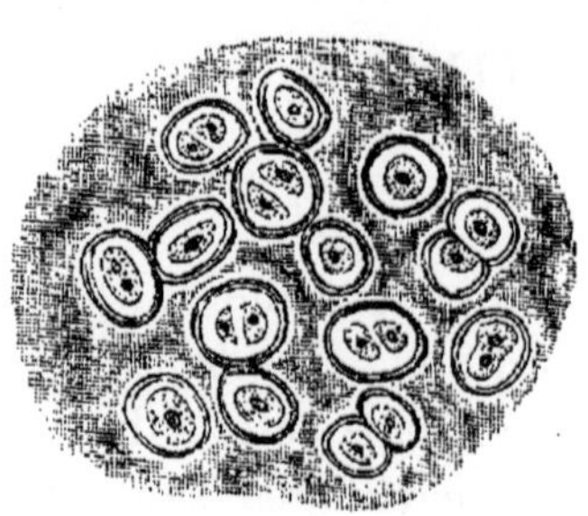

FIG. 30, A. — Cartilage hyalin
dans la trachée humaine.

(Dans la substance fondamentale
hyaline, on voit les cellules cartilagineuses enfermées dans les capsules.)

dépoli. Les cellules sont de petites masses protoplasmiques, sphériques ou ovales, chacune contenant un
ou deux noyaux. Ces cellules subissent la segmentation, et quoique les deux cellules filles soient d'abord
contiguës comme deux demi-lunes, plus tard elles
grandissent individuellement séparées par un dépôt
de la substance fondamentale hyaline entre chacune
d'elles. Les cellules sont contenues dans des cavités
spéciales, appelées les lacunes du cartilage (chondroplastes). Chaque cellule occupe généralement une
lacune; mais, par suite de la segmentation, une la-

cune peut contenir deux, quatre, six et huit cellules
cartilagineuses. Dans ces derniers cas, la division cellulaire s'est effectuée plus rapidement que le dépôt
de la substance fondamentale entre les cellules.

La portion du cartilage sous-jacente au périchondre
présente un accroissement plus rapide; aussi, les cel-

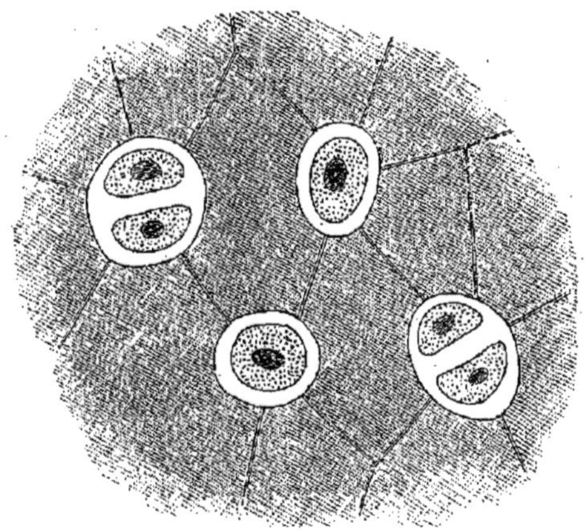

Fɪɢ. 30, ʙ. — Une préparation de cartilage sternal de petit
lézard.

(Les lacunes contenant les cellules cartilagineuses s'anastomosent
par de fins canaux.)

lules y sont plus petites, plus rapprochées, et la substance fondamentale intermédiaire moins abondante.

Chaque lacune est limitée par une membrane délicate, et selon l'état de la cellule est complètement ou
partiellement remplie par elle. Cette membrane est
appelée la capsule (Fɪɢ. 30, *B*). Dans plusieurs cartilages, spécialement dans le cartilage en voie d'accroissement, cette membrane est épaissie par l'addition

d'une ou de plusieurs couches de substance hyaline fondamentale ; cette partie de la matrice, de formation récente, demeure toujours distincte du reste de la matière fondamentale.

56. Dans quelques endroits[1], spécialement dans les

---

[1] *Cartilages articulaires.* — Nous ne ferons que rappeler ici les différences de configuration et d'orientation des chondroplastes dans les cartilages diarthrodiaux, le grand diamètre des cellules étant parallèle à la surface articulaire dans la couche la plus superficielle ; de plus, ces cellules sont pour la plupart étroites, allongées, fusiformes ; dans la profondeur, au contraire, les chondroplastes sont orientés plutôt dans une direction perpendiculaire à la surface articulaire par leur grand axe ; de plus, ils sont plutôt ovales ou arrondis. Il n'est pas vraisemblable que les conditions mécaniques de pression interviennent seules pour déterminer ces modifications dans l'arrangement des cellules cartilagineuses, car, chez l'embryon, à une période ou, par suite de la continuité des divers segments cartilagineux, aucun mouvement n'est encore possible, les éléments rentrant dans la constitution des extrémités cartilagineuses présentent un aspect fusiforme aplati, analogue à celui qu'on rencontre au dehors du périoste. Cette disposition se rapproche déjà sensiblement de ce qu'on observe chez l'adulte.

Sur l'adulte, alors que l'os a fini de se substituer au cartilage de l'épiphyse, il existe, entre le cartilage articulaire et l'os vrai, une zone parfaitement décrite par M. le professeur Robin (article *Os, Dictionnaire encyclopédique,* p. 106 et 107). Cette couche offre une épaisseur variant de 1 à 2 centièmes de millimètre, jusqu'à 1 ou 2 dixièmes : « elle contient, il est vrai, des cavités pleines d'air dans les pièces sèches, mais elles sont bien plus écartées les unes des autres que ne sont les ostéoplastes. Ces cavités ne sont, en effet, que celles qui se produisent après dessication des cellules du cartilage qu'elles contenaient ». La substance fondamentale interposée est calcifiée, d'où une fausse apparence d'os vrai. C'est peut-être à un processus de calcification de cet ordre qu'il faut attribuer l'éburnation des cartilages dans certains cas.

cartilages articulaires (Tillmanns, Baber), on a vu
des fibrilles connectives dans la substance fondamentale hyaline.

57. Dans quelques cartilages, le protoplasme de la
cellule se remplit de globules de graisse (FIG. 30, *C*).
Ce fait peut être observé dans beaucoup de cartilages
normaux ; quelquefois les globules
graisseux deviennent confluents en
une large goutte et la cellule a
l'apparence d'une cellule graisseuse. Dans la vieillesse, dans [dif-
férents troubles nutritifs ou mor-
bides, des sels de chaux se déposent dans la substance fondamentale ; ce dépôt commençant à se
produire à la périphérie des cellules. Les sels calcaires apparaissent sous forme de granules opaques ou de petites masses irrégulières ou anguleuses. La substance

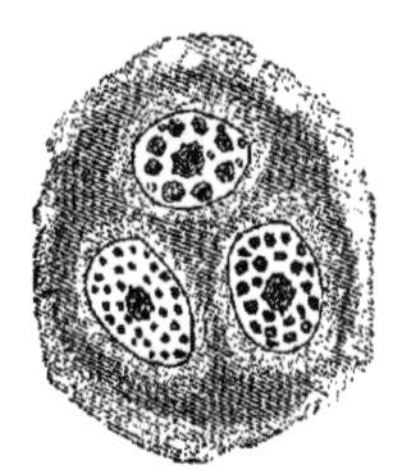

Fig. 30, c. — Trois
cellules cartilagi-
neuses , remplies
de gouttelettes
graisseuses. Carti-
lage hyalin du sep-
tum nasal du co-
baye.

fondamentale, par suite, perd sa transparence, devient opaque à la lumière transmise, et blanche à la
lumière réfléchie, brillante, dure et cassante. Ce processus est la calcification du cartilage. Cette calcification se rencontre aussi dans le cartilage qui doit
être remplacé par l'os, étant le précurseur de celui-ci,
comme chez l'embryon (voir plus bas) et dans les épiphyses des os longs.

58. La multiplication des cellules cartilagineuses a
été observée, durant la vie, par Schleicher et Flem-

ming. Elle se fait suivant le mode de karyokinésis. Les lacunes du cartilage ne sont pas des cavités isolées, mais sont réunies les unes aux autres par de très fins canaux (FIG. 30, *B*) qui rendent la substance fondamentale aisément perméable aux courants de fluides nutritifs. Ces canaux et ces lacunes forment un système de communication et sont en rapport avec les lymphatiques du périchondre (Budge). Les éléments figurés, tels que granules de pigment, globules du sang rouges et blancs, globules du pus peuvent aussi trouver un chemin dans les canaux et lacunes qui se rendent du cartilage au périchondre. Sur les bords du cartilage articulaire, au point de jonction de la membrane synoviale et de la capsule de l'articulation, les cellules cartilagineuses sont plus ou moins ramifiées; et on arrive ainsi, par une transition insensible aux cellules ramifiées du tissu cellulaire entrant dans la constitution de la membrane. Dans le cartilage hyalin fœtal, un grand nombre des cellules sont fusiformes ou étoilées[1].

59. Dans le cartilage séparant la diaphyse de l'épi-

---

[1] *Cartilage fœtal.* — Il présente des caractères spéciaux qui le différencient et du cartilage embryonnaire et du cartilage permanent. Il diffère du cartilage embryonnaire par la proportion de substance amorphe hyaline qui est plus grande que dans le premier, bien que moindre que dans le cartilage permanent; les cellules sont, en général, peu volumineuses, plus petites que dans le cartilage permanent; ces cellules assez rapprochées sont de configuration très irrégulière, tantôt fusiformes, pyramidales ou semi-lunaires, etc. Enfin, chose capitale, le cartilage fœtal devient vasculaire quelque temps avant que les phénomènes de l'ossification ne commencent.

physe des os longs, il existe une variété de cartilage
hyalin connue sous le nom de cartilage *intermédiaire*
ou *ossifiant*. Les cellules sont disposées en rangées
verticales d'un aspect caractéristique ; cette apparence est due à la segmentation continue des cellules
dans une même direction.

Les cartilages ou parties du cartilage dans lesquels
les cellules sont très serrées, soit à cause de l'absence
ou de la formation
imparfaite du dépôt
de substance fonda-
mentale, sont appe-
lés parenchymateux.

60. (2) *Fibro-carti-*
lages. Le fibro-carti-
lage ou cartilage du
tissu cellulaire se
montre dans les dis-
quesintervertébraux,
dans les cartilages in-
terarticulaires et sésa-
moïdes et dans ceux
qui forment le rebord

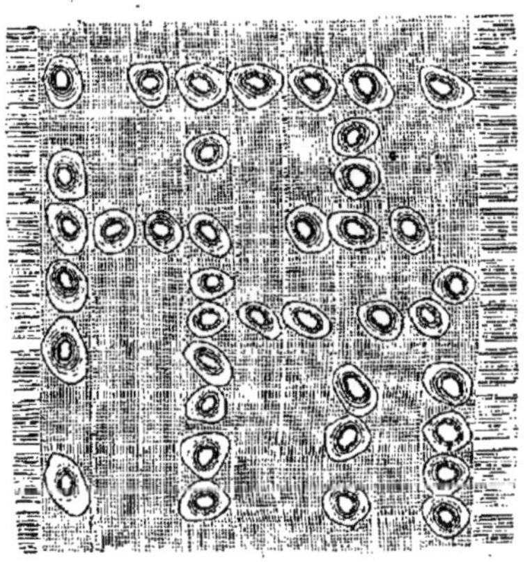

Fig. 31.— Cartilage fibreux d'un ligament intervertébral.

(Montrant les faisceaux du tissu fibreux et
les rangées de cellules cartilagineuses.)

des cavités glénoïdes. Le fibro-cartilage contient du
tissu fibreux arrangé en faisceaux, ceux-ci encore dis-
posésen nappes. La substance fondamentale de ce cartilage produirait de la chondrine et non de la gélatine?
Entre les couches de faisceaux fibreux se trouvent des
rangéesde cellules protoplasmiques, nucléées, ovales
plus ou moins aplaties, chacune enveloppée d'une dé-

licate capsule (FIG. 31). Ces cellules sont moins aplaties que celles du tendon, et la capsule permet de les en distinguer. Dans les points où le fibro-cartilage se continue avec le tissu tendineux, il y a une transition insensible de l'une des espèces de cellules à l'autre.

61. (3) *Cartilage élastique* ou jaune. Cette variété est aussi appelée réticulée ; on la rencontre dans l'épiglotte, dans le pavillon de l'oreille, dans la trompe d'Eustache, dans les cartilages de Wrisberg et de Santorini. Dans le premier état, cette espèce est hyaline. Graduellement on voit apparaître les fibres élastiques se développant dans la matrice cartilagineuse au-dessous du périchondre, s'allongeant dans une direction plus ou moins verticale et se ramifiant et s'anastomosant les unes avec les autres. Au dernier degré du développement, la substance fondamentale est pénétrée par des réseaux denses de fibrilles élastiques (FIG. 32) arrangées de telle manière qu'elles interceptent les espaces sphériques ou oblongs contenant chacun une ou deux cellules cartilagineuses, entourées d'une couche d'épaisseur variable de substance hyaline fondamentale du cartilage.

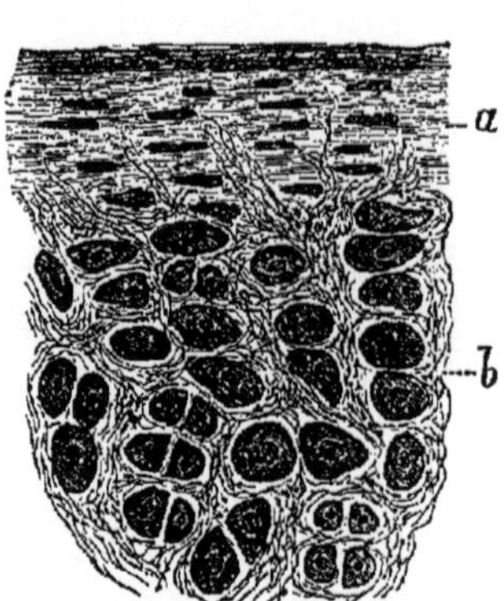

FIG. 32. — Une coupe au travers de l'épiglotte.

a, périchondre ; — b, réseaux de fibrilles élastiques entourant les cellules cartilagineuses.)

CHAPITRE VII

L'OS

62. L'os, ou substance osseuse, est associé à plusieurs autres tissus mous pour former une individualité anatomique.

(*a*) Le *périoste*. Excepté au niveau des surfaces articulaires, et dans les points où les os sont unis l'un à l'autre par des ligaments ou cartilages, tous les os sont recouverts d'une membrane vasculaire de tissu cellulaire, c'est le périoste. Il est constitué dans la plupart des cas, par une couche fibreuse externe, composée de faisceaux fibreux, agrégés en un tissu dense et par une couche interne ou ostéogène. Cette dernière, de texture lâche, consiste en un réseau de minces faisceaux fibreux contenant de nombreux vaisseaux sanguins et des cellules protoplasmiques. Les vaisseaux sanguins constituent un réseau de capillaires très riche. Les cellules sont sphéroïdes ou oblongues, chacune a un noyau sphérique ou ovale ; elles servent à former la substance osseuse et ont reçu le nom d'ostéoblastes (Gegenbaur).

(*b*) Le *cartilage* hyalin ; sa distribution et sa connexion avec l'os ont été mentionnées dans les paragraphes 55 et 59.

63. (c) La *moëlle de l'os* est un tissu vasculaire mou remplissant tous les espaces et cavités des os. Elle est constituée par une petite quantité de tissu cellulaire formant la trame et contenant de nombreux vaisseaux sanguins et des cellules. Les quelques artérioles afférentes se résolvent en un réseau dense de capillaires qui se continuent avec des plexus veineux caractérisés par leurs dimensions et l'excessive minceur de leur paroi.

Les cellules offrent des dimensions et une configuration analogues aux ostéoblastes du tissu ostéogène; on les appelle cellules à moëlle (médullocelles). Pour ce qui est de l'origine et de la structure, le tissu de la couche ostéogène du périoste, et la moëlle sont identiques[1].

---

[1] *Moëlle sous-périostique.* —Cette expression n'est pas absolument exacte s'appliquant à la couche d'ostéoblastes sous-périostique, couche ostéogène d'Ollier. Cette expression consacre une confusion entre les ostéoblastes et les éléments proprement dits de la moëlle des os, les médullocelles.

Sur des coupes perpendiculaires à la diaphyse d'un fémur d'embryon de mouton de 5 à 8 centimètres de long, on voit, aussi bien sous le périoste que dans les espaces de Havers, des rangées d'ostéoblastes avec leurs caractères habituels, forme polyédrique ou même prismatique rappelant la configuration épithéliale, volume assez considérable; mais dans le rudiment du canal médullaire, on distingue déjà des amas d'éléments sphériques ayant l'aspect ordinaire des médullocelles.

Ces derniers éléments sont beaucoup moins volumineux que les ostéoblastes, ont une forme sphérique, un gros noyau, etc., et ne semblent pas participer à l'accroissement de l'os.

Au fur et à mesure que des couches osseuses concentriques se déposent autour des espaces de Havers qui passent graduel-

Chez l'embryon, la moëlle est dérivée d'une involution de la couche ostéogène du périoste (voir plus bas), de sorte que, chez l'adulte, les deux tissus restent directement continus. Comme on le démontrera plus loin, la moëlle aux extrémités des os, en voie d'accroissement, contribue à la nouvelle formation de la substance osseuse, de la même manière que la couche ostéogène du périoste sert à la formation de la surface de l'os ; et dans ces deux conditions, le haut degré de vascularité et les cellules (ostéoblastes de la couche ostéogénique et cellules de la moëlle) sont les éléments importants dans cette formation osseuse.

La moëlle est de deux espèces, suivant l'état que présentent ses cellules ; si un certain nombre ou la plupart d'entre elles sont transformées en vésicules

lement à l'état de canaux de Havers, et au-dessous du périoste, la quantité des ostéoblastes va diminuant, de sorte que sur la diaphyse d'un os pris sur un animal à la naissance on ne retrouve qu'un petit nombre d'ostéoblastes entourant les vaisseaux sanguins dans les conduits de Havers et au-dessous du périoste. Enfin, sur les animaux adultes, on ne voit dans les conduits de Havers que le vaisseau sanguin avec quelques éléments lamineux ; au-dessous du périoste il est de même difficile d'observer, de distance en distance, quelques îlots d'ostéoblastes rapetissés et déformés.

Quoi qu'il en soit, est-il bien légitime de considérer comme éléments de la moëlle des os les ostéoblastes qui ont certainement un rôle actif dans la génération de la substance osseuse ? Les caractères différentiels des ostéoblastes et des médullocelles sont cependant évidents.

1° Caractères d'ordre morphologique : dimension relativement considérable, configuration polyédrique ou prismatique pour les ostéoblastes.

Petit volume peu différent de celui des leucocytes pour les médullocelles, forme régulièrement sphérique.

2° Caractères d'ordre physiologique. Partout où l'on observe des ostéoblastes, on rencontre dé la substance osseuse en voie

adipeuses, elle a un aspect jaunâtre, d'où le nom de moëlle jaune ; si quelques-unes seulement ou aucune des cellules, ne subit la transformation graisseuse la moëlle semble rouge et est appelée moëlle rouge. Dans le canal central ou médullaire de la diaphyse des os longs et dans les aréoles de quelques os spongieux, la moëlle est *jaune* ; aux extrémités de la diaphyse, dans la substance osseuse spongieuse en général et dans les os jeunes en voie d'accroissement, la moëlle est *rouge*. Les cellules, spécialement celles de la moëlle rouge, sont, à l'état normal, les éléments formateurs d'un grand nombre de globules rouges du sang, comme cela a été mentionné ci-dessus[1].

Dans la moëlle, particulièrement dans la moëlle

de formation. Au contraire, dans le canal médullaire des os longs, dans les espaces spongieux des os plats, où l'on rencontre des amas considérables de médullocelles mêlés ou non à des myéloplaxes, on n'observe jamais de production osseuse. S'il y avait identité de nature entre les ostéoblastes et les médullocelles, il devrait y avoir identité de fonction.

[1] *Nerfs de la moëlle des os.* — La moëlle des os est assez riche en nerfs. La plupart pénètrent dans le canal médullaire par le trou nourricier en suivant les vaisseaux sanguins. Le ganglion nerveux signalé par Gros (1846) à l'entrée du trou nourricier n'existe pas. L'étude de ces nerfs est facile sur le cheval, le chien et aussi sur l'homme à l'état frais ; ils ont été retrouvés avec des dispositions analogues sur la plupart des vertébrés. — Les filaments nerveux suivent assez régulièrement le trajet des vaisseaux sanguins qui leur servent de support ; ils se subdivisent avec eux en rameaux de plus en plus ténus ; ces filaments contiennent des fibres de Remak et des fibres à myéline : les premières vraisemblablement destinées aux vaisseaux, les secondes en rapport avec la sensibilité propre à la moëlle des os (Duverney, Bichat). (*Sur les nerfs de la moëlle des os*, par Rémy et Variot, *Journal de l'Anatomie et de la Physiologie*, 1880).

rouge, on rencontre des cellules énormes multinucléées appelées *myéloplaxes* de Robin. Elles dérivent
d'un accroissement démesuré des cellules à moëlle ordinaires, et leur importance se rattache à la formation
de l'os et à la résorption modelante (voir plus bas).
D'après Heitzmann, Malassez et autres, elles serviraient
aussi à la formation des vaisseaux sanguins et des
globules rouges [1].

64. La *matrice de la substance osseuse* est un tissu
fibreux dense, c'est-à-dire un tissu produisant de la gélatine par la coction. La substance intermédiaire aux
fibrilles est pétrifiée par le dépôt de sels inorganiques
de chaux, insolubles, spécialement des carbonates et

---

[1] *Rôle hémattopoïètique de la moëlle des os.* — Voici les principales objections que l'on peut opposer à la théorie qui veut
faire jouer un rôle hématopoïètique à la moëlle des os.

1° Les médullocelles sont entièrement différents des globules
blancs, par leurs réactions chimiques, la bile notamment, qui
dissout très rapidement les leucocytes, n'attaque pas les médullocelles. — Les médullocelles présentent un noyau préexistant,
tandis que les leucocytes n'offrent que des corpuscules nucléiformes apparaissant à l'état cadavérique (voir *Leucocytes*). Les
médullocelles n'ont que des mouvements sarcodiques extrêmement peu prononcés;

2° L'hématopoïèse médullaire manquerait dans les deux ou
trois premiers mois de la vie intra-utérine, alors que la moëlle
n'existe pas encore, puis elle disparaîtrait dans les épiphyses
après y avoir existé.

Cette fonction manquerait chez les poissons cartilagineux et
dans les os qui ne contiennent pas de moëlle. La même fonction
ferait également défaut dans la plupart des os longs, courts et
plats des oiseaux, chez lesquels les sacs aériens vont communiquer avec les cavités médullaires qui ne sont tapissées que
d'une couche de tissu lamineux. (V. Robin, article *Moëlle des
os, Dict. encyclopédique des sciences médicales.*)

des phosphates. Ces sels peuvent être dissous par les acides forts (acide chlorhydrique), ils sont convertis par là en sels solubles. Ainsi, la matrice organique de la substance osseuse, appelée osséine, est obtenue comme une matière molle flexible et que l'on peut aisément couper.

La substance osseuse arrivée à l'état adulte est géralement lamelleuse, les lamelles étant d'une épaisseur microscopique. Interposés entre chacune des lamelles sont un grand nombre d'espaces isolés, aplatis, oblongs, les *lacunes osseuses*, (*ostéoplastes*),(FIG. 33); ces espaces s'anastomosent par de nombreux canalicules avec ceux de la lamelle voisine et

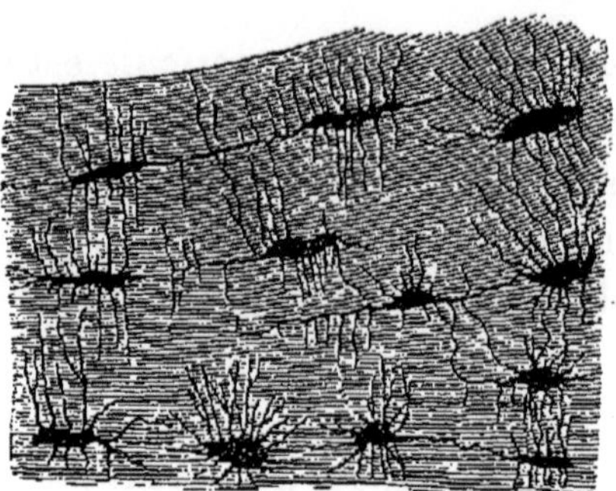

FIG. 33. — Lamelles osseuses; lacunes osseuses oblongues, ramifiées et canaux interposés entre elles.

ceux des lamelles adjacentes. L'apparence présentée par ces lacunes est fort analogue avec celle des lacunes et canalicules contenant les cellules de la cornée et décrites au chapitre V.

Ces lacunes osseuses et leurs canalicules constituent le système canaliculaire lymphatique de la substance osseuse, car ils sont en communication librement avec les vaisseaux lymphatiques des espaces spongieux de la moëlle et des canaux de Havers.

65. Dans la matrice de l'os, chaque lacune contient aussi une cellule protoplasmique nucléée, appelée cellule osseuse, qui cependant ne la remplit pas complètement. Dans l'état jeune, la cellule est ramifiée, les ramifications passant dans les canalicules de la lacune ; et dans l'état de vieillesse, on ne découvre plus qu'un petit nombre de prolongements sur la cellule osseuse, qui, avec sa lacune et ses canalicules, est appelée *corpuscule osseux.*

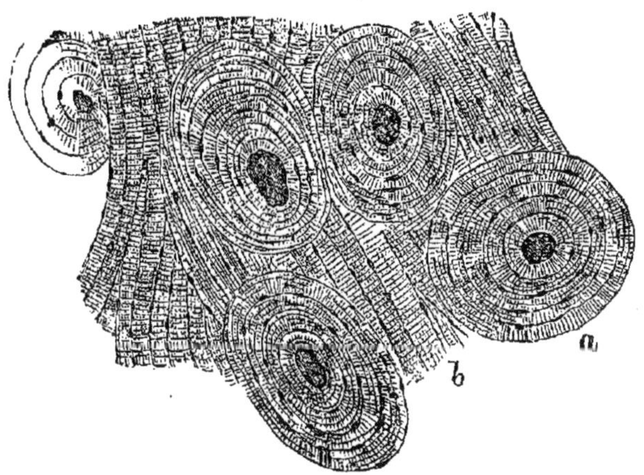

Fig. 33, A. — Substance osseuse compacte en coupe transversale.

a, lamelles concentriques arrangées autour des canaux de Havers coupés en travers ; — *b*, lamelles interstitielles ou fondamentales ; — les lacunes osseuses sont vues entre les lamelles osseuses.

66. Selon l'arrangement de la substance osseuse, on distingue une substance compacte et une substance spongieuse. La première se rencontre dans la diaphyse des os longs et dans la couche superficielle des so plats et courts. Les lamelles présentent l'arran-

gement suivant : (*a*) Les lamelles concentriques ou de Havers entourent directement les conduits de Havers (FIG. 33 A). Ces derniers sont des canaux déliés, de longueur variable, courant dans la substance compacte, suivant une direction longitudinale et s'anastomosant les uns avec les autres par des rameaux transversaux ou obliques. Les canaux de Havers situés près du canal médullaire, sont plus larges que ceux au-dessous du périoste. Ainsi, ces canaux rapprochés de la cavité médullaire; s'élargissent graduellement par résorption jusqu'à ce qu'ils se fusionnent avec cette cavité médullaire. Chaque canal de Havers contient un vaisseau sanguin, un ou deux lymphatiques et une quantité variable de tissu médullaire. Ces canaux s'ouvrent, les uns dans la cavité médullaire, et les autres à la surface extérieure de l'os dans la couche ostéogène du périoste; de cette manière se trouve établie la continuité de la moëlle et de la couche périostique. Ces canaux sont entourés par un certain nombre de lamelles osseuses disposées concentriquement avec les corpuscules osseux interposés entre elles, et elles constituent un système de lamelles concentriques.

Près de la surface externe de la substance compacte, le nombre de lamelles dans chaque système est moindre que dans les parties plus profondes. (*b*) Entre ces systèmes de lamelles concentriques sont des lamelles interstitielles ou fondamentales; elles courent dans des directions variées et, en réalité, remplissent les interstices laissés libres par les systèmes de amelles concentriques ou de Havers. Près de la sur-

face externe des os longs, ces lamelles interstitielles
ont une direction principalement parallèle à la surface. Ce sont les lamelles circonférencielles de Tomes
et de Morgan. Les lamelles de l'os compact sont perforées par des fibres perpendiculaires calcifiées, les
fibres perforantes de Sharpey. Ces fibres sont en continuité avec les fibres du périoste aux dépens desquelles
elles se développent. Quelques-unes de ces fibres sont
fines et de la même nature que les fibres élastiques.

67. La substance spongieuse osseuse se rencontre
aux extrémités de la diaphyse, dans les apophyses;
dans les os courts et dans le diploë des os plats. Les
cavités ou aréoles de la substance spongieuse sont
appelées espaces de Havers ; ils communiquent les
uns avec les autres et sont remplis de moëlle qui, dans
la jeunesse et pendant la croissance, est généralement
de la variété rouge. Les parties solides se présentent
sous forme de spicules et de septa et sont appelées
trabécules osseuses ; celles-ci sont de longueur et d'é-
paisseur variables, et sont composées de lamelles de
substance osseuse.

Selon l'arrangement des trabécules, la substance
spongieuse se montre comme une substance uniformément criblée de trous ou striée dans le sens de la
longueur, comme dans les extrémités de la diaphyse
des os longs. Dans ce dernier cas, les espaces à moëlle
sont allongés et les trabécules sont plus ou moins
parallèles, mais reliées les unes aux autres, par des
branches transversales.

68. *Développement de l'os.* L'os[1] se développe chez l'embryon et continue à se former aussi après la naissance, tant que les os grandissent. Ce développement s'effectue soit dans le cartilage, ou, indépendamment du cartilage, directement aux dépens de la couche ostéogène du périoste. Le premier mode de développement est appelé enchondral, le second périostal ou formation intermembraneuse. Tous les os des membres et de la colonne vertébrale, le sternum et les côtes, et les os formant la base du crâne sont préformés dans le premier stade embryonnaire sous forme de cartilages hyalins, solides, recouverts d'une membrane identique au périoste comme structure, et comme fonction, membrane qui, plus tard, deviendra le périoste lui-

---

[1] *De la substance préosseuse.* — Partout où l'os apparaît sans cartilage préexistant, se substituant aux tissus cellulaire, fibreux, etc., il est précédé par la production d'une substance particulière (préosseuse), se disposant sous forme de lamelles, de trabécules, d'aiguilles (voûte du crâne), à la surface desquelles naissent les ostéoblastes. — Le passage de la substance préosseuse à l'état d'os définitif est caractérisé par l'englobement complet des ostéoblastes. La travée osseuse de nouvelle formation offre des réactions colorantes différentes de la zone marginale préosseuse qui la borde et des aiguilles de substance préosseuse qui, en partant, irradient dans les parties voisines (Bouveret, tumeurs à ostéoblastes).

La substance préosseuse n'existe qu'à l'état de minces couches ou filaments sur l'homme et la généralité des mammifères. Mais chez certains animaux (cervidés, ruminants), elle forme, lors de l'accroissement du bois ou corne, et de la columelle, une couche distincte pouvant atteindre un à deux centimètres d'épaisseur chez les cervidés.

Envisagée dans ces conditions, elle constitue un tissu mou, par rapport à l'os, mais ferme, résistant, non extensible ni rétractile, difficile à déchirer, bien que parcouru par de nombreux conduits renfermant des capillaires. — Sur des coupes

même. Les os de la voûte du crâne, les os de la face, la mâchoire inférieure excepté l'angle, ne sont pas préformés, seulement il existe une membrane identique au futur périoste et c'est au-dessous d'elle que l'os se dépose graduellement.

69. *Formation enchondrale.* Le nouvel état qui suit celui dans lequel on voit le squelette formé par du cartilage hyalin solide, recouvert par le périchondre, est le suivant : partant du centre ou point d'ossification et s'étendant dans toutes les directions, le cartilage se montre comme pénétré de canaux nombreux (canaux du cartilage), ces canaux contenant des prolongements (processus périostiques de Virchow) de la couche ostéogène du périoste, constitués par des vaisseaux sanguins, des ostéoblastes et des cellules à moëlle. C'est l'état de *vascularisation du cartilage.*

minces, la substance limitant les conduits vasculaires est disposée en lames ou couches étroites, épaisses de un à deux centièmes de millimètre, anastomosées en tous sens de manière à circonscrire des cavités remplies chacune d'un seul ostéoblaste. Les lamelles intercavitaires deviendront la substance fondamentale dure de l'os et, simultanément, les ostéoblastes se transformeront en ostéoplastes. Notons encore que cette substance se colore par le carmin comme la substance préosseuse marginale entourant les os du crâne fœtal.

La substance préosseuse a été soumise à l'analyse chimique par M. Henninger; elle présente exactement les mêmes caractères que l'osséine; de même que l'osséine, elle donne de la gélatine par la coction; elle diffère absolument du cartilage en ce qu'elle ne renferme pas trace de chondrine. Au reste, indépendamment de ces caractères chimiques différentiels, les ostéoblastes inclus dans les cavités de la substance préosseuse n'ont aucune ressemblance avec les cellules du cartilage. (V. Robin. Art. *Os, Dictionnaire encyclopédique des sciences médicales* et Robin et Herrmann, *Journal de l'Anatomie,* 1882.)

Au stade suivant, le cartilage bordant ces canaux augmente de transparence, les lacunes devenant plus larges et les cellules du cartilage plus transparentes. Ces dernières s'atrophient graduellement, tandis que les trabécules intercellulaires se calcifient. Les lacunes elles-mêmes par résorption se fusionnent avec les canaux cartilagineux. Ces canaux se transforment de cette manière en cavités irrégulières qui sont bordées ou pénétrées par les trabécules de cartilage calcifié. Ces cavités sont les cavités primitives à moëlle, et elles sont remplies par la moëlle primitive ou cartilagineuse, c'est-à-dire les vaisseaux sanguins et les ostéoblastes, dérivés, comme il a été établi ci-dessus, de la couche ostéogène du périoste.

Les ostéoblastes, par suite d'une multiplication active, se rangent en une couche épithéloïde à la surface des trabécules du cartilage calcifié bordant les cavités primaires de la moëlle ou pénétrant au-dedans d'elle. Les ostéoblastes forment la substance osseuse et, grâce à leur activité, les trabécules de cartilage calcifié sont enveloppées et recouvertes graduellement d'une couche de substance osseuse ; ainsi se développent la matrice osseuse et les cellules ramifiées de l'os.

Le cartilage originel prend graduellement l'apparence d'une substance spongieuse, dans laquelle les cavités (cavités primaires de la moëlle) sont remplies de moëlle primaire et sont de dimension considérable, tandis que les trabécules de cartilage calcifié les bordant sont recouvertes d'une couche d'os nouveau. Les cellules à moëlle ou ostéoblastes continuent à déposer la substance osseuse sur la surface libre des trabécules

tandis que les trabécules de cartilage calcifié se résorbent graduellement par leur centre.

70. Plus on est près du centre d'ossification, et plus le processus est avancé, c'est à dire que, plus il y a d'os, moins on trouve de trabécules de cartilage calcifié, et plus épaisse est la substance osseuse. Au centre d'ossification, c'est-à-dire au point de départ, le processus est plus avancé. A une certaine distance du point d'ossification, le processus est moins avancé ; à cette période de la vie embryonnaire, entre le centre d'ossification et les

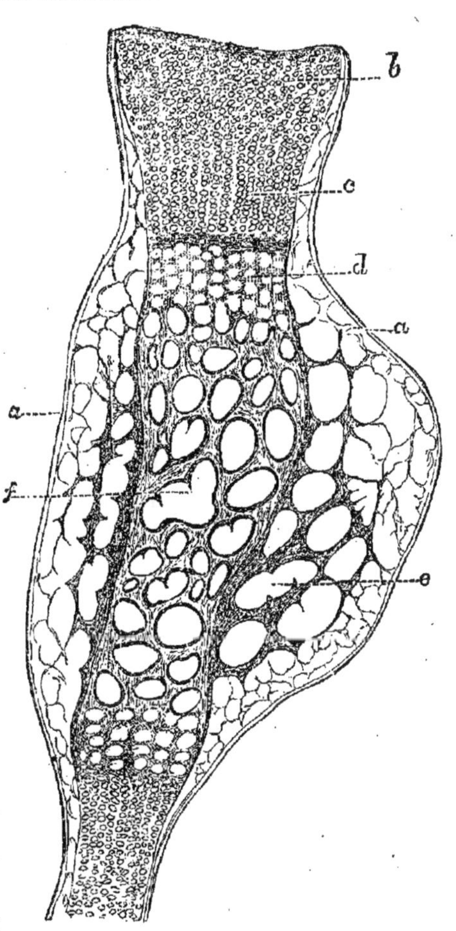

FIG. 34. — Coupe longitudinale au travers de l'humérus entier du cobaye.

a, périoste ; — *b*, cartilage hyalin de l'épiphyse ; — *c*, cartilage intermédiaire à l'extrémité de la diaphyse ; — *d*, zone de calcification ; — *e*, os périostal spongieux ; — os enchondral, spongieux.

points plus éloignés de la diaphyse des os longs, on peut rencontrer tous les stades décrits ci-dessus. Par exemple, entre le cartilage hyalin, solide, inaltéré de l'extrémité de la diaphyse et l'os spongieux contenant encore du cartilage calcifié non résorbé au milieu de la diaphyse, on peut rencontrer tous les degrés intermédiaires (FIG. 34).

71. Après la naissance, et aussi longtemps que l'os grandit, on trouve, à l'extrémité de la diaphyse et à un degré plus avancé aussi dans l'épiphyse, la continuation du même processus de formation enchondrale. En fait, tous les os de l'embryon, préformés comme cartilages, se développent en longueur avant et après la naissance, par formation enchondrale d'os nouveau. Le cartilage hyalin situé aux extrémités osseuses (cartilage intermédiaire ou ossifiant), est le cartilage aux dépens duquel l'os nouveau se forme, grâce à la présence de la moëlle (vaisseaux sanguins, cellules à moëlle et ostéoblastes) de la substance spongieuse en contact avec ce cartilage.

72. En suivant le développement des os longs, après le stade mentionné ci-dessus, on voit que l'os spongieux, une fois formé, n'a pas une structure permanente, mais subit graduellement un processus de résorption, qui part aussi des points d'ossification. Ainsi une cavité continue, remplie de moëlle, se forme et celle-ci se montre d'abord dans la région du centre d'ossification et représente le rudiment du futur canal médullaire de la diaphyse. Simultanément ou très peu

de temps avant cette résorption de l'os enchondral,

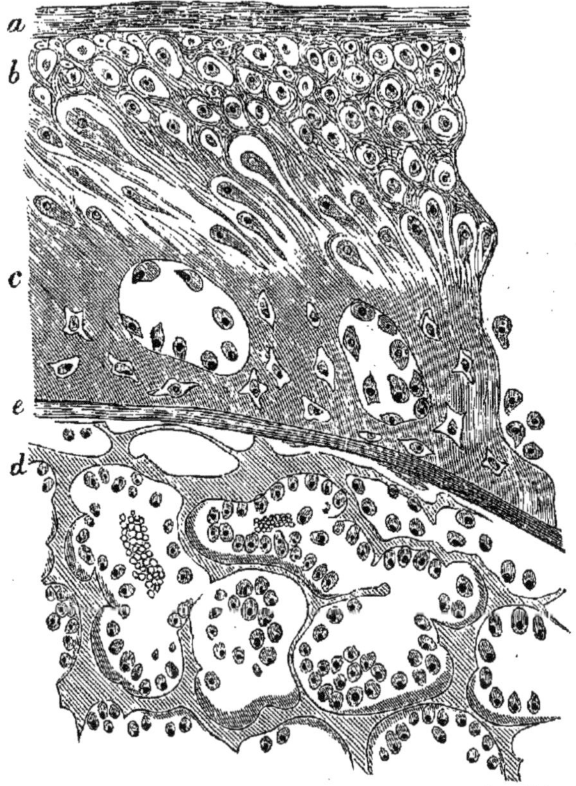

FIG. 35. — Une coupe transversale au travers du tibia d'un
fœtus de chat.

a, couche fibreuse du périoste ; — *b*, couche ostéogénique du périoste ; —
c, os périostal ; — *d*, le cartilage calcifié n'est pas encore couvert par l'os ;
au-dessous de cette couche les trabécules du cartilage calcifié, couvertes par
les lames de l'os, sont ombrées dans la figure ; *e*, limite entre les os périostal
et enchondral.

l'os nouveau, — os spongieux, — se dépose directement par l'intermédiaire de la couche ostéogène du

périoste à la surface de l'os enchondral. Ce dépôt commence au centre d'ossification et s'étend graduellement en des points plus éloignés. C'est l'os périostal (FIG. 34 et 35). Il est formé sans l'intervention du cartilage, et directement par les ostéoblastes de la couche ostéogène. Comme les couches récentes d'ostéoblastes apparaissent par multiplication à la surface de l'os périostal, il s'en suit que de nouvelles couches de trabécules osseuses sont formées en même temps que les anciennes trabécules augmentent d'épaisseur. Dans les aréoles ou espaces de Havers du tissu osseux spongieux périostal on trouve le même tissu, formé par la couche ostéogénique du périoste, dérivant de celle-ci et en continuité avec elle. Dans ces espaces de Havers, des lamelles concentriques de substance osseuse sont formées par les ostéoblastes et ainsi l'os spongieux se transforme en os compact ; tandis que, en même temps, les espaces de Havers rétrécis par le dépôt de lamelles concentriques, se transforment en canaux de Havers. Lorsque l'os compact subit un processus de résorption, par exemple dans le voisinage du canal central de la moëlle de la diaphyse d'un os long, — les lamelles concentriques sont d'abord résorbées et le canal de Havers se trouve transformé de nouveau en un espace de Havers.

73. A la naissance, tout l'os primordial d'origine enchondrale a déjà disparu par absorption, à partir du centre de la diaphyse, et l'os se trouve alors être tout entier d'origine périostique. A l'extrémité de la diaphyse cependant, l'os spongieux est tout entier

d'origine enchon-
drale, et il continue
à se développer aux
dépens du cartilage
épiphysaire, sui-
vant le processus
décrit plus haut,
aussi longtemps que
dure la croissance
de l'os (FIG. 36). Il
va sans dire que les
parties de cet os
spongieux les plus
rapprochées du cen-
tre de la diaphyse
sont les plus ancien-
nes et disparaissent
finalement par ab-
sorption, en même
temps que se forme
le canal médullaire.
Dans l'épiphyse, l'os
spongieux est aussi
d'origine enchon-
drale et se déve-
loppe aux dépens
de la couche pro-
fonde du cartilage
articulaire. Au-des-
sous du périoste, à
la surface de l'os

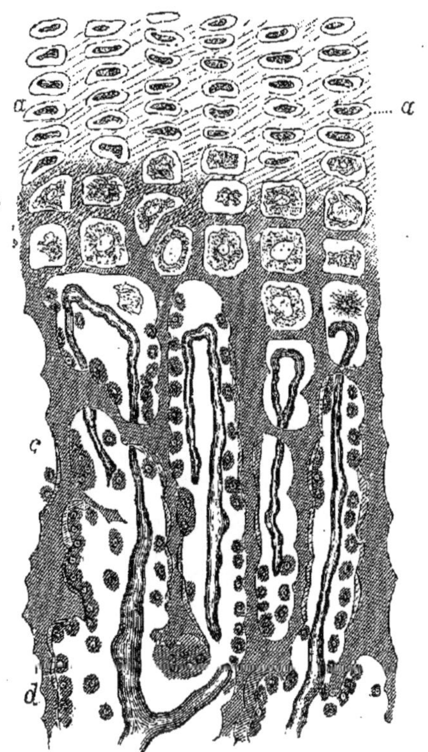

FIG. 36. — Une coupe longitudinale
du fémur de lapin, au travers de la
portion dans laquelle le cartilage
intermédiaire est en connexion avec
l'extrémité de la diaphyse.

a, cartilage intermédiaire ;— b, zone de cartilage calcifié ; — c, zone, dans laquelle les trabécules calcifiées de cartilage deviennent peu
à peu revêtues de substance osseuse, teintée
en clair dans la figure ; les espaces entre les
trabécules contiennent de la moëlle, et les
vaisseaux capillaires sanguins sont vus ici
finissant en anses ;— d, dans cette zone l'ossification est plus avancée et la quantité d'os
s'accroît à mesure qu'on s'éloigne du cartilage.

spongieux enchondral de l'extrémité de la diaphyse, l'os périostal n'est représenté que par une mince couche s'étendant aussi loin que va le périoste, c'est-à-dire jusqu'à la limite du cartilage articulaire.

74. *Formation intermembraneuse*. Tous les os qui ne sont pas préformés comme cartilages, chez l'embryon,

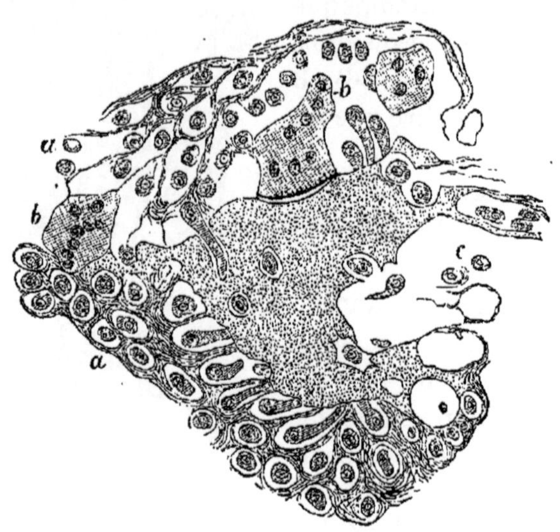

FIG. 37. — Une petite masse de substance osseuse du périoste de la mâchoire inférieure du fœtus humain.

a, couche ostéogénique du périoste ; — *b*, cellules géantes multinucléées, myéloplaxes. La cellule géante au milieu de la marge supérieure correspond à un ostéoclaste, tandis que la plus petite à gauche de la figure semble intéresser la formation de l'os. Au-dessus du *c* les ostéoblastes sont entourés par la substance osseuse et sont ainsi convertis en cellules osseuses.

sont développés directement aux dépens du périoste, de la même manière que l'os périostal décrit tout à l'heure (FIG. 37). Là aussi, l'os nouvellement formé est d'abord spongieux, et il subit graduellement dans ses dernières couches, la modification qui l'amènera à l'état d'os compact.

Dans tous les cas, pendant la vie embryonnaire et après la naissance, l'accroissement de l'os en épaisseur se fait par couches développées suivant le processus de l'os périostal; celui-ci d'abord spongieux se convertit graduellement en os compact.

75. Toute la substance osseuse est formée chez l'embryon, et après la naissance par les ostéoblastes ou cellules à moëlle (Gegenbaur et Waldeyer). Chaque ostéoblaste est l'origine d'une zone de matrice osseuse; dans le centre de celle-ci, l'ostéoblaste persiste comme une petite masse protoplasmique nucléée, qui devient graduellement ramifiée et représente alors une cellule osseuse. La matrice osseuse est d'abord constituée par un tissu fibrillaire mou qui s'imprègne graduellement et uniformément de sels de chaux. Cette imprégnation part toujours du centre d'ossification.

76. Partout où se manifeste le processus d'absorption du cartilage calcifié ou de la substance osseuse, on rencontre de grandes cellules protoplasmiques nucléées, appelées les myéloplaxes de Robin. Kölliker a montré leur rôle dans l'absorption de la matrice osseuse, et de là le nom d'*ostéoclastes* (FIG. 37). Pour ce qui est de leurs rapports avec le cartilage, on peut les nommer chondroclastes. Dans le processus d'absorption, on trouve ces myéloplaxes dans des espaces plus ou moins larges qui semblent avoir été creusés

par elles. Ces espaces ou lacunes d'absorption sur la surface des os sont appelés lacunes de Howship. Elles contiennent invariablement un certain nombre d'ostéoclastes. On peut cependant montrer que les myéloplaxes* ont aussi un rôle dans le développement des os et qu'elles donnent naissance à de nouvelles couches osseuses avec leurs cellules osseuses. Dans les premiers stades du développement fœtal de la mâchoire, on peut constater ce rôle avec une grande netteté (FIG. 37)[1].

[1] *Développement des articulations.* — Les amas cartilagineux, d'abord, opaques puis hyalins, apparaissent dans les bourgeons des membres, s'étendent et semblent marcher à la rencontre les uns des autres. Le résultat de l'extension des taches hyalines, c'est qu'elles arrivent bientôt à se toucher, et on peut alors considérer les segments cartilagineux comme entièrement formés. Mais, au niveau de la ligne de contact de ces cartilages, persiste une zone que l'on peut appeler *bande articulaire*, et qui offre des caractères tout à fait spéciaux; cette *bande articulaire*, premier rudiment des surfaces de glissement, est bien elle-même de nature cartilagineuse. Jamais les éléments figurés qu'on y rencontre ne sont séparés par une quantité aussi abondante de matière amorphe que dans le reste du segment squelettique. De plus, les cellules du cartilage, dans cette zone, sont allongées, fusiformes, à grand axe parallèle à l'interligne. Sur les membres d'un embryon humain de deux mois environ, cette *bande articulaire* établit une soudure complète entre les pièces cartilagineuses.

Avant la formation de la *fente* articulaire, on voit se différencier, dans la *bande articulaire*, une ligne claire, pauvre en éléments figurés, séparant en deux la couche des cellules cartilagineuses fusiformes et serrées, en sorte que, sans qu'il existe encore de cavité, les deux extrémités des segments cartilagineux sont déjà limitées par deux zones se colorant fortement par le carmin, qui seront plus tard les surfaces diarthrodiales.

Sur les articulations d'un embryon humain de deux mois et demi environ, on peut apercevoir les premiers rudiments de

77. La *dentine* forme la partie principale des dents. Elle est constituée par une substance fondamentale calcifiée, dans laquelle sont un grand nombre de canaux arrangés perpendiculairement — les tubes de la dentine, — contenant les fibres de la dentine. A certains égards, la dentine est semblable à l'os, bien qu'en différant par des particularités essentielles. Cette similitude se remarque dans le développement embryonnaire. La dentine est d'abord formée d'un tissu connectif embryonnaire subissant des transformations spéciales. De même que dans l'os, les cellules jouent un rôle dans la production de la substance fondamentale qui se calcifie par imprégnation de sels de chaux, et dans la production des fibres de la dentine qui sont des processus des cellules pénétrant dans les canaux. Les détails concernant la structure et la distribution de la dentine seront décrits lorsqu'il sera question des dents.

la cavité articulaire. Il est vrai, comme l'a dit Schulin, que souvent le début de la fente articulaire se montre sur les côtés de l'articulation et que la partie centrale est encore soudée, à ce moment, par la bande articulaire, la fissuration gagne, en général, des parties latérales vers le centre, et les surfaces cartilagineuses ne se séparent que graduellement. Quant au mécanisme de la production même de la *fente*, il faut faire intervenir des phénomènes d'ordre nutritif et moléculaire, établissant, en somme, une séparation entre des éléments anatomiques d'abord en contiguïté immédiate. (*Développement des cavités et des moyens d'union des articulations.* Variot, *Thèse d'agrégation*, 1883.)

CHAPITRE VIII

TISSU MUSCULAIRE LISSE

78. Ce tissu est composé de cellules nucléées, contractiles, mais non à la manière des cellules amiboïdes ; leur contraction s'étend dans une direction déterminée, et elles deviennent plus courtes et plus épaisses durant

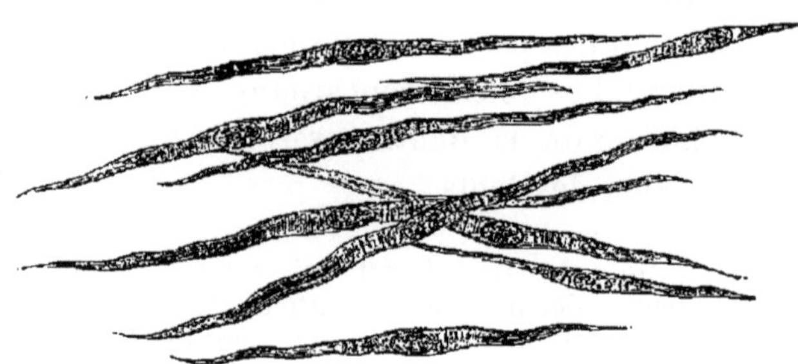

Fig. 38 A. — Fibres musculaires lisses, isolées.

Les *lignes croisées* transversales indiquent les rides de la gaîne élastique des fibres individuelles.)

la contraction. Ces cellules sont allongées, fusiformes ou comme étirées en ruban (FIG. 38 A), et présentent à chaque extrémité un processus plus ou moins long, généralement unique et quelquefois ramifié. Chaque cellule contient un noyau ovale qui est aplati, si la cellule elle-même l'est aussi. La substance cellulaire est une substance pâle, paraissant homogène ou vaguement striée dans le sens longitudinal. Dans l'état de contraction extrême, le noyau peut devenir plus ou moins plissé, et ses contours ont une apparence ondulée ou en zigzag.

Ce fait a été observé par Klein dans certaines préparations, par exemple dans les cellules musculaires lisses du mésentère du lézard, chez lequel chaque cellule musculaire est formée d'une gaîne élastique délicate, en dedans de laquelle est un faisceau de me-

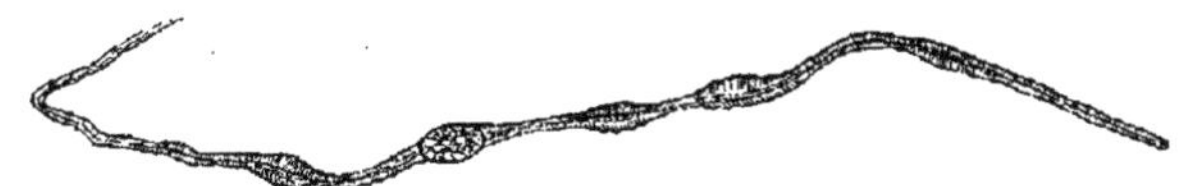

FIG. 38. B. — Une cellule musculaire lisses du mésentère du petit lézard.

(Montrant plusieurs places où la substance musculaire apparaît contractée et épaissie. A ces places, les rides de la gaîne sont apparentes.)

nues fibrilles qui déterminent une striation longitudinale de la cellule. Ces fibrilles sont la partie contractile de la fibre musculaire; elles se contractent autour du noyau, et ont des connexions intimes avec le réticulum intra-nucléaire. Quand la cellule est contractée la gaîne présente des rides transversales (FIG. 38 B).

79. Les cellules musculaires lisses sont agrégées en faisceaux plus ou moins volumineux par une substance cémentaire interstitielle, albumineuse, homogène. Les cellules sont imbriquées par leurs extrémités. Les faisceaux peuvent former des plexus; ils peuvent

être agrégés par du tissu cellulaire, en groupes plus ou moins longs, et ceux-ci forment des masses ou membranes continues. Dans la paroi musculaire de la vessie, dans le muscle ciliaire, dans les muscles arrecteurs des poils, dans le tissu musculaire du scrotum, on distingue des plexus très caractérisés de faisceaux de fibres musculaires lisses. Dans la muscularis mucosæ de l'intestin, de l'estomac, dansla paroi musculaire externe des mêmes organes, dans l'utérus, dans la vessie, etc., apparaissent des membranes continues de tissu musculaire lisse.

Quand les cellules musculaires forment des faisceaux plus larges, elles sont plus ou moins pressées les unes contre les autres, et par suite, sur une coupe transversale, elles offrent un contour polygonal.

80. Le tissu musculaire lisse se rencontre dans les régions suivantes : (FIG. 39) dans la muscularis mucosæ de l'œsophage, de l'estomac, du gros intestin et de l'intestin grêle, dans la paroi musculaire externe des deux tiers ou de la moitié inférieurs de l'œsophage de l'homme, dans celle de l'estomac et de l'intestin, dans la paroi du bassinet, dans la capsule externe du rein ; dans la paroi musculaire de l'uretère, de la vessie et de l'urèthre, dans les tubes de l'épididyme, dans le canal déférent, dans les vésicules séminales et la prostate, dans les corps caverneux et spongieux, dans le tissu de l'ovaire, dans le ligament large, dans la paroi musculaire de l'oviducte, de l'utérus et du vagin, dans la partie postérieure ou molle de la paroi de la trachée, dans les grandes et les petites bronches, dans

les conduits alvéolaires et dans les infundibulas du poumon, dans la plèvre pulmonaire du cobaye, dans le péritoine de la grenouille et du lézard, dans la partie supérieure de la paupière supérieure, et dans la fente orbitaire, dans le sphincter et le dilatateur de la pupille, dans le muscle ciliaire, dans la capsule et les trabécules de la rate, dans les trabécules de quelques glandes lymphatiques, dans les muscles arrecteurs des poils, dans les glandes sudoripares de la peau, dans la tunique dartoïque du scrotum, dans le tissu du mamelon, dans les larges conduits excréteurs des glandes salivaires et pancréatiques, dans la paroi musculaire de la vésicule biliaire, du conduit hépatique et cystique. L'aorte et les artères ont une plus grande quantité de tissu musculaire lisse que les veines et que les lymphatiques.

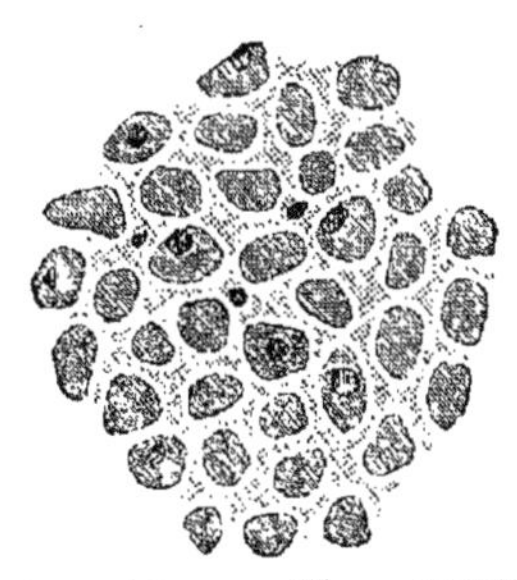

Fig. 39. — Une coupe transversale au travers des faisceaux de tissu musculaire de l'intestin.

(Les cellules musculaires, étant fusiformes, sont coupées à différentes hauteurs ; les larges corpuscules correspondent au milieu des cellules musculaires, les petits aux extrémités d'autres cellules.)

81. Sous le rapport de la longueur, les cellules musculaires lisses varient dans des limites considérables, depuis 2,^{mm}07 jusqu'à 0,^{mm}057. Celles de l'intestin, de l'estomac, des voies respiratoires, urinaires et génitales, sont très longues comparativement à celles des vaisseaux sanguins, qui n'ont parfois qu'une longueur double ou triple de leur diamètre, et sont en même

temps ramifiées à leurs extrémités. Le tissu musculaire lisse est richement pourvu de vaisseaux sanguins; les capillaires forment des mailles oblongues,
bien que leur nombre ne soit pas si grand que dans
le muscle strié. Les nerfs des muscles libres viennent
tous du sympathique; leur distribution et leur terminaison seront décrites dans un prochain chapitre.

CHAPITRE IX

TISSU MUSCULAIRE STRIÉ

82. Ce tissu se compose de fibres extrêmement longues (depuis 27^{mm} jusqu'à 40^{mm}), plus ou moins cylindriques et d'un diamètre variant entre $0.^{mm}1$ et $0,^{mm}004$. Elles apparaissent transversalement striées, d'où le nom de fibres musculaires striées. Ces fibres sont unies par des faisceaux délicats de tissu cellulaire, contenant des cellules ordinaires du tissu cellulaire (endomysium), de manière à former des faisceaux de fibres musculaires plus ou moins larges ; ces faisceaux musculaires sont encore agrégés en groupes, par des nappes ou cloisons de tissu cellulaire — périmysium ; — ces derniers groupes forment, en s'unissant, les fascicules ou subdivisions d'un muscle anatomique. Le tissu cellulaire formant le périmysium est le vecteur des larges rameaux vasculaires et nerveux. L'endomysium contient les vaisseaux capillaires qui forment des réseaux très riches à mailles allongées et qui sont toujours placés entre les fibres musculaires. Les capillaires et les veines se montrent très onduleux et contournés dans les faisceaux contractés, et, plus rectilignes dans les faisceaux non contrac-

tés. Les petits vaisseaux sont pourvus çà et là de dilatations spéciales en forme de saccules qui jouent le rôle de réceptacles de sûreté pour le sang, quand, lors d'une subite contraction maxima, il est chassé hors de quelques-uns des capillaires.

83. La fibre musculaire durant la contraction devient plus courte et plus épaisse. Dans les fibres musculaires vivantes et intactes, la contraction soit spontanée, soit produite par l'application d'un stimulus, part d'un point et s'étend sur toute la fibre musculaire comme une onde — onde de contraction, — celle-ci progresse par un épaississement graduel et rapide le long de la fibre, la portion en arrière de l'onde reprenant son diamètre primitif.

84. Quand la fibre musculaire est examinée à l'état frais ou après l'action de certains réactifs, elle montre les parties constituantes suivantes : (FIG. 40) (1) une mince tunique enveloppante, homogène, transparente, semblant de nature élastique, le sarcolemme; (2) de minces lignes noires traversant la fibre à des intervalles réguliers comme pour subdiviser l'espace limité par le sarcolemme en compartiments uniformes transversaux, les compartiments musculaires de Krause. Ces lignes noires sont les membranes de Krause. Examinés à un fort grossissement, ces compartiments semblent être pénétrés et cloisonnés par un grand nombre de lignes minces, transparentes, longitudinales (voir plus bas) et, dans ces conditions, ces lignes paraissent formées d'une seule rangée de

granules. Les membranes de Krause semblent fixées au sarcolemme. Aussi, lorsqu'une fibre musculaire se contracte ou lorsqu'elle semble contractée ou rac-

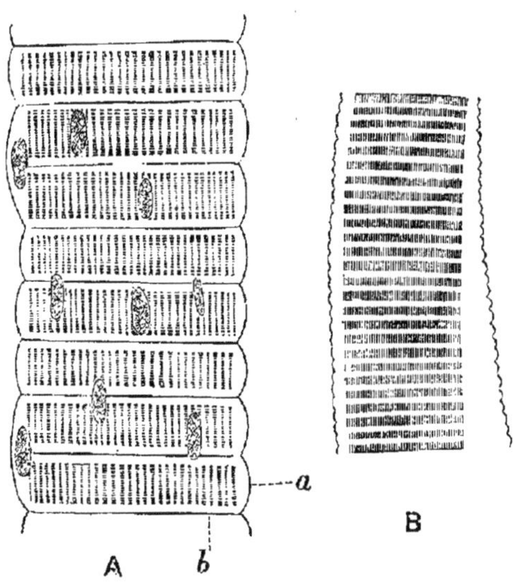

Fig. 40. — Fibres musculaires striées (hydrophile).

a, sarcolemme ; *b*, membrane de Krause. (Les éléments sarcous sont bic visibles.) Dans *A*, les noyaux oblongs des corpuscules musculaires sont indiqués ; dans *B*, le sarcolemme est anormalement écarté du contenu musculaire. (Les disques contractiles sont bien indiqués, ainsi que les éléments sarcous).

courcie après l'action de forts réactifs, ou simplement lorsqu'elle est détachée de ses points d'attache, sa surface n'est pas lisse, mais régulièrement et transversalement ondulée, les vallées étant produites par l'attache des membranes de Krause au sarcolemme. En étendant la fibre musculaire au-delà de son état passif, sa surface devient aussi inégale et ondulante, mais en sens inverse.

85. Le sarcolemme et les membranes de Krause représentent une sorte de charpente. Dans les compartiments musculaires est contenue la substance musculaire qui consiste, (*a*) en une substance contractile ou principale (Rollett). Cette substance est formée d'un disque large et doublement réfringent, occupant la plus grande partie d'un compartiment, sauf une couche plus ou moins épaisse au voisinage de la membrane de Krause ; (*b*) cette dernière couche est constituée par une substance fluide, homogène, transparente, formant le disque latéral d'Engelmann, ou substance secondaire de Rollett (elle est isotrope). Dans ce disque latéral, on voit parfois une rangée transversale de granules ; mais cette apparence est loin d'être constante. Le disque contractile semble homogène, mais il est composé, en réalité, d'éléments prismatiques ou en forme de baguettes, les sarcous éléments de Bowman, chacun étant aussi long que le disque contractile. Ces sarcous éléments sont très rapprochés ; et il existe entre eux, à l'état frais et vivant, une couche extrêmement mince d'une substance interstitielle, transparente, homogène, identique avec celle du disque latéral. Après la mort et la rétraction des sarcous éléments, cette substance interstitielle est plus distincte et se montre sous l'aspect de lignes claires, longitudinales séparant les sarcous éléments dans chacun des compartiments. L'apparence totale résultant de cette disposition est celle de la striation longitudinale, les sarcous éléments des compartiments successifs, forment des fibrilles, appelées les *fibrilles primi-*

tives[1]. Quelquefois dans les fibres musculaires durcies, la substance des sarcous éléments montre une
partie moyenne transparente s'étendant transversalement dans le disque contractile entier; de là résulte
une zone transparente occupant le milieu du disque
et connu sous le nom de disque médian de Hensen.

86. En fait, chacune des fibrilles est constituée par
une rangée successive de sarcous éléments, avec la
portion correspondante des membranes de Krause et
les portions adjacentes des disques latéraux. Généralement, chaque fibrille est le plus mince au point
correspondant à la membrane de Krause et aux
disques latéraux, et plus épaisse dans la partie qui

[1] *Constitution du faisceau musculaire.* — Les histologistes
français (Robin, Pouchet, Rouget, etc.) sont à peu près d'accord
pour admettre que le faisceau musculaire, enveloppé de myolemme, est décomposable en fibrilles musculaires, constitutives
qui ne sont qu'accolées les unes aux autres par une quantité
variable de substance amorphe. — Même à l'état frais, la décomposition en fibrilles est possible sur certains faisceaux musculaires de l'hydrophile, alors que la segmentation en disques
est impossible. Ce serait surtout au niveau du disque mince
divisant en deux la grande strie claire que l'accolement des
fibrilles entre elles serait immédiat.

Les détails de la *striation transversale* des faisceaux musculaires et fibrilles, spécialement observés sur les muscles des
insectes, ont été très diversement interprétés et suivant ces
interprétations, les théories microscopiques de la contraction
musculaire varient.

Suivant Krause, Klein, etc. (voir le texte), le faisceau musculaire serait cloisonné par des septa arrivant à se fusionner
avec le sarcolemme, ces septa correspondant aux disques minces.
De là la décomposition du faisceau musculaire, dans sa totalité,
en petits compartiments.

Mais si l'on a égard à la facile dissociation des fibrilles, même

correspond aux sarcous éléments, de manière à présenter en réalité un aspect moniliforme (Haycraft).
Cet aspect variqueux est plus apparent quand les
éléments sarcous sont plus courts et plus épais
(FIG. 43 A, B, C). Ces différences, dues à la structure
seule, suffisent à produire la striation transversale
dans les fibres musculaires. Mais il faut savoir qu'une
fibre contractée ou rétractée, même à un très faible
degré, montrerait une striation transversale due à la
surface ondulaire sus - mentionnée. Toute fibre
offrant l'aspect moniliforme montrerait la même
striation transversale (Haycraft); ce fait est habituellement observé sur les fibres durcies, c'est-à-dire
rétrécies et plus ou moins contractées, l'explication

à l'état frais, la continuité du disque mince représentant une
cloison totale pour tout le faisceau musculaire devient problé-
matique.

On trouvera parfaitement exposées dans le traité technique
d'*Histologie* de Ranvier toutes les théories principales de la
contraction musculaire (p. 86 et suivantes).

La théorie des disdiaclastes de Brücke ne repose sur aucun
fondement, puisque l'existence des disdiaclastes dans la fibre
musculaire reste à prouver; leur changement d'orientation ne
saurait être une explication sérieuse de la contraction.

D'après Krause, la logette limitée par deux disques minces
contiendrait au centre le disque épais ou sombre, et les parties
claires séparant le disque épais des disques minces seraient
constituées par une substance liquide qui, lors de sa contraction, se déplacerait et occuperait les parties latérales du disque
épais qui arriverait au contact des disques minces par ses
parties antérieures et postérieures ; de là le raccourcissement
total de la fibre.

Pour Merkel, il existerait, outre la cloison formée par le
disque mince, une autre septum correspondant à la strie de
Hensen divisant en deux ce disque épais, de sorte que le compartiment unique de Krause serait dédoublé en deux logettes.

de cette apparence se rapporte à ce qui vient d'être dit. Les fibres dans l'extension, ou celles qui n'ont pu se rétracter offrent généralement la striation longitudinale prononcée, tandis que la striation transversale semble très faible ; cette dernière est due aux différences structurales.

87. En observant une section transversale portant perpendiculairement sur une fibre musculaire fraîche et vivante, la substance musculaire au dedans du sarcolemme apparaît comme une substance transparente, vitreuse, traversée çà et là par des lignes brillantes. Ces lignes croissant en nombre graduellement, s'unissent en fin de compte de manière à former un réseau dense. Ainsi est constituée une sorte de

Lors de la contraction, la substance épaisse et mobile (il n'y aurait pas de liquide pour Merkel dans les logettes) s'éloignerait de la strie de Hensen où elle est accumulée à l'état de repos pour se rapprocher du disque mince. Enfin, à une certaine période de la contraction, la striation disparaîtrait, la substance remplissant uniformément toute la case.

Nous rappelons, pour mémoire, la théorie de Rouget, comparant la fibrille au style d'une vorticelle.

Ranvier pense « que le phénomène essentiel de la contraction musculaire consiste dans un changement de forme et de volume du disque épais ». — Ces disques, en se raccourcissant, passent de l'état de bâtonnets à l'état sphérique ; le raccourcissement serait encore augmenté par ce fait que les disques épais, en changeant de forme, perdraient de leur masse en abandonnant une partie du plasma qui les imbibe. L'accroissement du diamètre transversal du faisceau et le durcissement du muscle seraient attribuables à cette exudation de plasma qui se répandrait sur les côtés des disques ou dans leur intervalle. — Enfin, d'après le même auteur, la multiplicité des éléments contractiles (disques épais) dans un faisceau serait éminemment favorable à la rapidité des échanges moléculaires.

mosaïque plus ou moins régulière, dont les petits espaces forment ce qu'on appelle les « aires ou champs de Cohnheim » (FIG. 41). Chacun d'eux correspond à la coupe optique d'un prisme élémentaire sarceux ; cette surface est granulaire, comme si elle résultait de la coupe d'un faisceau de fines fibrilles. Si cela est en réalité, chaque élément sarceux devra être considéré comme un faisceau de petites baguettes. Les lignes brillantes limitant les champs de Cohnheim sont la substance interstitielle. Quand une fibre musculaire se rétracte après la mort ou après l'action de quelque puissant réactif, les champs de Cohnheim se rétrécissent sous forme de petites aires circulaires, séparées par une quantité relativement large de substance interstitielle.

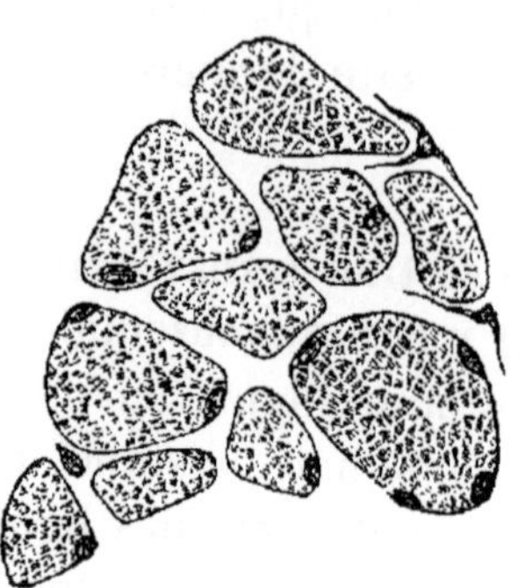

FIG. 41. — Fibres musculaires striées en coupe transversale.

(Chaque fibre est limitée par le sarcolemme ; la substance musculaire est divisée en espaces de Cohnheim.)

88. Durant la contraction, la striation transversale est beaucoup plus serrée : le disque obscur devient plus mince dans la direction du grand diamètre de la fibre, mais plus large transversalement. Lorsque les disques latéraux sont le plus large dans une fibre, les disques obscurs ou contractiles sont le plus espacés.

A la surface de la substance des fibres musculaires, mais dans le sarcolemme, on voit de petits
noyaux isolés, oblongs, qui appartiennent à de petits
corpuscules protoplasmiques plus ou moins ramifiés,
les corpuscules musculaires. Dans les fibres adultes,
il n'y a que peu de ces éléments, et ils sont éloignés
les uns des autres; dans les fibres jeunes et en voie
d'accroissement, ils sont nombreux et larges. Leur
protoplasme est la substance qui se convertit en
substance musculaire; c'est la matière aux dépens de
laquelle de nouvelles fibres se développent et qui
sert à l'épaississement des faisceaux déjà développés,
comme cela arrive par exemple lorsque ces faisceaux
ont une activité continue. Dans les fibres musculaires
de l'homme et de la plupart des vertébrés, excepté
dans les fibres du cœur, les corpuscules musculaires
sont situés à la surface de la substance musculaire;
mais chez les invertébrés, spécialement chez les
insectes et les crustacés, on trouve souvent ces corpuscules dans la partie centrale des fibres, où on les voit
quelquefois former comme une masse cylindrique
continue de cellules protoplasmiques nucléées.

89. Chez l'embryon, les fibres musculaires se
développent par des cellules nucléées fusiformes
(Remak, Weissmann, Kölliker). Une cellule fusiforme, avec un noyau ovale, croît rapidement en
longueur et en épaisseur; son noyau se divise à
plusieurs reprises, et est l'origine d'une série de générations de noyaux, tandis que la cellule continue à
croître en longueur. La substance protoplasmique

tout le long de la cellule donne origine à la substance musculaire — éléments sarceux et disques latéraux — pendant qu'un petit reliquat du protoplasme reste accolé autour du noyau comme le corpuscule musculaire ; ce protoplasme continue à augmenter de quantité, et, par suite de cette augmentation, s'effectue la transformation en substance musculaire (FIG. 42). C'est ainsi que la fibre croît en épaisseur.

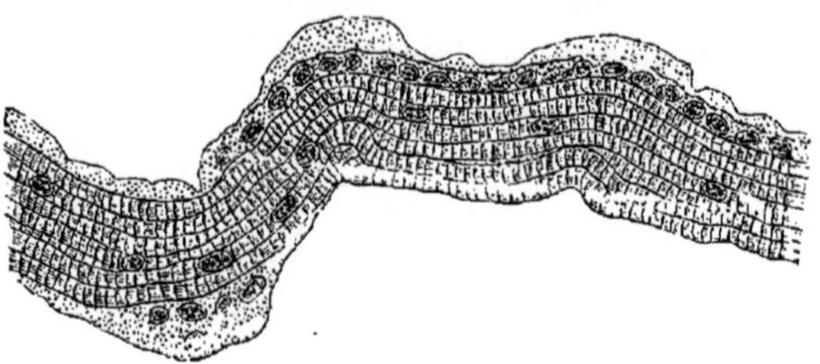

FIG. 42. — Une fibre musculaire striée du diaphragme du cobaye.

(Les corpuscules musculaires sont augmentés de volume et de nombre ; ils servent probablement à la nouvelle formation de la substance musculaire.)

Donc une cellule embryonnaire fusiforme donne naissance à une fibre musculaire, qui d'abord très mince, continue à croître en épaisseur par suite de l'active croissance des corpuscules musculaires. Le sarcolemme semble être formé d'autres cellules que des cellules musculaires.

90. Les fibres musculaires striées, considérées dans leur ensemble, sont ordinairement fusiformes, devenant graduellement plus minces vers leurs extrémités.

Elles sont ramifiées dans quelques cas exceptionnels, par exemple dans la langue ou, en passant suivant une direction transversale dans la membrane muqueuse, elles deviennent richement ramifiées.

91. Les fibres musculaires se terminent dans les tendons, soit par une extrémité conservant le diamètre de la fibre et se continuant avec un faisceau de tissu tendineux (FIG. 43), soit par une extrémité conique tronquée, se fixant à un faisceau de fibrilles de tissu cellulaire. Les fibres considérées individuellement n'ont, comme cela a été mentionné plus haut, qu'une longueur relativement limitée. Aussi, suivant que l'on envisage tel ou tel point d'un fascicule anatomique, on trouve des extrémités de fibres terminales et d'autres originelles. Voici comment les choses se passent : le contenu d'une fibre se termine soudainement, tandis que le sarcolemme, comme un très menu filament, s'entremêle et se perd dans le tissu connectif intermusculaire.

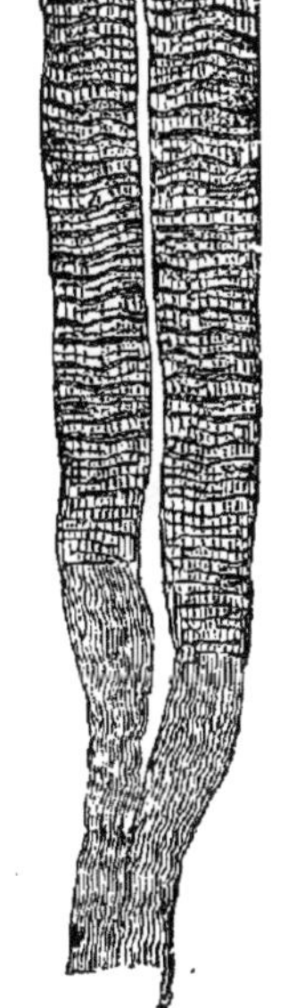

FIG. 43. — Deux fibres musculaires striées passant dans les faisceaux de tissu fibreux.

(Terminaison dans le tendon.)

92. Les fibres musculaires striées du cœur (oreillettes et ventricules), des larges veines de la base du cœur (les veines pulmonaires comprises), diffèrent des autres fibres striées par les caractères

suivants : 1° elles ne possèdent pas de sarcolemme distinct ; 2° leurs corpuscules musculaires sont placés au centre des fibres et plus nombreux que dans les fibres ordinaires ; 3° elles sont excessivement ramifiées ; chaque fibre émettant dans son parcours de petites branches qui, se divisant continuellement en fibres plus petites, forment un réseau serré (FIG. 43 A). Une coupe transversale, portant perpendiculairement à ces faisceaux de fibres, permet de voir leurs sections croisées, de forme et de dimension irrégulières ; 4° chaque noyau d'un corpuscule musculaire occupe le centre d'un segment prismatique ; chaque fibre et ses branches apparaissent ainsi comme formées d'une rangée unique de ces segments prismatiques qui semblent séparés l'un de l'autre, au moins dans un premier état, par un septum de substance transparente.

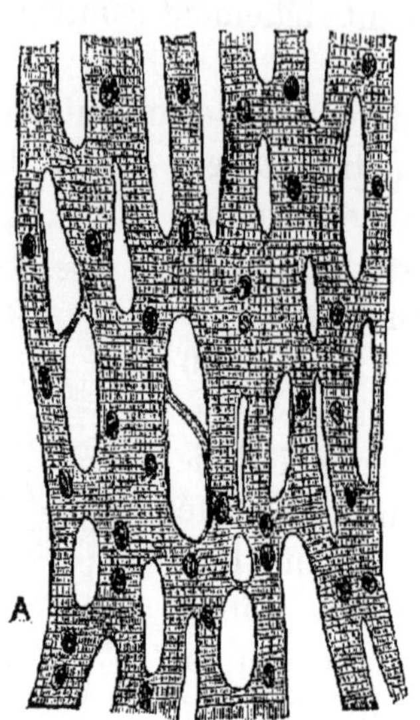
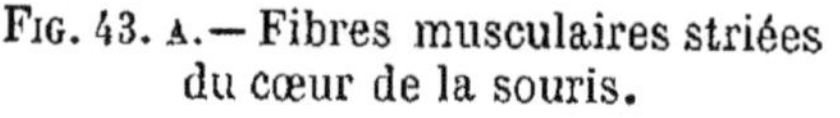

Fig. 43. A.— Fibres musculaires striées du cœur de la souris.

A, montrant la division des fibres et leurs anastomoses en réseaux ; — B, partie d'une fibre mince, très grossie, montrant les fibrilles moniliformes primitives ; C, une fibrille primitive à un très fort grossissement.

93. Les fibres musculaires peuvent être très notablement pâles, ou très notablement rouges (Ranvier).
La première apparence se rencontre dans le carré
des lombes et le grand adducteur de la cuisse du
lapin, dans les fibres desquels la striation transversale est très distincte et les corpuscules musculaires
très nombreux, la seconde apparence s'observe dans
le demi-tendineux du lapin et le diaphragme. Dans
ce dernier cas, la striation longitudinale apparaît
très distincte; mais il convient de dire que ces différences ne sont pas constantes dans les fibres musculaires correspondantes des autres animaux (E. Meyer).

94. Brücke a démontré que les fibres musculaires
striées jouissent de la double réfraction à la manière
de cristaux positifs uniaxiaux (cristal de roche),
l'axe optique coïncidant avec le grand axe des fibres.
Le disque latéral et la substance interstitielle sont
isotropes, les sarcous éléments et la membrane de
Krause (Engelmann) offrant la double réfraction.
Les sarcous éléments ne sont pas cependant les
derniers éléments optiques, mais ils doivent être
considérés comme composés de disdiaclastes qui
sont les vrais éléments réfringents (Brücke).

CHAPITRE X

LE CŒUR ET LES VAISSEAUX SANGUINS

95. (A). Le cœur consiste en une enveloppe séreuse extérieure (péricarde viscéral) et en une enveloppe intérieure (endocarde) entre lesquelles se trouve la paroi musculaire (FIG. 44). Au-dessous du péricarde et de l'endocarde est une couche de tissu cellulaire lâche, appelée sous-péricardique et sous-endocardique.

La surface libre du péricarde et de l'endocarde est recouverte d'une couche endothéliale, comme celle des autres séreuses; c'est-à-dire une couche unique de lames cellulaires nucléées, transparentes, de forme plus ou moins polygonale ou irrégulière [1].

[1] *Constitution de l'endocarde.* — Pour MM. Robin et Cadiat l'endocarde doit être distrait des séreuses et considéré comme un simple segment de la membrane commune du système vasculaire à sang rouge et à sang noir de Bichat. La structure de l'endocarde, à l'épaisseur près, est identique dans les quatre cavités du cœur, et serait en fait la même que celle de la tunique interne des veines (Cadiat).

Cette membrane est constituée par quatre couches :

1° Epithélium ;

2° Membrane interne, tunique commune de Bichat, lame striée des auteurs allemands;

La charpente de ces deux membranes est constituée
par un tissu cellulaire à texture dense, auquel s'a-
joutent des fibres élastiques nombreu-ses, disposées en réseaux. Des vais-seaux capillaires sanguins, des vais-seaux lymphatiques et de petits rameaux de fibres nerveuses se rencontrent par-tout. Les tissus sous-péricardique et sous - endocardique se présentent sous forme de trabécules lâches de tissu cel-lulaire, en continui-té avec le tissu in-termusculaire de la paroi musculaire du cœur. Ce tissu con-tient dans plusieurs places des groupes de cellules graisseuses.

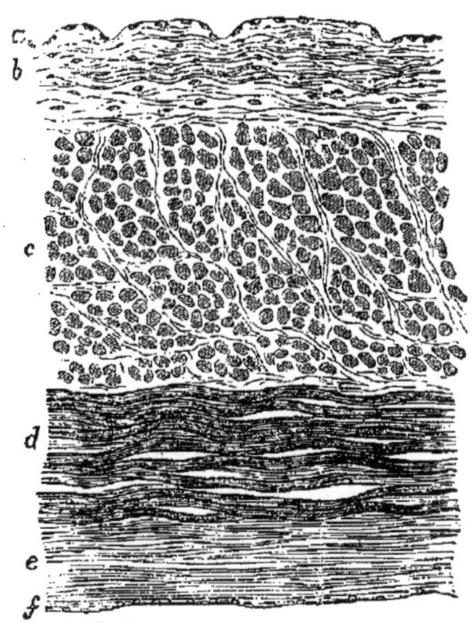

Fig. 44. — Section transversale de
l'auricule du cœur d'un enfant.

a, endothélium doublant l'endocarde ; —
b, endocarde ; — *c*, faisceaux musculaires
coupés transversalement ; — *e*, enveloppe du
péricarde.

3º Couche cellulaire et surtout *élastique*.

4º Couche cellulaire sous-endocardique (adventice de
l'endocarde) se prolongeant entre les faisceaux du muscle
cardiaque.

La troisième couche mérite une attention spéciale au point
de vue physiologique. Les faisceaux musculaires du cœur
dépourvus de myolemme manquent d'élasticité et de résistance.

96. A la surface libre des muscles papillaires, dans quelques points, à la surface des colonnes charnues et à l'insertion des valves, l'endocarde est épaissi par du tissu fibreux. Les valves elles-mêmes sont des replis de l'endocarde et contiennent comme parties essentielles du tissu cellulaire, et, spécialement, dans les valves semilunaires, de nombreuses fibres élastiques viennent s'y ajouter. Le tissu musculaire de la paroi de l'oreillette pénètre un peu dans l'épaisseur des valves auriculo-ventriculaires.

Tous les cordages tendineux et les valves sont recouverts à leur surface libre par l'endothélium. Des traînées spéciales de fibres musculaires apparaissent dans le tissu sous-endocardique.

Les *fibres de Purkinje;* ce sont des fibres particulières qui se montrent dans le tissu sous endocardique chez quelques mammifères et quelques oiseaux; elles manquent chez l'homme. Elles se présentent comme des fibres musculaires fines, tranversalement striées, dont la partie centrale est formée par une masse de protoplasme avec des noyaux à intervalles réguliers; c'est la même apparence qu'on retrouve dans quelques fibres squelettiques des insectes.

L'absence de myolemme est suppléée en quelque sorte par cette couche élastique endocardique très riche, aussi bien que par une couche élastique analogue qui se trouve dans l'épaisseur du péricarde viscéral et pariétal. — La résistance de ces deux couches élastiques endo et extra-cardiaques est considérable et peut être bien appréciée lorsqu'on fait des injections forcées dans les cavités du cœur. Cette résistance est particulièrement frappante dans les auricules où les faisceaux musculaires sont très espacés et laissent l'endocarde et le péricarde s'accoler et former seuls la paroi auriculaire.

97. Les fibres musculaires, dont la structure a été décrite dans le précédent chapitre, formant la paroi propre du cœur, sont groupées en faisceaux séparés par du tissu cellulaire vasculaire. Dans les ventricules, les faisceaux sont agrégés en lamelles plus ou moins distinctes. Les fibres musculaires du cœur, comme les autres fibres striées, sont richement pourvues de vaisseaux sanguins et de vaisseaux lymphatiques. L'endocarde, le péricarde et les valvules possèdent leur propre système de capillaires. Les lymphatiques forment un réseau péricardique et endocardique ; dans la substance musculaire du cœur, les lymphatiques nombreux se présentent sous la forme de fentes intermusculaires ou bien encore comme des réseaux typiques de lymphatiques tubulés.

98. Les rameaux nerveux du plexus cardiaque forment de riches plexus. En connexion avec quelques-uns d'entre eux, on trouve de nombreux amas de cellules ganglionnaires, ou petits ganglions. Ceux-ci sont très nombreux dans le plexus nerveux de la cloison de l'oreillette du cœur de la grenouille (Ludwig et Bidder) et dans le septum auriculo-ventriculaire (Dogiel). Chez l'homme et les mammifères on trouve de nombreux ganglions sur le trajet des branches nerveuses sous-péricardiques, surtout au point d'abouchement des grosses veines dans le cœur et à la limite qui sépare les oreillettes des ventricules [1].

---

[1] *Développement du cœur*. — Ce n'est pas ici le lieu d'entrer dans des détails sur le développement morphologique du cœur. Rappelons seulement que les premiers rudiments de

99 (B). Les ARTÈRES (FIG. 45) sont constituées par :
(*a*) une couche endothéliale recouvrant toute la

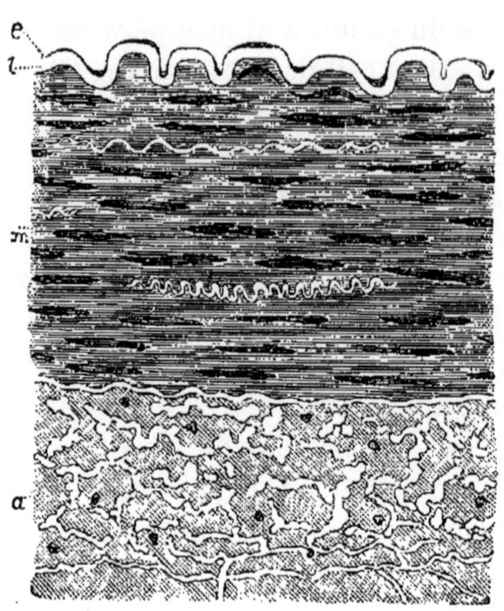

FIG. 45. — Coupe transversale de l'artère mésentérique
inférieure du porc.

e, revêtement endothélial ; — *l*, tunique interne élastique ; — *m*. moyenne
musculaire ; *a*, adventice avec de nombreuses fibrilles élastiques coupées en
travers.

lumière du vaisseau ; (*b*) par une couche interne consistant en tissu élastique ; (*c*) par une couche moyenne

cet organe (points nodaux de Dareste) apparaissent comme
des lacunes creusées entre la lame mésodermique fibro-intestinale et l'endoderme. Ces deux lacunes, primitivement isolées,
s'avancent l'une vers l'autre, s'accolent, la cloison qui les
séparait disparaît, et le cœur est alors représenté par une
cavité tubulée unique, formée aux dépens du tissu mésodermique. Pour le développement ultérieur du cœur, incurvation du
tube, cloisonnement des cavités auriculaire et ventriculaire,

contenant une grande proportion de cellules musculaires lisses disposées surtout dans le sens transversal
ou d'une manière circu-
laire; (*d*) par une tunique adventice composée
surtout de tissu cellu-
laire intriqué avec des
réseaux des fibres élas-
tiques.

(*a*) L'endothélium est
une couche unique con-
tinue de lames cellulai-
res, aplaties, allongées :

(*b*) La tunique interne,
dans l'aorte, et les larges
artères, a une structure
très complexe ; elle con-
siste en une couche, la
plus interne, de tissu
cellulaire, qui est la
couche interne longitu-
dinale fibreuse de Re-
mak, en dehors de la-
quelle est une mem-
brane élastique arran-
gée plus ou moins longi-
tudinalement. Celle-ci
est disposée sous forme

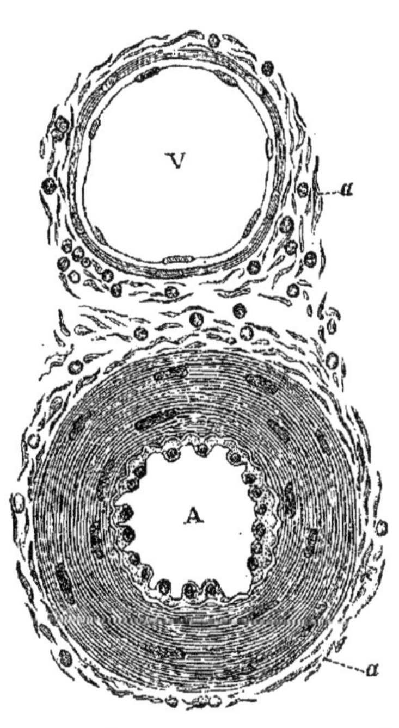

Fig. 46. — Coupe transversale
d'une artère et d'une veine microscopiques dans l'épiglotte
d'un enfant.

A, l'artère montrant l'endothélium
nucléé, la tunique musculaire circulaire,
et *a*, adventice ; — V, la veine montrant les mêmes couches ; — *a*, la tunique moyenne est beaucoup plus mince
que dans l'artère.

développement des valvules, etc. (Voir les *Traités d'embryologie*, Kölliker, traduction française.)

Le développement des fibres musculaires de la paroi car-

de lamelles et composée de membranes fenêtrées de Henle. (Voir un chapitre précédent.) Plus l'artère est grande, plus la tunique interne est épaisse. Dans les artères macroscopiques la tunique interne est épaisse. Dans les artères microscopiques, la tunique interne est une mince membrane fenêtrée dont les fibres ont un arrangement longitudinal distinct.

(c) La tunique moyenne est la couche principale de la paroi des artères (FIG. 46). Elle consiste en lamelles élastiques disposées transversalement (membranes fenêtrées et réseaux de fibres élastiques) entre lesquelles on trouve des faisceaux plus ou moins développés de cellules musculaires, arrangés circulairement. Plus larges sont les artères, plus grande est la proportion de tissu élastique relativement au tissu musculaire dans la tunique moyenne. Dans les artères plus petites le rapport est inverse. Dans les branches microscopiques des artères, la tunique moyenne consiste presque entièrement en cellules musculaires, lisses, circulaires entremêlées seulement de quelques fibres élastiques.

100. Dans les dernières branches des artères microscopiques la tunique moyenne musculaire s'interrompt par places, les cellules musculaires (circulaires) ne sont pas arrangées en une membrane continue, mais for-

diaque, étudié par Robin et Lebert, a été repris par Eckhardt, sur le poulet.

Du deuxième au troisième jour de l'incubation, on voit, dans la paroi du cœur, un grand nombre de noyaux plongés dans une substance granuleuse vaguement fibrillaire. A la fin du troisième jour, les fibrilles qui enveloppent ces noyaux sont plus nettes,

ment des groupes de petites cellules en une couche mince, d'une manière plus ou moins alternante. Quand la tunique moyenne se contracte, l'interne présente des plis longitudinaux.

L'aorte présente dans les parties les plus internes et les plus externes de la couche moyenne, nombre de cellules musculaires longitudinales et obliques. D'après Bardeleben, toutes les artères larges et de moyen calibre possèdent une couche musculaire, plus interne, longitudinale.

101. Entre la tunique moyenne et la tunique externe, on trouve dans les artères larges et de moyen calibre une membrane élastique spéciale, *l'élastique externe de Henle.*

(*d*) La tunique adventice est une membrane de tissu cellulaire relativement fin. Dans les artères larges et de moyen calibre, il existe un grand nombre de fibres élastiques spécialement dans la partie la plus rapprochée de la tunique moyenne;

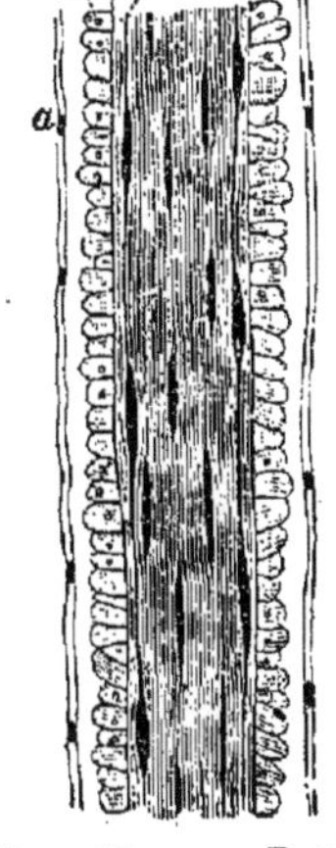

Fic. 47. — Petite artère microscopique.

e, endothélium ; — *i*, tunique interne; — *m*, moyenne musculaire composée d'une couche unique de cellules musculaires non striées arrangées circulairement, — *a*, adventice.

ces fibres forment des réseaux et ont, de préférence, une direction longitudinale. Plus l'artère est large, moins l'adventice présente d'importance, si on la compare à l'épaisseur de la tunique moyenne. Dans les artères microscopiques (Fig. 47), l'adventice est représentée par de minces faisceaux de tissu cellulaire et par des cellules ramifiées du tissu cellulaire.

Les artères larges et de moyen calibre possèdent leur propre système de vaisseaux sanguins (*vaso vasorum*) situés surtout dans l'adventice et la tunique moyenne; on trouve aussi des vaisseaux lymphatiques et des fentes lymphatiques dans ces tuniques.

102. (c). LES VEINES [1] diffèrent des artères par la minceur plus grande de leur paroi. La tunique interne

[1] *Structure des veines*. — Ch. Robin distingue, dans les veines, à l'exception des sinus, quatre tuniques qui se retrouvent constamment, bien qu'avec d'importantes modifications.

En allant de dedans en dehors, on trouve :

1° La tunique interne ou de Bichat beaucoup moins épaisse que dans les artères et plus difficilement isolable; cette tunique est revêtue sur sa surface libre par un épithélium lamelleux;

2° La tunique à *fibres longitudinales*, qu'on ne peut séparer de la précédente que dans les grosses veines (ces deux premières tuniques forment à elles seules le revêtement des sinus), La tunique à fibres longitudinales se compose de fibres du tissu cellulaire et élastique, flexueuses arrangées longitudinalement; elle contient de nombreux vaisseaux capillaires et concourt avec la précédente à former les valvules veineuses;

3° La tunique à *fibres circulaires*. La plus épaisse, très vasculaire, contient des fibres cellules en faisceaux disposés circulairement, entremêlés dans une trame de tissu cellulaire et élastique sous forme de fibres ou de lamelles;

4° La tunique *adventice* ou celluleuse formée du tissu lamineux entourant les veines. Il s'y adjoindrait dans les grosses veines (veines caves, sus-hépatiques) des faisceaux longitudineux de fibres lisses.

Comme conséquence de la vascularité des trois tuniques veineuses principales, M. Robin fait remarquer la fréquence relative de la phlébite à l'artérite vraie. Les capillaires sanguins s'arrêtent en effet dans l'adventice des artères sans pénétrer dans la tunique moyenne.

Pour plus de détails, voir in *Journal d'anatomie*, 1884 . *Sur la distribution des fibres élastiques dans les parois artérielles et veineuses*, par MM. Retterer et Ch. Robin.

et la moyenne sont semblables à celles des artères,
mais plus minces absolument et relativement. La
tunique moyenne contient, dans le plupart des veines,
des fibres musculaires circulairement arrangées ; elles
forment une couche continue comme dans les artères et
on trouve généralement entre elles plus de tissu cellulaire que de tissu élastique. L'adventice est habituellement la tunique la plus épaisse et consiste surtout en
tissu cellulaire (FIG. 46). Les plus petites veines, celles
que l'on rencontre avant les capillaires, se composent
d'un mince revêtement endothélial en dehors duquel
de délicats faisceaux de tissu cellulaire forment une
adventice. Les valvules des veines sont des replis constitués par l'endothélium doublant la surface de toute
la tunique interne et par une partie de la couche
moyenne musculaire.

103. Plusieurs veines sont tout à fait dépourvues de
fibres musculaires, par exemple les veines jugulaires
interne et externe, la veine sous-clavière, les veines
des os, de la rétine et celles des méninges cérébrales et médullaires. Les veines de l'utérus gravide
n'ont que des fibres musculaires longitudinales. La
veine cave, la veine azygos, la veine porte, la veine
spermatique interne, les veines rénale et axillaire possèdent une tunique interne circulaire et une tunique
externe longitudinale.

Les veines iliaque, crurale, poplitée, mésentérique,
ombilicale possèdent une couche intérieure et extérieure longitudinale et une couche moyenne musculaire disposée circulairement.

La tunique interne des veines pulmonaires chez l'homme est formée de tissu connectif cortenant des faisceaux circulaires de cellules musculaires lisses (Stieda).

104. Le tronc des veines pulmonaires possède des fibres musculaires striées, qui sont la continuation du tissu musculaire de l'oreillette gauche.

105. Hoyer a montré qu'il existe une communication directe entre les artères et les veines sans l'intervention des capillaires — comme dans la matrice des ongles, dans l'extrémité du nez et de la queue de quelques mammifères, dans le bout des doigts et des orteils de l'homme, dans le bord du pavillon de l'oreille du chien, du chat et du lapin.

Dans le tissu caverneux des organes génitaux, les veines forment de larges sinus irréguliers; leur paroi est formée par le tissu cellulaire et le tissu musculaire lisse

106 (D). *Les vaisseaux capillaires sanguins*[1] sont des

---

[1] *Variétés des capillaires.* — Il est démontré que la continuité du système artériel et du système veineux n'a pas lieu seulement par des vaisseaux dont la structure est réduite à une couche unique de cellules épithéliales, mais bien aussi par des vaisseaux dont la paroi a une structure plus complexe. Au point de vue physiologique, la distinction des capillaires en trois variétés par M. le professeur Robin est parfaitement justifiée.

Capillaires de la première variété. Ce sont des tubes formés par juxtaposition de cellules épithéliales polygonales, étroites, allongées, à bords onduleux. Ces tubes ont un diamètre qui varie entre $0^{mm}007$ et même moins, à $0^{mm}030$.

Capillaires de la deuxième variété. Ils diffèrent des précé-

tubes fins d'environ 0^{mm},007 à 0^{mm},01. — Leur paroi est formée d'une couche unique de lames endothéliales, allongées transparentes, séparées par de

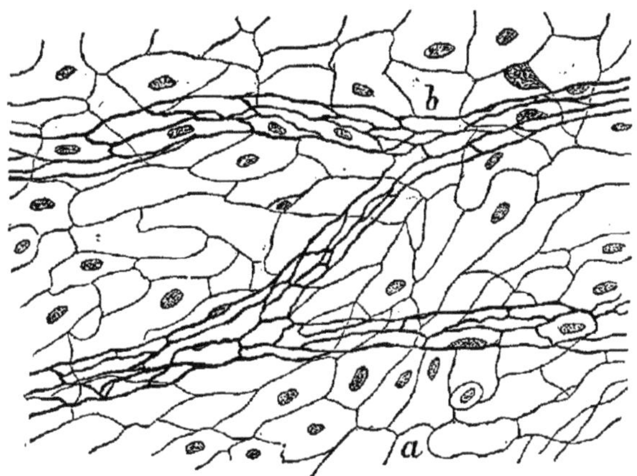

FIG. 48. — Une préparation du péritoine, imprégnée au nitrate d'argent.

a, l'endothélium sur la surface libre de la membrane; — *b*, les vaisseaux capillaires sanguins dans la membrane; leur paroi est une couche d'endothélium.

minces lignes de substanee cémentaire (FIG. 48); chaque cellule a un noyau ovale. En fait, la paroi

dents par l'addition d'une couche de fibres lisses circulaires enroulées sur une paroi propre, très mince, amorphe, résistante, bien distincte de l'épithélium qui tapisse la face interne. Diamètre variant entre 0^{mm}030 à 0^{mm}070.

Capillaires de la troisième variété. Diamètre variant de 0^{mm}070 à 0^{mm}15. Distingués en artérioles et veinules, selon le système vasculaire auquel ils se rendent. Ils diffèrent de la variété qui précède par l'adjonction à la couche de fibres cellules, d'une couche de fibres lamineuses dont la direction générale est parallèle à l'axe des vaisseaux.

des capillaires est seulement une continuation de
la membrane endothéliale qui recouvre les artères
et les veines. Dans quelques places, les capillaires possèdent une *adventice* spéciale formée de cellules ramifiées, nucléées du tissu cellulaire (hyaloïde de la grenouille, choroïde des mammifères); cette adventice

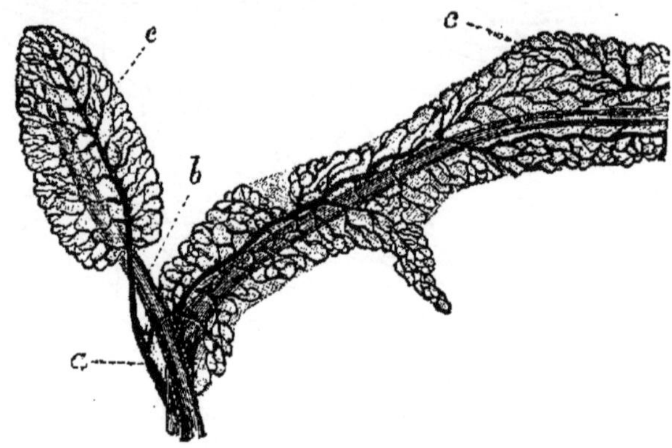

Fig. 49. — Tissu graisseux jeune de l'épiploon, ses vaisseaux
sanguins injectés.

a, artère ; — *b*, veine ; — *c*, réseau de capillaires.

peut être représentée par une membrane endothéliale (pie-mère cérébrale et spinale, rétine et membrane séreuse), ou par un réticulum adénoïde (glandes
lymphatiques, His).

Les capillaires les plus petits se trouvent dans le
système nerveux central, les plus larges dans la moëlle
des os. Les capillaires forment toujours des réseaux
dont la richesse et l'arrangement varient dans les différents organes suivant la nature et l'arrangement des
éléments du tissu (Fig. 49).

107. Si les capillaires sont anormalement distendus, comme dans l'inflammation ou dans toute autre condition, la substance cémentaire interposée aux cellules plates est exposée à se rompre, d'où la formation de menus orifices qui peuvent devenir de plus larges

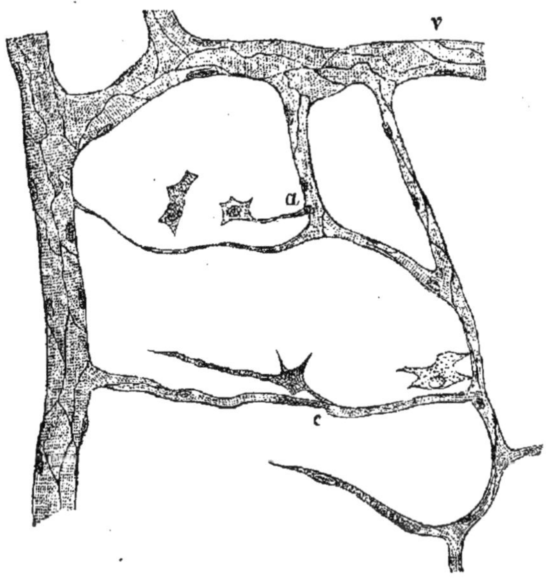

FIG. 50. — Préparation de l'épiploon du lapin, après qu'il a été imprégné avec du nitrate d'argent.

v, une petite veine; — *a*, prolongations protoplasmiques solides de la paroi d'un capillaire uni avec les corpuscules du tissu connectif; — *c*, un bourgeon solide jeune.

trous ou stomates. Le passage des globules rouges du sang (diapédèse) et la migration des globules blancs du sang au travers des capillaires non rompus et des petites veines devient manifeste au niveau de ces stigmates et de ces stomates.

108. Les *capillaires jeunes et en voie d'accroissement*, dans les tissus normaux et pathologiques, montrent des processus pleins, sous forme de filaments plus ou moins longs, protoplasmiques, nucléés (FIG. 50), dans l'épaisseur desquels, le canal du capillaire se prolonge graduellement, de sorte que le filament se convertit en un nouveau rameau capillaire. De semblables capillaires en voie d'accroissement sont susceptibles de se contracter (Stricker).

Tous les vaisseaux sanguins, artères, veines et capillaires, dans les premiers stades de leur vie embryonnaire ou adulte, ne sont autre chose que des tubes fins dont la paroi consiste en une simple membrane endothéliale. Dans le cas où le vaisseau se transforme en une artère ou en une veine, des cellules s'adjoignent à l'extérieur de la paroi endothéliale formant les éléments élastiques, musculaires ou les éléments du tissu cellulaire de la paroi.

109. Dans le premier stade, chez l'embryon aussi bien que chez l'adulte, le vaisseau est représenté par une cellule protoplasmique, nucléée, pleine, allongée ou fusiforme, ou ramifiée. Cette cellule peut être une cellule isolée du tissu cellulaire indépendante de tout vaisseau préexistant, ou elle peut se montrer comme une excroissance solide, protoplasmique de la couche endothéliale d'un capillaire (FIG. 51). Dans les deux cas, il se produit un processus d'évidement qui creuse la cellule. Des vacuoles isolées apparaissent d'abord, puis deviennent graduellement confluentes, et ainsi un vaisseau se trouve formé, irrégulier dans les contours, mais peu à peu acquérant de plus en plus une forme tubulée.

S'il s'agit d'une cellule isolée, ses processus protoplasmiques grandissent par degré jusqu'à ce qu'ils

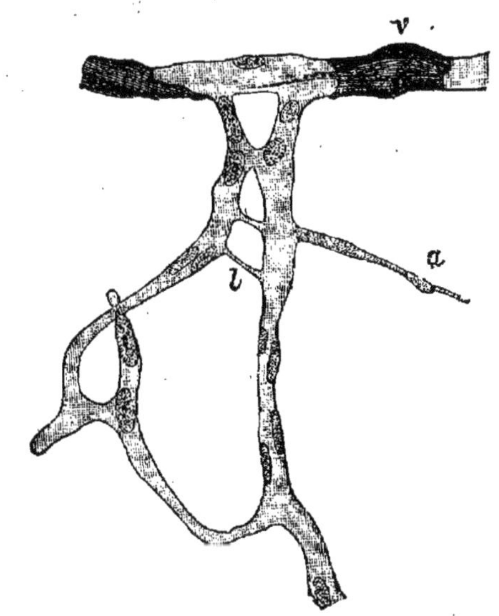

Fig. 51. — Développement des vaisseaux sanguins capillaires de la queue du têtard.

v, veine capillaire avec des masses de pigment dans la paroi; — *a*, bourgeon protoplasmique nucléé; — *l*, anastomose solide entre deux capillaires voisins.

atteignent le capillaire le plus rapproché, à la paroi duquel ils se fixent, et, en fin de compte, la cavité de la cellule s'ouvre au travers des processus, dans le calibre d'un vaisseau capillaire.

La paroi des capillaires jeunes est constituée par un protoplasme d'apparence granulaire (la substance

cellulaire originelle) et dans ce protoplasme sont disséminés, d'une manière plus ou moins régulière, des
noyaux oblongs, dérivés par multiplication du noyau
de la cellule originelle. Au stade le plus avancé, une
différenciation s'opère dans la paroi protoplasmique
du capillaire, qui aboutit à l'individualisation de cellules plates, séparées par de la substance cémentaire,
de sorte que chacun des noyaux ci-dessus appartient à
une lame cellulaire qui représente maintenant l'état
définitif dans la constitution du capillaire. Chez l'embryon et l'adulte quelques cellules isolées, protoplasmiques, nucléées, ou quelques processus protoplasmiques pleins d'un capillaire préexistant, peuvent, par
suite d'un accroissement actif et continu, donner
naissance à de nouveaux capillaires (Stricker Affa-
nasieff, Arnold, Klein, Balfour, Ranvier, Leboucq).

CHAPITRE XI

VAISSEAUX LYMPHATIQUES

110. Les *larges troncs lymphatiques* tels que le canal thoracique et les vaisseaux lymphatiques afférents et efférents des glandes lymphatiques, sont des vaisseaux à paroi mince, semblables par leur structure aux artères. L'endothélium qui les recouvre a les mêmes caractères que dans une artère; il en est de même pour la tunique élastique interne et pour la tunique moyenne avec son tissu musculaire disposé circulairement; seulement ces tuniques sont beaucoup plus minces que dans une artère de même calibre. L'adventice est une membrane extrêmement mince de tissu connectif avec quelques fibres élastiques. Les valvules sont des replis semi-lunaires de l'endothélium et de la tunique interne.

111. Les lymphatiques forment de riches plexus dans les tissus et les organes. Ce sont des vaisseaux tubulés dont la paroi, de même que celle des vaisseaux capillaires sanguins, est représentée par une couche unique de cellules endothéliales (FIG. 52). Les lym-

phatiques peuvent être, et cela est fréquent, plusieurs fois plus larges que les capillaires sanguins.

Les lames endothéliales sont allongées, mais pas autant que dans les capillaires sanguins, avec des contours plus ou moins sinueux; l'aspect des sinuosités est en rapport avec le degré de rétraction du tissu

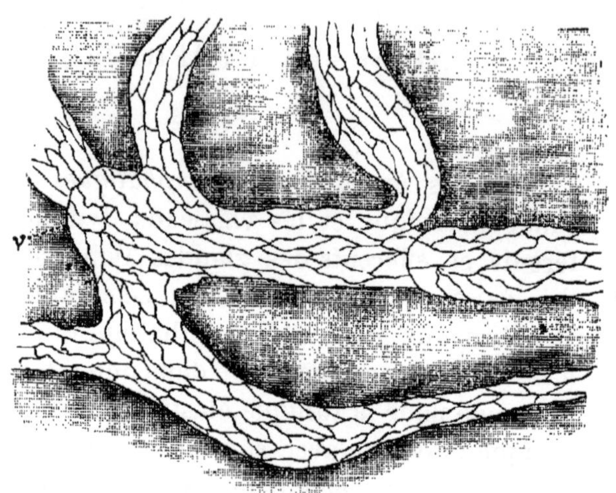

FIG. 52. — Vaisseaux lymphatiques du diaphragme du chien, imprégnés avec du nitrate d'argent.

L'endothélium formant la paroi des lymphatiques est bien apparent; — *v*, valvules.

dans lequel est contenu le vaisseau; quand il n'y a ni rétraction du tissu ni du vaisseau, les contours des cellules sont plus ou moins rectilignes.

Les lymphatiques ont comme support la trame du tissu dans lequel ils sont plongés, sans que ce tissu cellulaire forme partie intégrante de la paroi.

112. Le contour des vaisseaux n'est pas uni, mais offre un aspect plus ou moins moniliforme qui est dû à des dilatations légères qui s'opèrent au-dessous des valvules semi-lunaires. Ces dernières sont des replis de la paroi endothéliale et on les rencontre en grand nombre. Les vaisseaux se montrent légèrement dilatés immédiatement au-dessus des valvules, c'est-à-dire du côté le plus éloigné de la périphérie ou des réseaux d'origine.

113. Si l'on suit les vaisseaux lymphatiques dans les tissus et organes vers leurs radicules, on arrive à des vaisseaux de forme plus ou moins irrégulière, dont la paroi ne consiste qu'en une simple couche de lamelles endothéliales polygonales dont les contours sont très sinueux. Ce sont les capillaires lymphatiques. Dans quelques places, ils ne forment que de simples fentes ou sinus irréguliers; dans d'autres, ils offrent un aspect tubulé; mais, en tous cas, il y a toujours un revêtement endothélial complet dépourvu de valvules. Quelquefois un vaisseau sanguin, généralement artériel, est enveloppé dans une étendue plus ou moins grande par un conduit lymphatique qui a les caractères d'un capillaire lymphatique; ce sont les lymphatiques peri-vasculaires de His, Stricker et autres.

114. Les *radicules (réseaux d'origine) des lymphatiques* sont situées dans le tissu connectif des différents organes; ils constituent un système intercommuniquant se présentant sous la forme de réseaux de cre-

vasses, de fentes, d'espaces, de canaux existant entre les faisceaux ou groupes de faisceaux du tissu cellulaire. Ces radicules n'ont généralement pas un re-

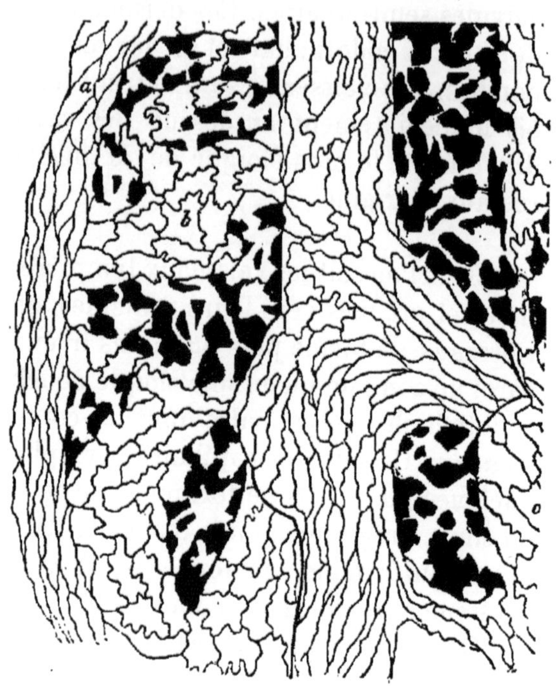

Fig. 53. — Préparation nitratée du centre phrénique du diaphragme du lapin, montrant l'union directe du système canaliculaire lymphatique avec les capillaires lymphatiques.

a, vaisseaux lymphatiques ; — *b*, capillaire lymphatique doublé par l'endothélium « sinueux. »

vêtement endothélial complet, mais sont identiques avec les espaces dans lesquels sont situées les cellules du tissu cellulaire ; dans les points où il existe des cellules ramifiées s'anastomosant par leurs processus en un réseau — comme dans la cornée et les membranes séreuses, — on constate que les radicules des lymphatiques ne sont autres que les lacunes et canalicules de ces cellules — le système lymphatique-canaliculaire typique de von Recklinghausen (FIG. 53)[1]. Les cellules endothéliales formant la paroi des capillaires lymphatiques sont directement continues avec les cellules connectives des radicules. Dans les tendons et fascias, les lymphatiques fins courent entre les faisceaux sous la forme de longues fentes ou canaux continus; dans le tissu musculaire strié ils

[1] *Origine des lymphatiques.* — M. le professeur Sappey, dont les nombreuses et patientes recherches sur le système lymphatique font autorité, considère les vaisseaux lymphatiques, à leur origine, comme formant un système absolument clos, n'ayant pas de communication avec les espaces du tissu cellulaire, non plus qu'avec les cavités séreuses. — Par des procédés spéciaux, cet auteur est arrivé à démontrer que les véritables radicules originelles des lymphatiques sont représentées par un réseau de lacunes et de capilliculcs d'une excessive minceur, 1 à 3 µ de diamètre, que l'on voit s'aboucher de la manière la plus nette dans des troncules dont le diamètre va croissant et qui sont eux-mêmes anastomosés en réseaux. — Sur les préparations de M. Sappey, on suit très distinctement la matière à injection passant des troncules lymphatiques dont la nature est indiscutable, dans des canalicules de plus en plus ténus, qui se résolvent finalement dans le réseau des lacunes et des capillicules. Les connexions de ces réseaux ultimes avec des vaisseaux lymphatiques plus volumineux sont parfaitement apparentes.

Pour ce qui concerne la structure intime de ces radicules, elle n'est pas complètement élucidée; il paraît, à première vue, difficile d'admettre que ces fins canalicules, 1 à 3 µ de diamètre, soient pourvus d'une paroi endothéliale.

Cette opinion de M. le professeur Sappey sur l'origine des lymphatiques, appuyée dans ces dernières années sur des pièces et des préparations très démonstratives, a été acceptée par M. le professeur Robin.

9.

présentent le même caractère, mais sont situés entre les fibres musculaires.

Le passage du plasma des petites artères et des vaisseaux capillaires sanguins dans l'intérieur des radicules lymphatiques situées dans les tissus et, de là, dans l'intérieur des capillaires lymphatiques et dans les vaisseaux lymphatiques, représente le courant naturel de la lymphe irriguant les tissus.

115. *Cavités lymphatiques*. Dans quelques places, les vaisseaux lymphatiques d'un tissu ou d'un organe sont en continuité ou en connexion avec de larges sinus, de forme irrégulière, beaucoup plus larges que le vaisseau lui-même; ces cavités sont des sinus lymphatiques et leur paroi se compose aussi d'une couche unique de lamelles endothéliales plus ou moins polygonales avec des contours très sinueux. On trouve de semblables sinus en connexion avec les lymphatiques

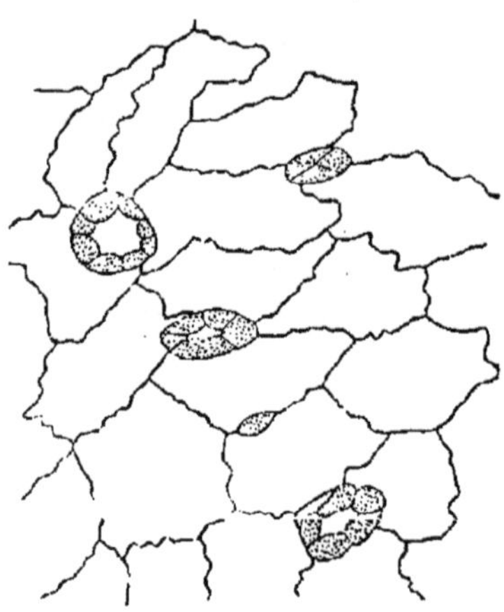

Fig. 54. — Stomates entourés par les cellules endothéliales germinatrices, vus à la surface du septum de la grande citerne lymphatique de la grenouille.

sous-cutanés et sous-muqueux, dans le diaphragme, le mésentère, le foie, les poumons, etc. A rapprocher de ceux-ci, comme sinus lymphatiques, on trouve dans

le corps, des cavités lymphatiques comparativement
larges, tels que les espaces sous-duremérien et sous-
arachnoïdien du système nerveux central, les cavités
synoviales, les cavités des gaînes tendineuses, la cavité
de la tunique vaginale du testicule, les cavités pleurale, péricardiaque, et péritonéale. Chez les batraciens, par exemple la grenouille, la peau sur le tronc
et les extrémités est séparée des fascias sous-jacents
et des muscles par de larges sacs ou sinus — les sacs
lymphatiques sous-
cutanés. — Ces si-
nus sont séparés
d'un côté à l'autre
par des septa. Entre
le tronc et les extré-
mités, et dans ces
dernières, les septa
apparaissent géné-
ralement dans la ré-
gion des articula-
tions; chez les gre-
nouilles femelles,
dans le mésogastre,
on observe quelque-

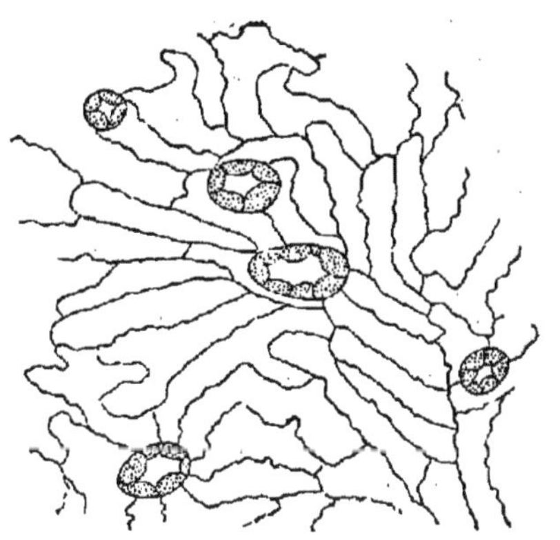

FIG. 55. — Endothélium et stomates
de la surface péritonéale du septum
de la grande citerne lymphatique
de la grenouille.

fois des kystes plus ou moins grands tapissés d'un
endothélium cilié. En arrière de la cavité péritonéale
de la grenouille, le long et de chaque côté de la
colonne vertébrale, existe un large sinus lymphatique semblable, appelé la grande citerne lymphatique.

116. Dans tous les cas, ces cavités sont en communication directe avec les lymphatiques des parties environnantes par des orifices ou bouches ouvertes (stomates), souvent recouvertes par une couche spéciale de cellules endothéliales-polyédriques, — cellules germinatrices (FIG. 54 et 55). Ces stomates sont nombreux sur la surface péritonéale du centre phrénique du diaphragme, dans l'épaisseur duquel on rencontre des vaisseaux lymphatiques rectilignes entreles faisceaux tendineux. Ces canaux sont en communication, çà et là, avec la surface libre par l'intermédiaire des stomates. Une disposition semblable existe sur la plèvre costale, sur l'épiploon et dans la grande citerne lymphatique de la grenouille (Voy. chap. IV).

117. Les *membranes séreuses* [1] sont constituées par une trame fondamentale de tissu cellulaire avec des

[1] *Les membranes séreuses*, que l'on regarde communément aujourd'hui comme formées de tissu cellulaire condensé recouvert d'une couche épithéliale ont une individualité propre, soit qu'on les considère au point de vue embryologique, soit au point de vue structural ou histologique, soit même au point de vue pathologique. Bichat, le premier (traité des menbranes), avait bien montré que les séreuses devaient être distinguées comme organes propres ayant des propriétés de tissu et des fonctions physiologiques indépendantes. Plus récemment, MM. Cadiat et Robin (*Développement de la portion céphalo-thoracique de l'embryon*, Cadiat. *Journal de l'anatomie* et article *Séreux, Dict. encyclopédique des sciences médicales*) ont produit de nouvelles recherches qui confirment pleinement les idées de Bichat :

1° Les séreuses apparaissent dès les premières phases de la vie embryonnaire, elles se forment par un écartement, une sorte de fissure se produisant dans l'épaisseur du feuillet moyen. C'est ultérieurement que, sur les deux surfaces oppo-

réseaux de fibres élastiques fines ; elles contiennent des réseaux de capillaires sanguins et de nombreux vaisseaux lymphatiques disposés en réseaux (superficiels et profonds). Ces réseaux sont particulièrement riches dans la plèvre costale ou plutôt intercostale, dans la plèvre pulmonaire et diaphragmatique ; ils jouent un rôle important dans les processus d'absorption respectifs de la cavité pleurale et péritonéale. La lymphe et les corpuscules lymphatiques et autres éléments figurés pénètrent rapidement, par l'intermédiaire des stomates (FIG. 20), dans les vaisseaux lymphatiques ; cette pénétration est aidée par les mouvements respiratoires des muscles intercostaux et du diaphragme faisant l'office de pompe.

sées, ainsi séparées, naîtra l'épithélium de revêtement. La fente pleuro-péritonéale se montre la première ; sur une coupe d'embryon de poulet de 36 heures elle est déjà très développée.

Cette individualisation précoce des séreuses par ce processus de fissuration moléculaire, avec adjonction presque simultanée d'un revêtement épithélial, ne rappelle en rien les phénomènes que l'on a observés à une période correspondante dans le développement du tissu lamineux en général.

2° La trame est la partie essentielle de la membrane séreuse. Cette trame offre une texture tout à fait spéciale. On y distingue des fibres lamineuses soit isolées, soit fasciculées, s'entrecroisant et s'anastomosant en tous sens. Entre les faisceaux se trouve une quantité variable de substance amorphe hyaline. Cette substance hyaline constitue à la surface libre de la membrane une couche limitante, hyaline, décrite par Todd et Bowman, pour la première fois, sous le nom de *basement membrane*. Entremêlées irrégulièrement avec les fibres lamineuses, il existe un grand nombre de fibres élastiques disposées parallèlement à la surface de la membrane, mais n'atteignant pas cette surface même. Robin (*Journal de l'anatomie*, 1864) a signalé à la face profonde des séreuses, à leur face de jonction avec le tissu cellulaire sous-jacent, un réseau plus ou moins

118. Il existe des moyens de communication définis entre les lymphatiques et l'épithélium recouvrant les membranes muqueuses et tapissant les différentes glandes et entre l'endothélium recouvrant les membranes séreuses et celui doublant les vaisseaux et les cavités lymphatiques ; la substance cémentaire, semifluide, albumineuse (voir les chapitres précédents) interposée entre les cellules endothéliales et épithéliales est la voie par laquelle se font les échanges entre les surfaces ; les fluides et autres substances passant ainsi dans le système lymphatique canaliculaire constituant les dernières radicules des lymphatiques.

riche de fibres élastiques. Cette couche élastique sous-séreuse était déjà signalée par Bizzozero et Salvioli sous le nom de *stratum fondamental ;* mais ces derniers auteurs la considéraient à tort comme ayant les caractères du tissu tendineux. Todd et Bowman plaçaient cette couche élastique immédiatement au-dessous du *basement membrane* ; il est établi par les recherches de Robin que le stratum élastique est *sous-séreux.*

L'aspect lisse et poli des membranes séreuses, aspect qui se retrouve même à l'état cadavérique, alors que l'épithélium de revêtement est partiellement ou totalement desquamé, est dû à la présence de la substance amorphe formant la couche limitante hyaline. Il est donc bien démontré que l'épithélium de revêtement, loin de constituer à lui seul la séreuse, n'en est qu'une partie constituante de second ordre, et, là même où l'on admettait que l'épithélium représentait seul la séreuse (feuillet pariétal de l'arachnoïde, par exemple), on a retrouvé, par des recherches plus approfondies, une mince trame.

3º L'individualité des membranes séreuses est peut-être plus accusée encore par les manifestations pathologiques dont elles sont le siège, que par leur constitution anatomique. Dans des conditions multiples, sous l'influence du rhumatisme plus particulièrement (loi de Bouillaud), ces membranes subissent d'emblée des altérations inflammatoires qui y restent limitées ;

119. La *lymphe* prise dans les lymphatiques des différentes régions diffère de composition. Celle du canal thoracique contient une grande quantité de corpuscules blancs — corpuscules lymphatiques. — Ces corpuscules sont des cellules protoplasmiques nucléées, semblables par leur aspect et leur nature aux corpuscules blancs du sang. Ils sont de dimensions variées, suivant le stade de leur évolution. Les plus petits contiennent un noyau, les plus grands en contiennent deux et trois ; c'est surtout dans ces derniers que les mouvements amiboïdes sont plus prononcés. Il y existe également quelques globules rouges. Enfin, pendant et après la digestion, on y trouve une grande quantité de matières grasses sous forme de granules très fins.

Chez la grenouille et aussi chez quelques autres bas vertébrés, les reptiles par exemple, on observe de petites cavités vésiculaires lymphatiques, d'environ un huitième de pouce de diamètre, qui sont animées de battements rhythmiques; on les appelle des cœurs lymphatiques. — De chaque côté du coccyx et au-dessous de la peau est un cœur postérieur lymphatique pulsatile.

Le cœur lymphatique antérieur est ovale et situé de chaque côté entre les apophyses transverses des

la participation des parties voisines au processus de l'inflammation n'est que secondaire et accessoire.

On voit, par l'exemple des séreuses, que ce n'est pas seulement sur des caractères histologiques que l'anatomie générale s'appuie pour séparer les diverses parties constituantes d'un organisme, mais aussi bien sur des considérations empruntées à l'embryologie, à la physiologie et à la pathologie.

troisième et quatrième vertèbres. Il est un peu plus petit que le cœur postérieur. Les cœurs lymphatiques ont un vaisseau efférent qui est une veine; aussi peut-on injecter par leur intermédiaire le système veineux

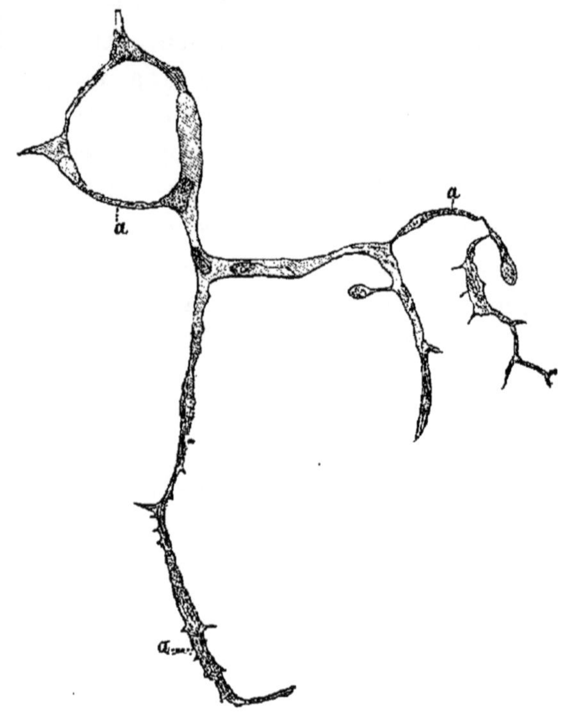

FIG. 56. — Capillaires lymphatiques se développant dans la queue du têtard.

a, bourgeons protoplasmiques nucléés solides, non encore creusés.

voisin, tandis que l'inverse n'est pas possible. Ces cœurs sont doublés par un endothélium comme les sacs lymphatiques et leur paroi possède des fibres musculaires striées, ramifiées et plexiformes. Les fibres nerveuses ou les tubes nerveux se terminent dans ces fibres musculaires striées de la même manière que dans les autres muscles striés (Ranvier).

120. Les vaisseaux lymphatiques se développent dans des conditions normales et pathologiques exactement de la même façon que les vaisseaux sanguins. Les planches ci-jointes montrent cela très nettement (FIG. 56). Ce développement s'effectue aussi par un processus de creusement, d'évidement des cellules du tissu cellulaire dont les prolongements protoplasmiques sont d'abord pleins.

CHAPITRE XII

GLANDES LYMPHATIQUES SIMPLES

121. Sous ce nom on comprend les glandes vasculaires de His, la substance glandulaire conglobée de Henle, les follicules lymphatiques (Kölliker, Huxley et Luschka). La substance fondamentale de toutes les glandes lymphatiques simples tout aussi bien que composées, (voir plus bas) est le tissu lymphatique ou adénoïde aussi appelé tissu cytogène. Comme tout autre tissu glandulaire, il est pourvu d'un riche réseau de vaisseaux capillaires émanant d'une artère afférente et aboutissant dans les veines efférentes.

122. Les éléments constituant ce tissu sont :

(*a*). Le réticulum adénoïde (FIG. 57) formé d'un réseau de fibrilles homogènes, fines avec de nombreux renflements constitués par des cellules aplaties.

(*b*). Des lames cellulaires, endothéliales, petites, transparentes et aplaties, chacune avec un noyau ovale. Ces lames cellulaires sont fixées sur le réticulum dont elles semblent, à première vue, faire partie intégrante. Leur noyau ovale paraît appartenir spécialement à un point nodal, c'est-à-dire à un des renflements du réticulum; mais en secouant d'une façon continue dans un liquide une coupe du tissu lymphatique, les noyaux ovales et les lames cellulaires peuvent être détachés de sorte que le réticulum reste seul, sans aucune trace de noyau.

(*c*). Les corpuscules lymphatiques remplissent complètement les mailles du réticulum adénoïde. On peut les chasser aisément du réticulum. Ils sont de diffé-

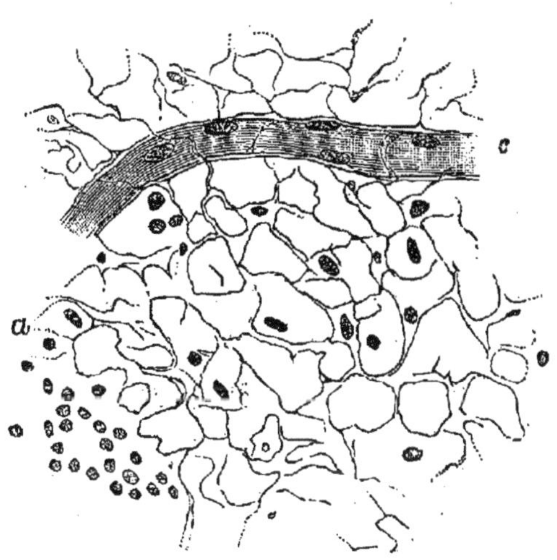

Fig. 57. — Réticulum adénoïde. La plupart des corpuscules lymphatiques sont déplacés.

a, le réticulum ; — *c*, un vaisseau capillaire sanguin.

rentes dimensions. Quelques-uns d'entre eux, les plus jeunes, sont de petites cellules, avec un noyau comparativement large ; les autres, ceux arrivés à maturité, sont plus larges, ont un corps cellulaire protoplasmique distinct avec un ou deux noyaux. Ils présentent tous un mouvement amiboïde, mais dans les plus grands, ce mouvement est bien plus prononcé que dans les plus petits. Les vaisseaux capillaires sanguins situés dans l'épaisseur du tissu adénoïde sont pourvus d'une gaîne spéciale distincte du réticulum adénoïde, c'est l'*adventice capillaire*.

123. Le tissu adénoïde se rencontre : 1° comme tissu adénoïde diffus, sans aucun arrangement ou groupement distinct. C'est le cas, dans la couche sous-épithéliale de la membrane muqueuse de la trachée, dans la membrane muqueuse des fausses cordes vocales et des ventricules du larynx, dans la partie postérieure de l'épiglotte, dans le voile du palais et les amygdales, à la racine de la langue et dans le pharynx, dans les muqueuses de l'intestin grêle et du gros intestin, y compris les villosités, dans la membrane muqueuse de la cavité nasale et du vagin; — 2° sous forme de cordons, de cylindres et de nodosités de tissu adénoïde, comme dans l'épiploon et la plèvre et dans la rate (corpuscules malpighiens); — 3° sous forme de follicules lymphatiques, c'est-à-dire de masses ovales ou sphériques plus ou moins bien limitées, comme dans les amygdales, à la base de la langue, dans la partie supérieure du pharynx (amygdale pharyngienne) dans l'estomac, dans le gros intestin et l'intestin grêle, dans la membrane muqueuse des grandes et petites bronches et dans la rate (corpuscules de Malpighi).

124. Les *amygdales* (FIG. 58) sont des masses de follicules lymphatiques et de tissu adénoïde diffus, recouvertes d'une fine membrane muqueuse qui pénètre sous forme de replis plus ou moins profonds dans l'intérieur de leur substance. Un grand nombre de glandes mucipares, situées en dehors de la couche des follicules lymphatiques, versent le produit de

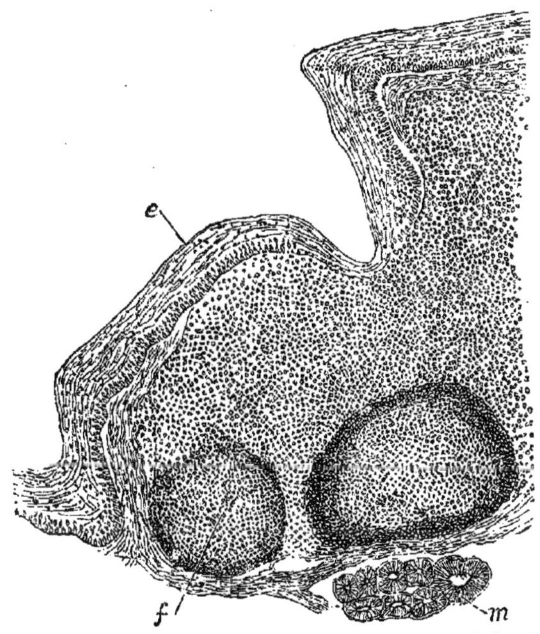

FIG. 58.—Coupe verticale d'une partie de l'amygdale du chien.

e, épithélium pavimenteux stratifié doublant la surface libre de la membrane muqueuse. Le tissu de la membrane muqueuse est infiltré par du tissu adénoïde ; — *f*, follicules lymphatiques ; — *m*, glande muqueuse du tissu sous-muqueux.

leur sécrétion dans des dépressions, — les cryptes, — situées au fond des replis. — La surface libre des amygdales et celle des cryptes sont recouvertes par le même épithélium stratifié qui tapisse la cavité buccale.

Un grand nombre de corpuscules lymphatiques dans des conditions parfaitement normales pénètrent par diapédèse au travers de l'épithélium, arrivent sur la surface libre où ils se mêlent avec les sécrétions muqueuse et salivaire de la cavité buccale. Les corpuscules de la salive appelés muqueux et salivaires, qu'on trouve dans la cavité buccale ne sont que des corpuscules lymphatiques devenus libres. Ils sont gonflés par l'eau de la salive, prennent une forme sphérique et finalement se désagrègent.

On observe des faits du même ordre et sur une moindre échelle à la racine de la langue.

L'amygdale pharyngienne de Luschka se montrant à la partie supérieure du pharynx est, à tous égards, identique à l'amygdale palatine. Comme de larges surfaces de la membrane muqueuse de la partie supérieure du pharynx sont recouvertes par l'épithélium cylindrique cilié, il en résulte que quelques-unes des cryptes, dans les amygdales pharyngiennes, sont aussi tapissées par cet épithélium.

125. Les glandes lenticulaires de l'estomac sont des follicules lymphatiques simples.

Les glandes solitaires de l'intestin grêle et spécialement du gros intestin sont des follicules lymphatiques simples. Les glandes agminées de l'iléon sont des groupes de follicules lymphatiques. La membrane muqueuse qui les contient se trouve épaissie par leur présence ; ces épaississements représentent les glandes de Peyer ou plaques de Peyer.

126. Dans la plupart des cas, les capillaires sanguins forment, dans les follicules lymphatiques, des mailles dont la disposition est plus ou moins radiée de la périphérie au centre; à la périphérie, il existe un réseau de veinules. Une portion plus ou moins large de la circonférence des follicules dans les amygdales, le pharynx, l'intestin, les bronches, etc., est entourée par un sinus lymphatique aboutissant à un vaisseau lymphatique. Les vaisseaux lymphatiques et les sinus, situés dans le voisinage des follicules lymphatiques ou du tissu adénoïde diffus, contiennent presque toujours de nombreux corpuscules lymphatiques, ce qui indique que ces derniers sont produits par le tissu adénoïde et versés dans les lymphatiques.

127. Le *thymus* est constitué par une charpente et une substance glandulaire. La charpente est formée de tissu cellulaire disposé de manière à former une capsule externe et, en connexion avec celle-ci, on trouve des septa et trabécules traversant la glande et la subdivisant en lobes et lobules, qui se subdivisent eux-mêmes en follicules (FIG. 59 A). Les follicules sont de forme très irrégulière. La plupart d'entre eux sont des cordons oblongs ou cylindriques de tissu adénoïde. Près de la capsule, ils sont bien distincts les uns des autres et présentent un contour polygonal; plus profondément, dans l'intérieur, ils sont plus ou moins fusionnés. Chacun d'eux montre une substance médullaire centrale, transparente, et une couche corticale périphérique moins transparente (Watney). Dans les places où deux follicules sont fusionnés l'un avec l'autre, la substance médullaire des deux est continue. La matrice est un réticulum adénoïde, dont les fibres sont plus grosses et plus courtes dans la substance médullaire, et plus déliées et plus longues dans la

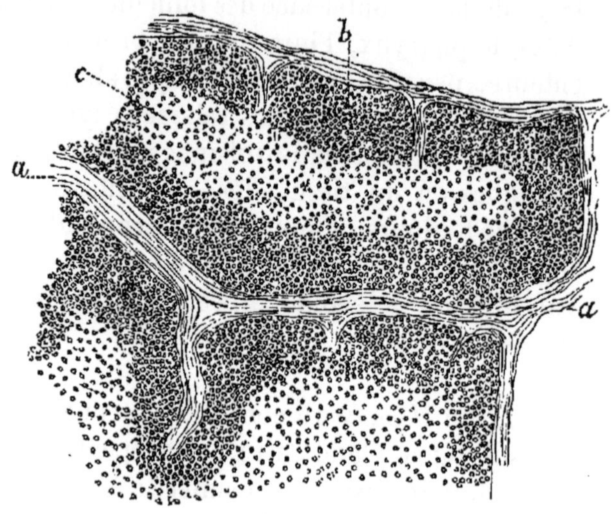

FIG. 59 A. — Coupe transversale du thymus d'un fœtus.

a, tissu fibreux entre les follicules ; — b, la portion corticale des follicules ; — c, la portion médullaire.

portion corticale des follicules. Les mailles du réticulum de la substance corticale des follicules sont remplies des mêmes corpuscules lymphatiques que l'on trouve dans le tissu adénoïde des autres organes; mais, dans la substance médullaire, ces corpuscules sont moins nombreux et les mailles sont occupées plus ou moins complètement par des lames endothéliales élargies mais transparentes. Ces dispositions sont la cause de la plus grande transparence de la substance médullaire. En quelques points, les cellules endothéliales sont granuleuses et renferment plus d'un noyau; quelques-unes sont des cellules géantes multinucléées.

128. On rencontre, dans la substance médullaire des follicules, en nombre variable, des cellules proto-plasmiques nucléées, disposées d'une manière plus ou moins concentrique, ce sont les corps concentriques de Hassall (FIG. 59 B). On les trouve toujours dans les premiers stades d'évolution du thymus, ils ne peuvent donc pas être rattachés à des trans-formations de la glande, comme l'a soutenu Afa-nassief, pour qui les cor-puscules concentriques se formeraient par suite de

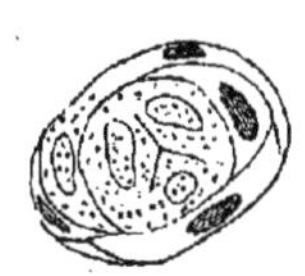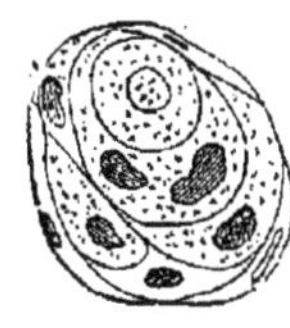

FIG. 59 B. — Deux corpuscules concentriques du thymus ou corpuscules de Hassall. Glande fœtale.

l'oblitération des vaisseaux sanguins. Selon Watney, ils seraient en rapport avec la formation des vais-seaux sanguins et du tissu cellulaire.

Les lymphatiques des septa interfolliculaires et des trabécules contiennent toujours un grand nombre de corpuscules lymphatiques. Les capillaires sanguins des follicules sont beaucoup plus richement distribués dans la substance corticale que dans la substance médullaire, et ils sont radiés de la périphérie vers le centre.

129. Après la naissance, le thymus commence à subir un processus de dégénération conduisant à la disparition de la plus grande partie de sa substance, sa place étant prise par du tissu cellulaire et de la graisse. Mais la durée de cette évolution regressive complète varie dans des limites très étendues.

Il n'est pas rare de trouver, chez les individus de quinze à trente ans, une quantité appréciable du tissu glandulaire du thymus. Chez quelques animaux, par exemple le cobaye, l'évolution regressive de la glande n'est souvent pas très avancée chez l'adulte. Dans le thymus du chien, Watney a trouvé des kystes tapissés de cellules épithéliales ciliées.

CHAPITRE XIII

GLANDES LYMPHATIQUES COMPOSÉES

130. Les glandes composées ou vraies glandes lymphatiques sont superposées directement aux vaisseaux lymphatiques, en certains points de leur parcours; ce sont, par exemple, les glandes mésentériques, portes, bronchiques, spléniques, sternales, cervicales, cubitales, poplitées, inguinales, lombaires. Les vaisseaux lymphatiques afférents s'anastomosent en un plexus et s'ouvrent dans la capsule externe de la glande lymphatique; ils émergent comme un plexus de lymphatiques efférents, au niveau du hile.

131. Chaque vraie glande lymphatique est enveloppée d'une capsule fibreuse, unie elle-même avec la substance intérieure et le hile par des trabécules et des septa de tissu cellulaire. Les trabécules ayant pénétré, à une certaine distance, jusqu'au tiers ou au quart du ganglion, suivant une direction radiée, vers le centre, se ramifient en trabécules plus petites, qui s'anastomosent dans la substance centrale de la glande, de manière à former un plexus de petites mailles. Dans ces conditions, le tiers ou le quart de la partie périphérique de la glande est subdivisée par les septa ou trabécules, en compartiments sphériques ou oblongs relativement larges, alors que la partie moyenne renferme des compartiments relativement petits, cylindriques ou irréguliers (FIG. 60). La pre-

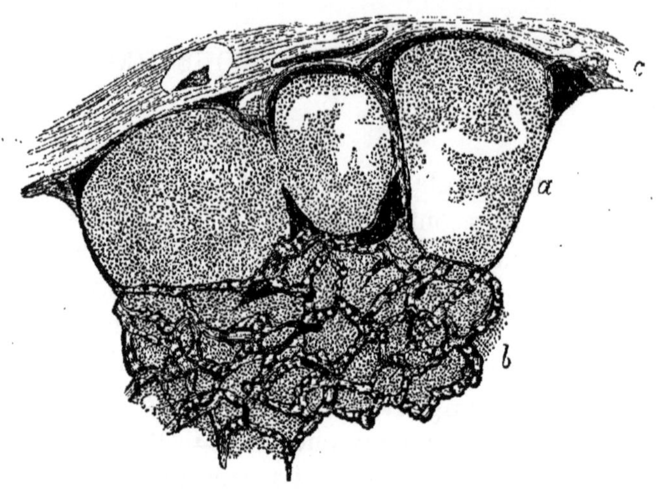

FIG. 60. — Coupe verticale au travers d'une glande lympha-tique, dont les lymphatiques ont été injectés.

c, la capsule externe avec les vaisseaux lymphatiques en coupe; — *a*, les follicules corticaux lymphatiques; autour d'eux sont les sinus lymphatiques corticaux; — *b*, la substance médullaire; les sinus lymphatiques injectés entre les masses du tissu adénoïde.

mière région est la substance corticale, la seconde est la substance médullaire de la glande. Les compartiments de la couche corticale ne sont point isolés, mais s'anastomosent les uns avec les autres et, aussi, avec les compartiments de la substance médullaire, ces derniers forment aussi un système intercommuniquant. La capsule fibreuse, les septa et trabécules sont les vecteurs des troncs vasculaires.

Les trabécules sont constituées par du tissu cellulaire, mêlé d'une certaine quantité de tissu musculaire lisse qu'on peut apercevoir chez quelques animaux : le porc, le veau, le lapin et le cobaye; mais les éléments musculaires sont rares chez l'homme. Quelquefois on rencontre des cellules granuleuses du tissu cellulaire en nombre considérable dans les trabécules.

132. Les compartiments contiennent des masses de tissu adénoïde, sans en être cependant complètement remplis; ceux de la couche corticale renferment des masses ovoïdes ou sphériques — les follicules lymphatiques corticaux; ceux de la substance médullaire des masses cylindriques ou irrégulières, — les cylindres médullaires. Les follicules corticaux s'anastomosent les uns avec les autres et avec les follicules médullaires, et ces derniers s'anastomosent entre eux. Cette disposition doit être aisément comprise, d'après ce qui a été dit plus haut, de la délimitation des compartiments contenant la substance glandulaire. Les follicules et les cylindres médullaires sont constitués par du tissu adénoïde présentant exactement les mêmes caractères que ceux qui lui ont été assignés dans le précédent chapitre. Ce tissu contient aussi les dernières ramifications des vaisseaux sanguins, c'est-à-dire un riche réseau de capillaires interposé aux dernières branches artérielles et aux premiers rameaux veineux. Les capillaires et autres vaisseaux reçoivent aussi là une enveloppe adventice de tissu adénoïde réticulé.

133. Les follicules corticaux et les cylindres médullaires ne remplissent pas entièrement les compartiments limités respectivement par la capsule et les trabécules, mais une zone périphérique étroite est laissée libre dans chaque compartiment : — c'est un sinus lymphatique. Dans la substance corticale, ces sinus sont dits corticaux (FIG. 61), dans la substance médullaire, on les appelle sinus lymphatiques, médullaires (FIG. 62). Les premiers sont des espaces interposés entre la surface externe des follicules lymphatiques corticaux, et la partie correspondante de la capsule ou septum cortical ; les derniers occupent l'espace situé entre la surface des cylindres médullaires et les trabécules. D'après ce qui a été dit des con-

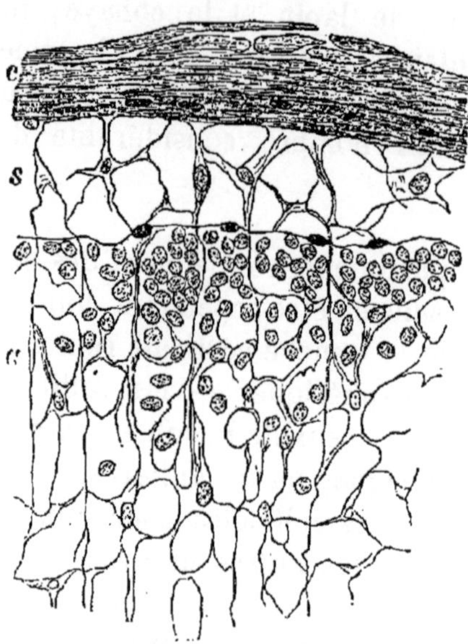

FIG. 61. — Coupe au travers d'une glande lymphatique.

c, la capsule externe ;— s, sinus lymphatiques corticaux ; — a, tissu adénoïde du follicule cortical — nombreux noyaux indiquant les corpuscules lymphatiques.

nexions des compartiments, il s'en suit que les sinus lymphatiques médullaires et corticaux forment un système intercommuniquant. Ces sinus ne sont pas vides, mais sont remplis par un réticulum à grosses fibres, plus grosses que celles du réticulum

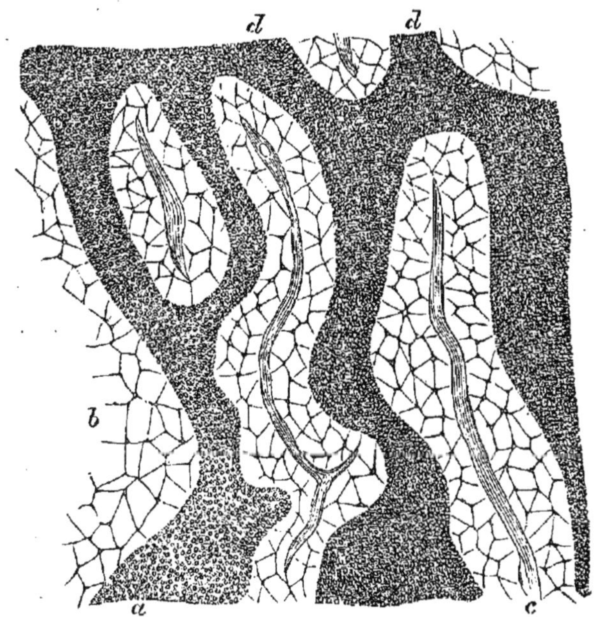

Fig. 62. — Coupe au travers de la substance médullaire
d'une glande lymphatique.

a, transition des cylindres médullaires du tissu adénoïde dans les follicules corticaux ; — *b*, les sinus lymphatiques occupés par un réticulum ; — *c*, les trabécules du tissus fibreux ; — *d*, les cylindres médullaires.

adénoïde ; ces faisceaux fibreux sont tapissés par de larges lames cellulaires, transparentes, — les lames endothéliales. Dans quelques cas, comme chez le veau, ces lames cellulaires des sinus médullaires contiennent des granules pigmentaires brunâtres, qui donnent à la substance médullaire de la glande un aspect brun foncé. Dans les mailles du réticulum des sinus, on rencontre des corpuscules lymphatiques dont le plus grand nombre présente un corps protoplasmique relativement large et un ou deux noyaux. Ces éléments lymphatiques présentent souvent un mouvement amiboïde. On trouve, mêlés à ces derniers éléments, des corpuscules lymphatiques plus petits.

La surface des trabécules, regardant la cavité des sinus lymphatiques, est recouverte d'une couche continue d'endothélium (von Recklinghausen), et une membrane endothéliale semblable, mais moins complète, peut aussi être distinguée à la surface des follicules corticaux et des cylindres médullaires. Les lames endothéliales, qui tapissent les faisceaux du réticulum des sinus, sont comme étendues entre la membrane endothéliale recouvrant la surface des trabécules, d'une part, et celle tapissant la surface des trabécules et cylindres, d'une autre part.

Dans les glandes mésentériques du porc, la distribution réciproque des follicules corticaux et des cylindres médullaires est presque l'inverse de celle qu'on trouve dans les autres glandes ou dans les autres animaux.

134. Les vaisseaux lymphatiques afférents ayant pénétré au travers de la capsule externe de la glande et ayant formé là un plexus dense, s'ouvrent directement dans les sinus lymphatiques corticaux. Les sinus

lymphatiques médullaires aboutissent à des vaisseaux lymphatiques qui sortent de la glande par le hile comme vaisseaux efférents.

Les deux ordres de vaisseaux afférents et efférents sont pourvus de valvules.

135. Le cours de la lymphe au travers d'une glande lymphatique peut être compris fort simplement. La lymphe passe, des vaisseaux afférents situés dans la capsule. dans les sinus lymphatiques corticaux, de là dans les sinus médullaires, d'où elle arrive dans les vaisseaux lymphatiques efférents. La présence du réticulum dans les sinus, ralentit le cours de la lymphe qui passe ainsi lentement comme au travers d'un filtre spongieux. Par suite un grand nombre d'éléments figurés, granules de pigment, éléments inflammatoires ou autres transportés dans la glande par les vaisseaux afférents, sont aisément arrêtés dans les sinus et s'y déposent, et là ils sont rapidement absorbés par les corpuscules amiboïdes qui se trouvent dans les mailles. En [poussant un courant d'eau à travers la glande, le contenu des mailles du réticulum des sinus, c'est-à-dire les corpuscules lymphatiques sont naturellement entraînés les premiers (von Recklinghausen), si on continue l'injection, on entraîne aussi les corpuscules lymphatiques des follicules et des cylindres [1]. On peut conclure de là que le courant nor-

---

[1] *De la fonction leucocytogène des ganglions lymphatiques.* — Le plus grand nombre des anatomistes, je citerai en France M. Georges Pouchet, M. Ranvier, etc.; en Allemagne, Virchow et Kölliker, admettent la production des

mal de la lymphe passant à travers la glande entraîne aussi les corpuscules lymphatiques des follicules et des cylindres dont le contenu passe partiellement dans les sinus. Les mouvements amiboïdes des corpuscules lym-

globules blancs dans les ganglions à l'état physiologique. Au contraire, M. le professeur Robin différencie absolument les leucocytes des éléments contituants des follicules et des cordons folliculaires. Il groupe sous la même dénomination d'épithéliums nucléaires tous les éléments des follicules ganglionnaires et de la pulpe splénique. Les ampoules ou les follicules corticaux, ainsi que les cordons folliculaires qui leur font suite dans la substance médullaire, enveloppés d'une couche continue d'épithélium plat qui les sépare des voies lymphatiques, forment une substance glandulaire qui élaborerait des produits de sécrétion versés dans les sinus voisins et modifierait ainsi d'une manière encore indéterminée le plasma de la lymphe [1].

Pour M. Ranvier, la continuité de la membrane endothéliale isolant la substance des follicules, des sinus où circule la lymphe est également démontrée, mais il pense que les leucocytes peuvent prendre naissance dans l'intérieur des follicules et sortir par diapédèse en traversant la membrane épithéliale pour tomber dans les voies lymphatiques [2].

M. Georges Pouchet [3] professe une opinion sensiblement différente des précédentes; il aurait observé les leucocytes en voie de formation, surtout dans les sinus et les lacunes interfolliculaires. Au reste, la limite, l'isolement par une membrane épithéliale des follicules et des cordons médullaires ne lui paraît rien moins que démontrée. Il a reconnu, en étudiant les ganglions du chat, que la matière à injection ne s'arrêtait pas toujours dans les sinus, mais pénétrait aussi dans la portion la plus rapprochée de la substance folliculaire.

Sur des préparations de ganglions lymphatiques de MM. Remy et Dubar, obtenues après injection d'une matière colorante

[1] Voir articles : *Leucocyte et lymphatique du Dictionnaire encyclopédique*. Physiologie des leucocytes (*Journal de la Physiologie*). Paris, 1859, p. 50.

[2] *Technique histologique*, pages 687 et suivantes.

[3] *Communication orale* et Bulletins de la Société de Biologie, 1878.

phatiques, spécialement, des plus larges facilitent beaucoup leur passage des follicules et des cylindres dans les sinus lymphatiques.

dans les séreuses, on voit que la matière injectée s'est accumulée dans les sinus et les lacunes du ganglion, et qu'ayant imprégné l'épithélium plat tapissant les follicules, leur limite paraît absolument nette.

Nous n'avons pas à nous prononcer dans ces questions encore pendantes, mais nous pensons qu'on sera frappé de la divergence ou tout au moins des variétés d'opinions propres à chaque observateur. Le sujet appelle de nouvelles recherches, et nous pouvons dire que la fonction leucocytogène des ganglions normaux n'est pas à l'abri de toute discussion.

CHAPITRE XIV

FIBRES NERVEUSES

136. Les fibres nerveuses conduisent les impres-
sions partant des tissus et organes et arrivant aux

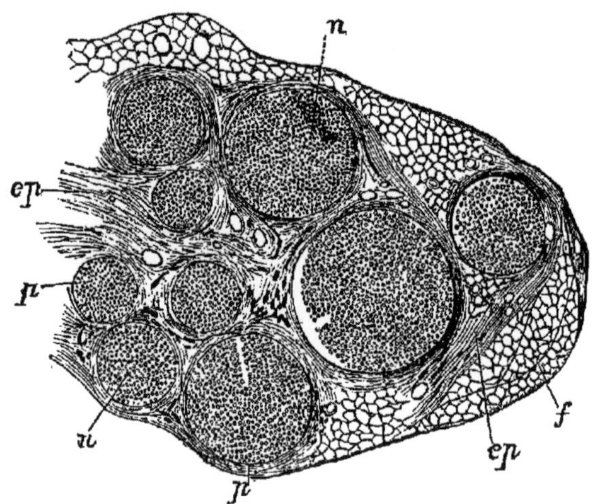

Fig. 63. — Coupe transversale du nerf sciatique du chien.

ep, épinèvre ; — *p*, périnèvre ; — *n*, fibres nerveuses constituant un faisceau nerveux, coupe transversale ; — *f*, tissu graisseux entourant le nerf.

centres nerveux, d'une part (centripètes), et les excitations partant des centres nerveux aboutissant aux

tissus et organes, d'autre part (centrifuges) ; aussi doit-on considérer, dans chaque fibre nerveuse, la terminaison périphérique et centrale et la partie conductrice. La partie conductrice constitue la fibre nerveuse proprement dite.

Ces fibres sont groupées en faisceaux, dans les nerfs cérébro-spinaux ; ces faisceaux en rameaux anatomiques et en troncs nerveux. Chaque nerf cérébro-spinal, visible à l'œil nu, est donc formé de faisceaux de fibres nerveuses (FIG. 63.) La trame générale, fondamentale, par laquelle ces faisceaux sont unis, est un tissu cellulaire appelé l'*épinèvre* (Key et Retzius) ; cet épinèvre est le vecteur des vaisseaux sanguins plus ou moins larges qui se distribuent aux troncs nerveux. Il contient aussi des plexus lymphatiques, des groupes de cellules graisseuses et quelquefois aussi de nombreuses cellules plasmatiques.

137. Les faisceaux nerveux (FIG. 64) sont de dimensions variées, suivant le nombre et le volume de tubes nerveux qu'ils contiennent. Ces faisceaux sont limités par une gaîne propre appelée périnèvre (Key et Retzius), lequel est formé de faisceaux de tissu cellulaire disposés en lamelles. Chaque lamelle est séparée de l'autre, par des espaces lymphatiques, plus ou moins larges, qui forment un système intercommuniquant et s'anastomosent avec les lymphatiques de l'épinèvre par l'intermédiaire desquels ils peuvent être injectés. Entre les lamelles et dans les espaces sont placés des corpuscules endothélioïdes aplatis de tissu cellulaire.

Les faisceaux nerveux sont soit simples, soit composés. Dans les premiers, les tubes du faisceau ne sont pas subdivisés en groupe ; dans les derniers, les faisceaux sont subdivisés par des septa plus ou moins épais de tissu cellulaire unis au périnèvre. Lorsqu'un faisceau nerveux se divise, comme lorsqu'un tronc se ramifie plusieurs fois, ainsi que cela a lieu au niveau de la distribution périphérique, chaque subdivision du faisceau reçoit une continuation du périnèvre lamellaire. Le périnèvre s'amincit au fur et à mesure qu'il passe sur des rameaux plus petits. Dans quelques rameaux nerveux très fins, le périnèvre est réduit à une simple couche de cellules endothéliales. Lorsqu'un de ces petits faisceaux se résout en une fibre nerveuse simple ou en petits groupes de fibres, chacun de ces fascicules reçoit un prolongement de la gaîne de périnèvre. Dans quelques points, ce prolongement du périnèvre n'est représenté que par une délicate membrane endothéliale ; en d'autres points, ce périnèvre est beaucoup plus épais et offre cependant toujours une structure lamellée. Ces gaînes épaisses, enveloppant de simples fibres nerveuses ou de petits groupes de fibres, représentent ce qui a été appelé *gaîne de Henle.*

138. Les tubes nerveux sont unis au dedans des faisceaux, par du tissu cellulaire appelé l'*endonèvre* (FIG. 64).

Celui-ci est formé d'une substance fondamentale homogène, entremêlée de faisceaux fins de tissu cellulaire, de corpuscules du tissu cellulaire, de vaisseaux capillaires sanguins disposés de manière à former un réseau de mailles allongées. Entre l'endonèvre et les fibres nerveuses, on trouve, çà et là, des espaces lymphatiques ; de semblables espaces séparant les tubes nerveux individuellement ont aussi été injectés par Key et Retzius. Lorsque les troncs nerveux s'anastomosent de manière à former un plexus, par exemple le plexus brachial ou sacré, il se fait un échange ré-

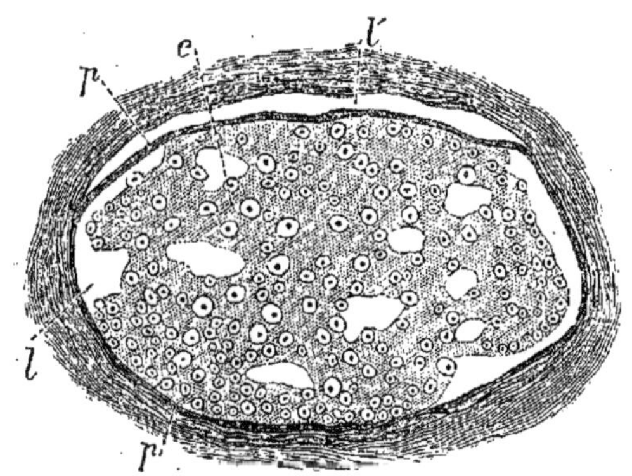

Fig. 64. — Coupe transversale d'un faisceau nerveux
dans la queue de la souris.

p, le périnèvre ; — *e*, l'endonèvre séparant les fibres nerveuses médullaires
vu en coupe tranversale ; *l*, les espaces lymphatiques dans l'endonèvre.

ciproque de faisceaux nerveux entre les branches. Une disposition semblable s'observe dans les ganglions nerveux cérébro-spinaux. Les troncs nerveux et les rameaux nerveux traversant une cavité lymphatique, comme les espaces sous-duremériens, les sacs lymphatiques sous cutanés ou la grande citerne lymphatique chez la grenouille, reçoivent de la membrane séreuse une enveloppe externe endothéliale.

139. Les tubes nerveux dans les faisceaux nerveux
des nerfs cérébro-spinaux, à l'exception du nerf olfactif,
sont des tubes nerveux à myéline. Ces tubes offrent
un double contour et se présentent comme des fibres
cylindriques, d'un diamètre variant entre 3 μ et
13 μ environ. A l'intérieur d'un même faisceau nerveux, par exemple dans le plexus brachial et sacré, il
se rencontre des tubes plusieurs fois plus épais que
les autres et il est probable qu'ils émanent de sources
différentes. Schwalbe a montré que l'épaisseur d'un
tube nerveux est en rapport, dans une certaine mesure,
avec la distance qui le sépare de la périphérie au
centre nerveux, et aussi avec l'activité fonctionnelle.

Un tube nerveux à myéline, examiné à l'état frais,
est un cylindre brillant offrant un double contour
noir. Soit spontanément, après la mort, soit après
l'action des réactifs, eau, solution de sel marin,
acides dilués, ou après une action mécanique ou une
pression, le contour du tube nerveux devient irrégulier ; des gouttelettes brillantes plus ou moins
larges, à contours noirs et des masses se montrent et
se détachent graduellement. Ces gouttelettes et ces
masses dérivent de la substance graisseuse constituant
l'enveloppe médullaire ou substance blanche de
Schwann (voir plus bas) ; quand un tube nerveux, à
l'intérieur d'un faisceau, subit la dégénération pendant la vie, soit après section du nerf ou après d'autres
modifications pathologiques ou dans le cours de son
existence (S. Mayer), l'enveloppe médullaire se frag-
mente en globules ou particules semblables plus ou
moins larges qui se résorbent graduellement.

140. Chaque tube nerveux à myéline se compose des parties suivantes : (FIG. 64 A et 66) (*a*) le cylindre-axe au centre. C'est la partie essentielle du tube. Il présente une disposition cylindrique ou plutôt rubannée; il est pâle, transparent; en certains points, près de la terminaison, dans le nerf olfactif, dans le système nerveux central et spécialement après l'action de certains réactifs, le cylindre-axe apparaît comme composé de fibrilles extrêmement fines, homogènes ou plus ou moins grenues, — les fibrilles élémentaires ou primitives de Max Schultze, unies entre elles par une petite quantité de substance interstitielle faiblement granuleuse. La striation longitudinale du cylindre-axe est due à ce qu'il est composé de fibrilles accolées. L'épaisseur du cylindre-axe est en proportion directe de l'épaisseur de la fibre nerveuse tout entière.

Le cylindre-axe est considéré comme enveloppé d'une gaîne hyaline propre, plus ou moins élastique, composé de *neurokératine*.

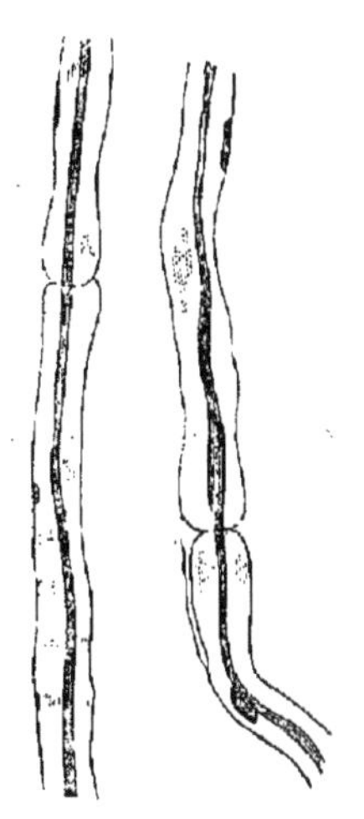

FIG. 64 A. — Deux fibres nerveuses, montrant les nœuds ou étranglements de Ranvier, et le cylindre-axe. L'enveloppe médullaire a été bien séparée. Les noyaux oblongs colorés indiquent les corpuscules nerveux dans la gaîne de Schwann.

141. (*b*) L'enveloppe médullaire ou substance blanche de Schwann est aussi appelée la myéline du tube nerveux. C'est une substance graisseuse, brillante, enveloppant le cylindre-axe, comme un cylindre creux et jouant le rôle de l'isolant dans un fil électrique. L'enveloppe médullaire donne au tube nerveux son double contour et son bord noir. Entre le cylindre-axe et l'enveloppe médullaire se trouve une faible quantité de fluide albumineux, qui semble augmenter de quantité lorsque le cylindre-axe se rétractant, s'éloigne un peu de la myéline.

142. (c) La gaîne de Schwann ou le névrilemme entoure étroitement l'enveloppe médullaire et forme la limite externe du tube nerveux. C'est une membrane délicate hyaline. De place en place, on trouve entre le névrilemme et l'enveloppe médullaire, logés dans une dépression de la myéline, des noyaux oblongs, recouverts par une mince couche de protoplasme. Ces corpuscules nucléés sont les corpuscules nerveux (FIG. 64 A) et sont analogues aux corpuscules musculaires situés entre le sarcolemme et la substance musculaire striée. Ils ne

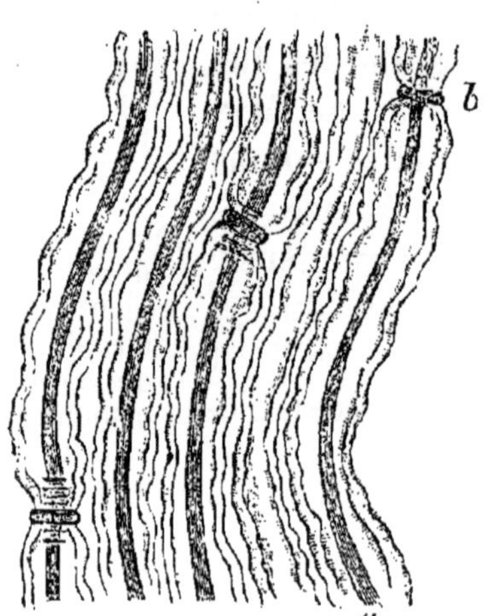

FIG. 65. — Fibres nerveuses à myéline imprégnées au nitrate d'argent.

a, le cylindre-axe ; b, l'étranglement de Ranvier.

sont pas, à beaucoup près, aussi nombreux que les corpuscules musculaires.

143. Le névrilemme[1] détermine, à intervalles réguliers, des étranglements annulaires, les nœuds ou étranglements de Ranvier (FIG. 64 A, 65 et 66). Au niveau de ces étranglements, l'enveloppe médullaire, mais non le cylindre-axe et son enveloppe spéciale, offre des discontinuités et des terminaisons brusques. La portion du tube nerveux comprise entre deux étranglements est le segment inter-annulaire et est pourvue de un et quelquefois plusieurs corpuscules nerveux. Le cylindre médullaire de chaque segment inter-annulaire est composé d'un certain nombre de petits cônes (FIG. 66 A) imbriqués à leurs extrémités (Schmidt, Lantermann) (FIG. 66) ; chacun de ces segments de cône renferme un certain nombre de

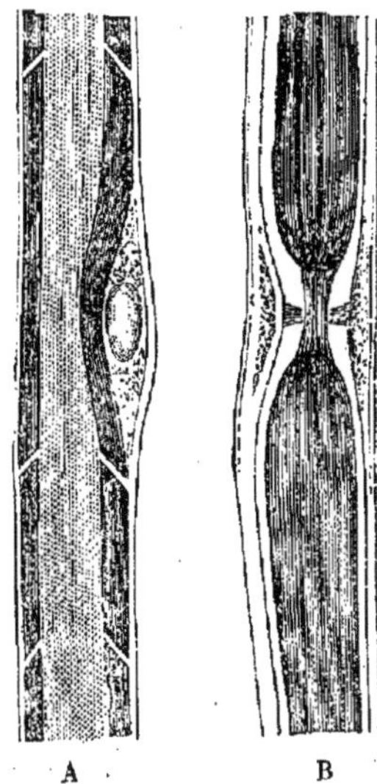

FIG. 66. — Fibres nerveuses à myéline.

A, une fibre nerveuse à myéline, montrant la fragmentation de la gaîne de myéline en cônes imbriqués ; un corpuscule nerveux avec un noyau ovale est vu entre le névrilemme et l'enveloppe médullaire ; — *B*, une fibre nerveuse à myéline avec un nœud ou étranglement de Ranvier ; le cylindre-axe passe sans interruption d'un segment dans l'autre ; mais l'enveloppe médullaire est interrompue.

[1] Il est regrettable qu'il règne une semblable confusion dans les termes servant à désigner les enveloppes des nerfs. Le mot *névrilemme* était déjà employé par Bichat pour désigner l'enve-

petits corps sous la forme de bâtonnets placés verticalement sur le cylindre-axe (FIG. 67). Ces bâtonnets sont unis en une sorte de réseau. Le réseau lui-même est très probablement la neurokératine de Ewald et de Kühne, tandis que la substance interstitielle du réseau n'est probablement que la substance graisseuse se détachant de la fibre nerveuse sous forme de gouttelettes, lorsque celle-ci, à l'état frais, est soumise à la pression ou à l'action des réactifs.

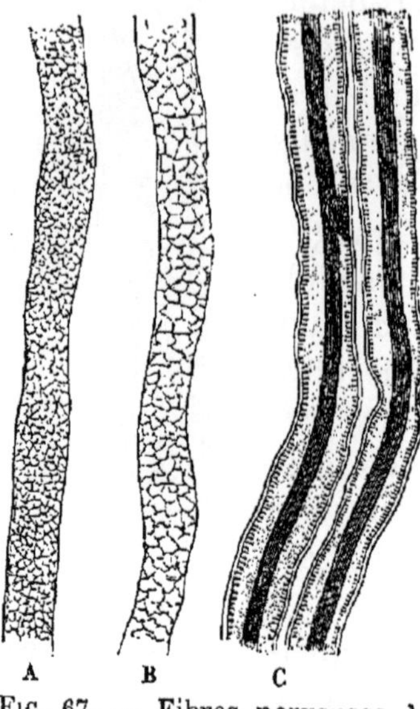

FIG. 67. — Fibres nerveuses à myéline.

A, *B*, montrant la structure réticulée de l'enveloppe médullaire ; — *C*, deux fibres nerveuses montrant le cylindre-axe, l'enveloppe médullaire avec les bâtonnets délicats arrangés verticalement et la délicate gaîne de Schwann ou enveloppe externe hyaline.

144. Les tubes nerveux à myéline sans aucun névrilemme, et, par conséquent, sans aucun étranglement de Ranvier, avec une enveloppe médullaire plus ou moins distinctement laminée, sont ceux qui forment la substance blanche du cerveau et de

loppe générale des troncs nerveux. Il conserve ce sens pour la plupart des histologistes français et correspond à l'*Epinèvre* de Key et Retzius. C'est donc à tort que le mot *névrilemme* est appliqué à la gaîne de Schwann. La conservation de mots ainsi détournés de leur sens primitif ne peut qu'embrouiller les idées des débutants.

la moëlle épinière. Dans ces organes, à l'état frais ou
après durcissement, on remarque de nombreux tubes
nerveux qui présentent des varicosités plus ou moins
régulières, dues à l'accumulation locale du fluide
entre le cylindre-axe et l'enveloppe médullaire. On
les appelle fibres nerveuses variqueuses. Elles se rencontrent aussi dans les rameaux du grand sympathique. Les tubes nerveux du nerf optique et du
nerf acoustique sont pourvus de myéline, mais dépourvus de névrilemme ; on y trouve fréquemment
des fibres variqueuses.

145. Les tubes nerveux à myéline se divisent parfois,
dans leur parcours, en deux tubes à myéline. Cette
division s'observe communément dans les tubes
nerveux à myéline se distribuant aux fibres musculaires striées, spécialement au point d'entrée ou près
du point d'entrée, dans la fibre musculaire (voir plus
bas). Cette division des tubes nerveux peut aussi être
observée ailleurs. Les nerfs électriques des poissons
électriques (malaptérurus, gymnotes, silures, etc. électriques) présentent de semblables divisions à un degré
extraordinaire, une énorme fibre nerveuse se divisant
tout d'un coup en un faisceau de fibres fines. La division
d'un tube à myéline se montre généralement au
milieu d'un étranglement de Ranvier. Les branches
de divisions prises ensemble sont généralement plus
épaisses que la partie indivise de la fibre ; mais,
comme structure, elles sont identiques avec cette dernière.

146. Lorsque les tubes nerveux à myéline approchent de leur terminaison périphérique, ils subissent

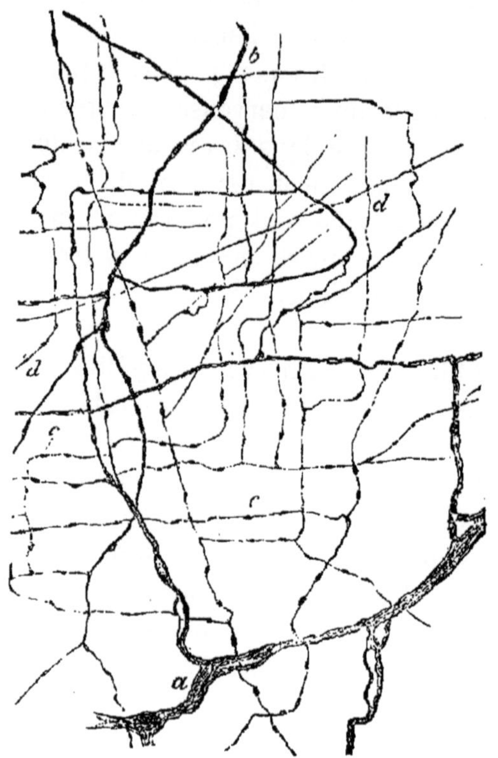

Fig. 68. — Plexus de fibres nerveuses fines sans myéline de la cornée.

a, une fibre nerveuse épaisse sans myéline ; — *b*, une autre déliée ; — *c. d*, fibrilles élémentaires s'anastomosant dans un réseau.

plus ou moins rapidement une modification qui fait que leur enveloppe médullaire cesse soudainement ; On a alors sous les yeux une fibre sans myéline ou

fibre de Remak. Chacune de ces fibres est formée du
cylindre-axe, du névrilemme, et, entre les deux, de corpuscules nerveux nucléés disposés de place en place.

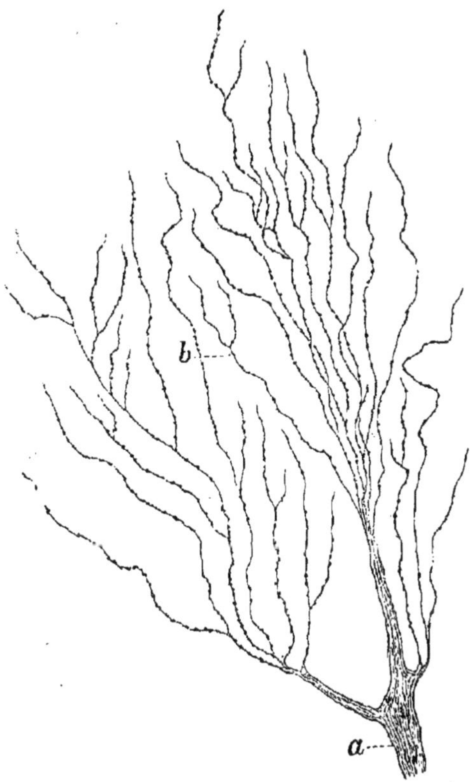

FIG. 69. — Fibres nerveuses de la cornée.

a, un cylindre-axe se divisant en ses fibrilles primitives constituantes près
de l'épithélium antérieur de la cornée ; — *b*, fibrilles primitives.

Les fibres nerveuses sans myéline présentent toujours
l'aspect fibrillaire de leurs cylindres-axes.

Les rameaux nerveux de l'olfactif sont entièrement

constitués par des fibres nerveuses sans myéline. Dans les rameaux du sympathique, la plupart des fibres sont également dépourvues de myéline.

Les fibres sans myéline subissent toujours des divisions répétées. Elles forment des plexus de fibres larges se ramifiant en fibres plus petites, lesquelles se rejoignent encore (FIG. 68). Généralement, aux points nodaux de ces plexus, il y a des noyaux triangulaires indiquant les corpuscules du névrilemme.

147. Finalement, les fibres nerveuses sans myéline perdent leur névrilemme et sont alors réduites à de simples cylindres-axes; ceux-ci se divisent plus tard et se résolvent en fibrilles nerveuses primitives constituantes qui présentent parfois des varicosités régulières (FIG. 69). Par suite, il n'existe plus trace du névrilemme, ni des noyaux des corpuscules nerveux.

Ces fibrilles primitives se ramifient et s'anastomosent souvent les unes avec les autres et ainsi forment un réseau. La densité de ce réseau dépend du nombre des fibrilles et de la richesse de leurs divisions. Ces fibrilles primitives et leurs réseaux représentent la terminaison périphérique; ce mode de terminaison se montre dans les fibres nerveuses sensitives, dans plusieurs des fibres nerveuses de la peau, de la cornée et des membranes muqueuses. Dans tous ces cas, la terminaison périphérique, c'est-à-dire les fibrilles primitives et leurs réseaux, est intra-épithéliale (FIG. 70), placée dans le stratum malpighien de l'épiderme, dans les parties épithéliales des follicules pileux, dans l'épithélium antérieur de la cornée et l'épithélium des membranes muqueuses. Les fibrilles nerveuses primitives sont situées dans la substance interstitielle entre les cellules épithéliales. Les réseaux intra-épithéliaux et les fibrilles primitives semblent se terminer par des extrémités libres.

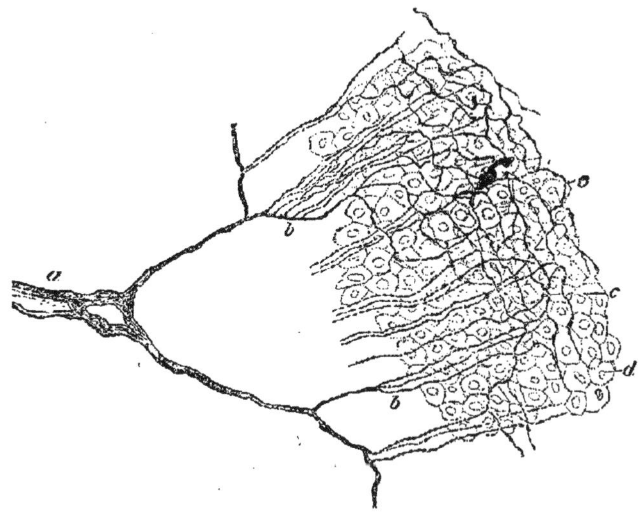

Fig. 70. — Terminaison nerveuse intra-épithéliale dans l'épithélium antérieur de la cornée, vu en coupe oblique.

a, un cylindre-axe ; — *b*, fibrilles nerveuses sous-épithéliales ; — *c*, réseau intra-épithélial ; — *d*, cellules épithéliales.

148. Si l'on suit une fibre nerveuse sensitive, de la périphérie vers le centre, on voit qu'à l'origine, elle est décomposée en fibrilles primitives en réseaux ; ceux-ci forment, par association des cylindres-axes simples, variant d'épaisseur selon le nombre des fibrilles primitives constituantes. Ces cylindres-axes simples forment, à leur tour, des plexus. En s'unissant,

ces cylindres-axes deviennent plus larges; ils s'enveloppent de névrilemme et en même temps apparaissent, à leur surface, des noyaux des corpuscules nerveux, de là résultent des fibres sans myéline. Celles-ci forment des plexus. Une enveloppe médullaire fait son apparition entre le névrilemme et le cylindre-axe et forme ainsi une fibre nerveuse à myéline.

CHAPITRE XV

TERMINAISONS NERVEUSES PÉRIPHÉRIQUES

149. Dans le chapitre précédent, nous avons décrit la terminaison des nerfs sensitifs sous forme de fibrilles primitives isolées ou en réseaux, situées dans l'épithélium de la peau et des membranes muqueuses et dans l'épithélium antérieur de la cornée. Mais, en outre, il existe d'autres organes terminaux spéciaux des nerfs sensitifs jouant probablement un rôle dans la perception de la qualité ou de la quantité de certaines excitations sensitifs. Tous ces organes terminaux sont en connexion avec une fibre nerveuse à myéline et sont situés, non pas dans l'épithélium superficiel, mais à l'intérieur des tissus à une profondeur plus ou moins grande. Tels sont, par exemple, les corpuscules de Pacini, les bulbes terminaux de Krause dans la langue et la conjonctive, les bulbes terminaux dans les organes génitaux externes, les corpuscules de Meissner ou corpuscules du tact dans les papilles de la peau, du côté palmaire des doigts, les cellules du toucher de Merkel, dans le bec et la langue du canard, etc.

150. *Corpuscules de Pacini*. Ils sont aussi appelés corpuscules de Vater. On les rencontre en grand nombre à l'extrémité des fibres nerveuses sous-cutanées de la paume de la main et de la plante du pied chez l'homme, dans le mésentère du chat, le long du tibia du lapin, dans les organes génitaux de l'homme (corps caverneux et prostate). Chaque corpuscule est ovale, plus ou moins effilé, et, en quelques places peut être aperçu à l'œil nu (paume de la main chez l'homme, mésentère du chat); en effet les plus larges de ces corpuscules ont comme dimension un dixième de millimètre en longueur. Dans d'autres places on ne peut les voir qu'au microscope. Chacun possède un pédicule auquel il est attaché et qui est constitué par une fibre nerveuse à myéline efférente unique (FIG. 71). Cette fibre nerveuse diffère des fibres à myéline ordinaires simplement en ce que, en dehors du névrilemme, il existe une épaisse enveloppe de tissu cellulaire lamellée qui est la gaîne de Henle, continue avec la gaîne de périnèvre de la branche

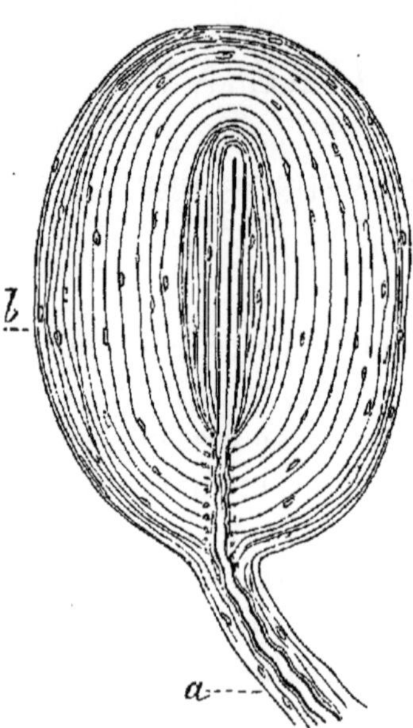

FIG. 71. — Un corpuscule de Pacini dans le mésentère du chat.

a, la fibre nerveuse à myéline ; — *b*, les capsules concentriques.

nerveuse avec laquelle la fibre nerveuse est en connexion. Cette fibre nerveuse à myéline, à l'intérieur
de l'enveloppe, montre généralement un contour
très sinueux.

Le corpuscule lui-même est composé d'un très
grand nombre de lamelles ou capsules, arrangées
plus ou moins concentriquement autour d'un espace
central clair allongé ou cylindrique. Cet espace
contient dans son axe, depuis l'extrémité proximale
c'est-à-dire la plus rapprochée du pédicule, jusqu'au
près de l'extrémité opposée ou distale, une continuation de la fibre nerveuse sous forme d'un cylindre-
axe simple. Mais ce cylindre-axe simple ne remplit
pas l'espace central, puisqu'il existe tout autour du
cylindre-axe finement strié dans le sens longitudinal, des espaces remplis par une substance transparente dans laquelle, en certains cas, on peut distinguer
des rangées de noyaux sphériques disposés le long
du bord du cylindre-axe. A l'extrémité ou près de
l'extrémité distale de l'espace central, le cylindre-
axe se divise en deux ou plusieurs branches, se
terminant par des renflements piriformes, ou oblongs
ou sphériques, ou de forme irrégulière, paraissant
granuleux.

151. Ces capsules concentriques formant le corpuscule lui-même sont disposées d'une manière différente à la périphérie et près de l'espace central,
d'une part, et dans les parties moyennes, d'autre
part. Dans les premières couches désignées, ces
capsules sont plus serrées et plus minces que dans

les dernières. En examinant un corpuscule de Pacini suivant son axe longitudinal ou sur une coupe transversale, on trouve toujours une striation (indiquant les capsules) plus serrée dans les couches externes et dans les internes que dans les moyennes. Chaque capsule consiste (*a*) en une substance fondamentale hyaline, probablement élastique, dans laquelle sont couchés çà et là (*b*) de minces faisceaux de tissu cellulaire ; (*c*) sur la surface interne de chaque capsule, celle regardant l'axe central du corpuscule de Pacini, se trouve une couche unique de lames endothéliales nucléées. Les noyaux oblongs, visibles sur les capsules à l'examen ordinaire sont les noyaux de ces lames endothéliales. Il n'y a pas de fluide entre les capsules ; mais elles sont en contact immédiat les unes avec les autres (Huxley). A leur périphérie les capsules sont parfois unies les unes avec les autres par de minces fibres.

152. Pour atteindre l'espace central du corpuscule, la fibre à myéline doit perforer la capsule en un pôle ; ainsi est formé un canal dans lequel est située la fibre nerveuse à myéline et celle-ci, après un trajet très sinueux, atteint l'extrémité proximale de l'espace central. Cette partie de la fibre nerveuse peut être appelée la partie intermédiaire. Les lamelles de l'enveloppe de Henle se continuent directement avec les capsules du corpuscule.

Immédiatement avant d'entrer dans l'espace central, la fibre nerveuse, se dépouillant de toutes ses autres parties, se réduit au cylindre-axe, qui, ainsi qu'on l'a dit plus haut, passe dans l'espace central du corpuscule de Pacini. Dans quelques cas, une petite artériole entre dans le corpuscule par le pôle opposé à celui de la fibre nerveuse; elle pénètre à travers les capsules périphériques et leur fournit quelques vaisseaux capillaires.

153. Les *corpuscules de Herbst* sont semblables aux corpuscules de Pacini, avec cette différence qu'ils sont plus petits et plus allongés, que le cylindre-axe de l'espace central est bordé par une rangée continue de noyaux et que les capsules sont plus minces et plus serrées (FIG. 72). Cela est vrai spécialement des capsules avoisinant l'espace central, entre lesquelles on n'observe pas de noyau indiquant les lames endothéliales. Telle est la structure des corpuscules de Herbst dans la muqueuse de la langue du canard et du lapin et dans les tendons.

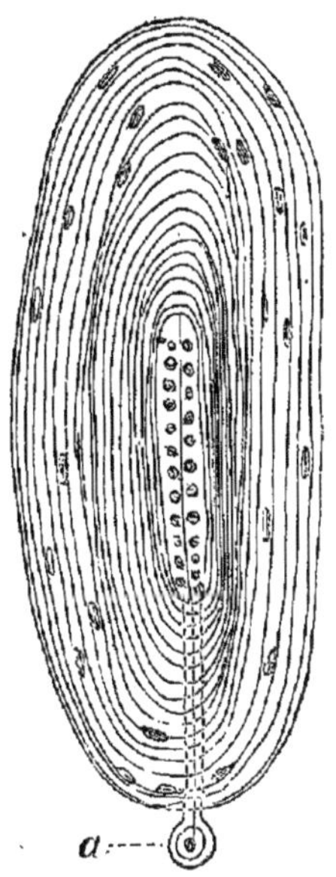

FIG. 72. — Un corpuscule de Herbst, dans la langue du canard.

a. la fibre nerveuse à myéline coupée en dehors.

154. Les *corpuscules du tact* ou *corpuscules de Meissner* se rencontrent dans les papilles du chorion à la face palmaire des doigts et des orteils chez l'homme et le singe. Ils sont oblongs, à contours rectilignes ou légèrement plissés chez l'homme; ils ont une

longueur de 0^{mm}10 à 0^{mm}09, sur une largeur de 0^{mm}05 à 0^{mm}13 environ. Ils sont en connexion avec une fibre nerveuse à myéline, généralement unique, quelquefois, mais rarement, double, pourvue d'une gaîne de Henle. La fibre nerveuse entre dans le corpuscule; mais habituellement, avant de pénétrer, elle s'enroule, encore à l'état de fibre à myéline, autour

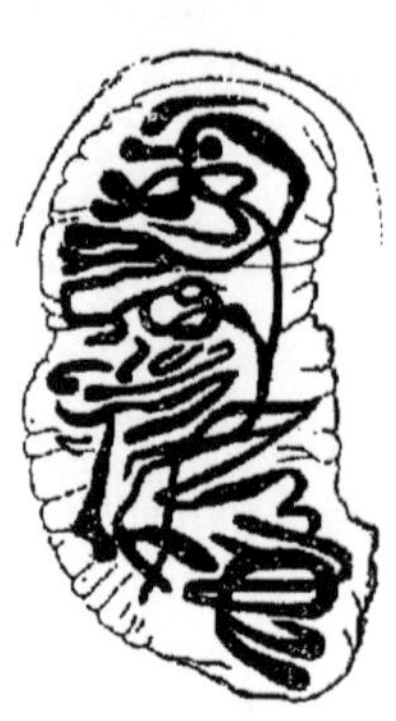

Fig. 73. — Un corpuscule tactile de Meissner dans la peau de la main humaine, montrant les enroulements de la fibre nerveuse (E. Fischer et W. Flemming).

du corpuscule dont elle fait une ou plusieurs fois le tour, et la gaîne de Henle se fusionne avec la capsule fibreuse ou enveloppe du corpuscule tactile. Plus tard la fibre nerveuse perd sa gaîne de myéline et pénètre dans l'intérieur du corpuscule où le cylindre-axe se divise. Ses branches de division gardent une disposition enroulée tout le long du corpuscule tactile, (Fig. 73), s'anastonosent les unes avec les autres, et se terminent par de faibles renflements cylindriques ou piriformes. Ces renflements, d'après Merkel seraient des cellules du tact. La matrice, ou partie principale du corpuscule tactile, se compose, outre l'enveloppe fibreuse, les noyaux et les nombreuses fibres élastiques, de minces faisceaux de tissu cellulaire et d'un certain nombre de petites cellules nucléées.

155. Les *bulbes terminaux de Krause*. On les rencontre dans la conjonctive du veau et de l'homme,

avec l'apparence de petits corpuscules oblongs ou cylindriques, situés dans les couches les plus profondes de la conjonctive, près du bord de la cornée. Une

fibre nerveuse à myéline, pourvue d'une gaîne de Henle, entre dans le corpuscule (FIG. 74). Celui-ci possède une capsule nucléée et présente une structure plus ou moins lamellée (d'un aspect semblant plus granuleux chez l'homme); de nombreux noyaux sont disposés entre les lamelles. A l'ordinaire, le cylindre-axe seul de la fibre nerveuse

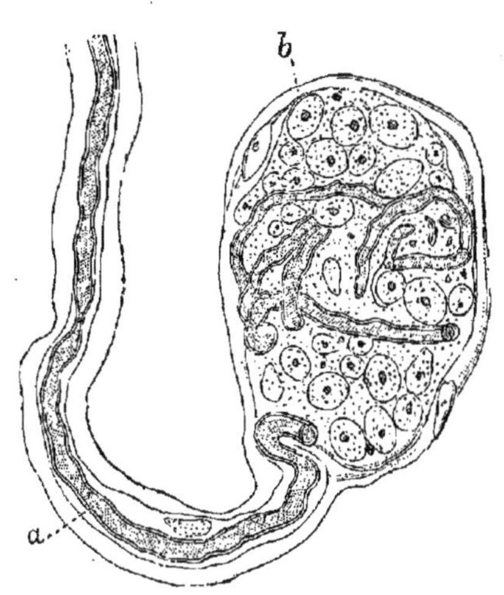

Fig. 74. — Un bulbe terminal de Krause.

a, une fibre nerveuse à myéline; — *b*, la capsule du corpuscule.

se prolonge dans l'intérieur du corpuscule. Parfois la fibre nerveuse à myéline passe entièrement dans le corpuscule et semble en même temps plus ou moins enroulée. Après être arrivée près de l'extrémité distale, elle se ramifie et se termine par de petits renflements. (Krause, Longworth, Merkel, Key et Retzius). Les bulbes terminaux dans les organes génitaux, ou corpuscules génitaux de Krause, présentent une structure analogue aux simples bulbes terminaux. Ils se montrent dans le tissu de la peau et de la membrane muqueuse du penis, du clitoris et du vagin.

156. Les *corpuscules de Grandry* ou corpuscules du toucher de Merkel situés dans le tissu des papilles du bec et de la langue des oiseaux, sont des corpuscules ovales ou sphériques, de petite dimension. Ils sont pourvus d'une membrane très délicate, nucléée, formant comme une capsule, et ils sont constitués par des séries (deux, trois, quatre et plus) de larges cellules transparentes, légèrement aplaties, d'apparence granuleuse, chacune avec un noyau sphérique, et disposées en une rangée verticale (FIG. 75). Une fibre nerveuse à

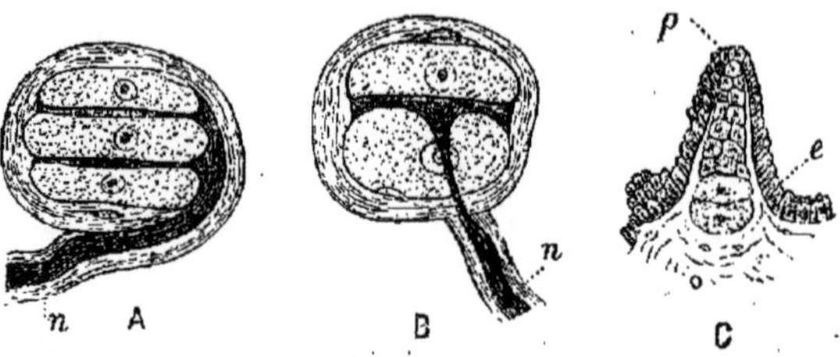

FIG. 75. — Corpuscules de Grandry dans la langue du canard.

A, composé de trois cellules ; — *B*, composé de deux cellules ; — *C*, montrant le développement d'un corpuscule de Grandry vers l'épithélium recouvrant la papille ; — *e*, épithélium ; — *n*, fibre nerveuse.

myéline entre dans le corpuscule, d'un côté, perd son enveloppe médullaire, et le cylindre-axe se divisant, les petits rameaux se terminent suivant quelques auteurs (Merkel et Henle) dans les cellules du corpuscule (cellules du toucher de Merkel); selon d'autres (Key, Retzius, Ranvier, Hesse, Izquierdo), dans la substance transparente, entre les cellules du toucher, formant ainsi le disque tactile de Ranvier ou la plaque du goût de Hesse. Ni l'une ni l'autre de ces théories ne me semble répondre à la réalité, car j'ai observé

que les ramuscules du cylindre-axe se terminent, non
pas dans les cellules du toucher ni dans le disque
tactile, mais, par de petits renflements, dans la substance interstitielle, entre les cellules du toucher; cette
terminaison est, du reşte, fort analogue à ce qui s'observe dans les bulbes terminaux de la conjonctive.
Selon Merkel, de petits groupes isolés de cellules du
toucher apparaissent dans le tissu des papilles, dans
l'épithélium et dans la peau de l'homme et des mammifères.

157. *Dans les articulations,* par exemple l'articulation du genou, chez le lapin, — Nicoladoni a décrit de nombreux rameaux nerveux desquels se
détachent de fines fibres nerveuses. Quelques-unes
d'entre elles se terminent en réseaux, d'autres sur des
vaisseaux sanguins, d'autres enfin dans des corpuscules de Pacini. Krause a décrit dans les membranes
synoviales des articulations des doigts, chez l'homme,
des fibres nerveuses à myéline qui se terminent en
corpuscules tactiles particuliers, auxquels il a donné
le nom de corpuscules nerveux articulaires.

158. *Les rameaux nerveux se distribuant au tissu
musculaire lisse* sont dérivés du système sympathique.
Ils sont composés de fibres nerveuses sans myéline et
ces rameaux nerveux sont enveloppés d'une gaîne
endothéliale de périnèvre. Les rameaux se divisent en
petits faisceaux ou se résolvent en cylindres-axes
isolés qui se réunissent en un plexus, le plexus fondamental d'Arnold. Les fibres fines sortant du plexus

sont destinées aux faisceaux des cellules musculaires

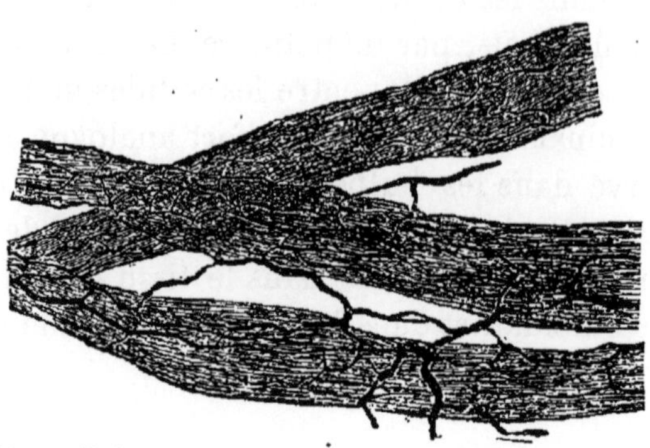

FIG. 76. — Faisceaux du tissu musculaire lisse entourés par des plexus de fibres nerveuses délicates.

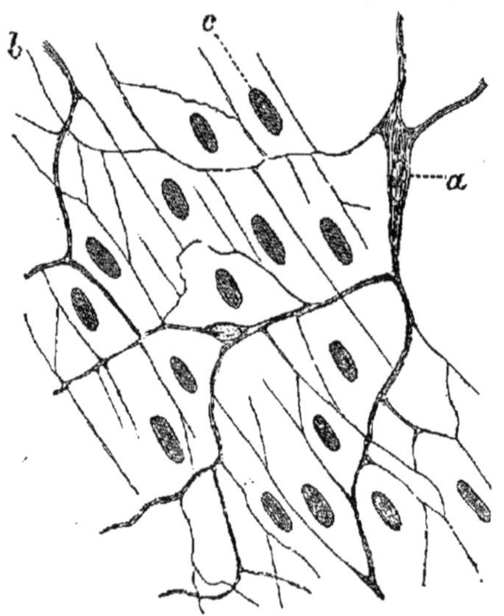

FIG 76 A. — Terminaison des nerfs dans le tissu musculaire lisse.

a, fibres sans myéline du plexus intermédiaire ; — *b*, fines fibrilles intermusculaires ; — *c*, noyau de cellules musculaires.

lisses, et forment un plexus appelé le plexus intermédiaire (FIG. 76). Les fibres aboutissant à ce plexus sont des faisceaux plus ou moins larges de fibrilles primitives ; dans les nœuds ou points de jonction de ces fibres, on trouve des noyaux angulaires. Des plexus intermédiaires partent de petits faisceaux, de fibrilles primitives, qui poursuivent leur trajet dans la substance interstitielle, entre les cellules musculaires : ce sont les fibrilles intermusculaires (FIG. 76, A). Selon Frankenhaüser et Arnold, ces fibrilles abandonneraient des fibrilles plus déliées encore, se terminant dans le noyau ou dans le nucléole. Selon Elischer, les fibrilles primitives se terminent à la surface du noyau par un petit renflement. En plusieurs places, il existe des cellules ganglionnaires isolées, en connexion avec les fibrilles intermusculaires.

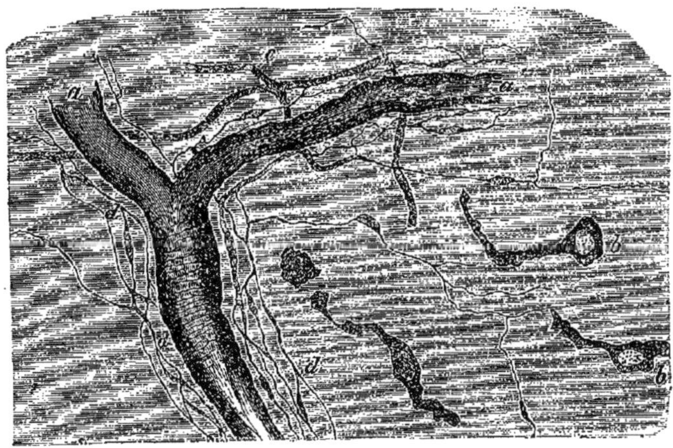

FIG. 77. — Plexus de fibres nerveuses fines, sans myéline, entourant les artères capillaires dans la langue de la grenouille, après avoir été colorés avec du chlorure d'or.

a, vaisseau sanguin ; — b, corpuscules du tissu cellulaire ; — c, fibres épaisses sans myéline ; — d, plexus de fibres nerveuses fines.

159. Les nerfs des *vaisseaux sanguins* sont dérivés du sympathique. Leur terminaison dans les artères et

les veines se fait exactement de la même manière que dans le tissu musculai re lisse, car ils existent surtout dans les parties (tunique moyenne) qui contiennent du tissu musculaire lisse. Mais il existe aussi de fines fibres nerveuses, sans myéline, qui accompagnent les vaisseaux capillaires — capillaires artériels et capillaires veineux, — et parfois elles abandonnent des fibrilles élémentaires formant un réseau autour du vaisseau (FIG. 77). Dans quelques endroits les rameaux nerveux vasculaires sont pourvus de petits groupes de cellules ganglionnaires.

160. Dans les *muscles striés* de l'homme et des mammifères, des reptiles et des insectes, la terminaison des fibres nerveuses a lieu, selon l'opinion de Kühne, communément acceptée, de la manière suivante : une fibre nerveuse à myéline, dérivée généralement d'une fibre qui s'est divisée, entre presque à angle droit dans la fibre musculaire striée, le névrilemme se fusionnant avec le sarcolemme ; la fibre nerveuse, soit au point de pénétration, soit bientôt après, perd son enveloppe médullaire, de sorte que le cylindre-axe seul passe dans la fibre musculaire. Le cylindre-axe se divise simultanément en un certain nombre de fibres fines, qui bientôt constituent un réseau de fibres déliées. Le réseau terminal se perd dans une plaque d'apparence plus ou moins granuleuse pourvue d'un certain nombre de noyaux oblongs (FIG. 78). Cet ensemble représente la plaque nerveuse terminale. Lorsque la fibre musculaire se contracte, cette plaque terminale prend naturellement la forme

d'une proéminence, colline nerveuse de Doyère. Chaque fibre musculaire possède une plaque nerveuse terminale ; mais accidentellement il peut y en avoir plu-

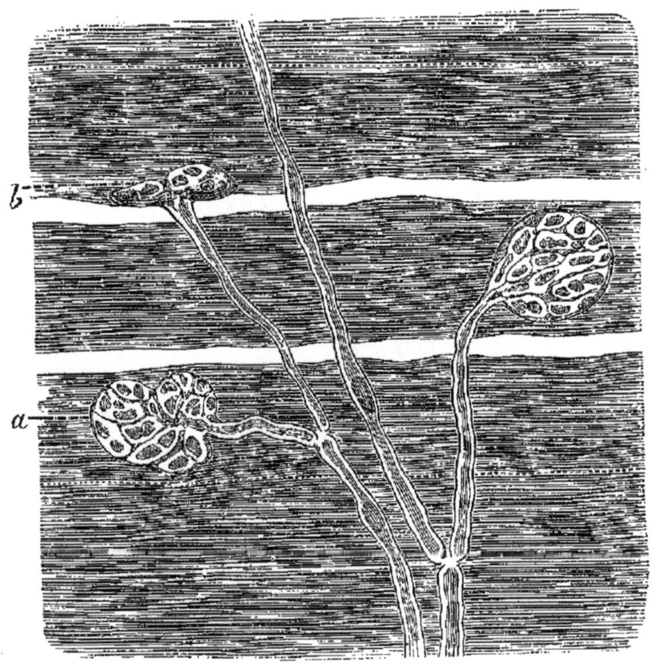

Fig. 78. — Préparation de fibres musculaires striées du serpent montrant la terminaison des fibres nerveuses à myéline (d'après une préparation de M. A. Lingard).

a, la plaque terminale nerveuse vue par sa surface :— *b*, la même vue de profil. — La plaque terminale est un réseau en connexion avec le cylindre-axe d'une fibre nerveuse à myéline, et contient de nombreux noyaux de dimensions et de formes variées.

sieurs très rapprochées. A une plaque terminale aboutissent généralement une, quelquefois deux fibres nerveuses. L'onde de contraction part généralement de la plaque terminale.

Chez les batraciens, la fibre nerveuse ne se termine pas comme à l'ordinaire, c'est-à-dire sous la forme d'une plaque terminale granuleuse, mais ayant traversé le sarcolemme, elle se ramifie en plusieurs cylindres-axes qui se divisent eux-mêmes en branches; chacune des branches affecte une direction plus ou moins longitudinale et est pourvue, soit à sa ter-

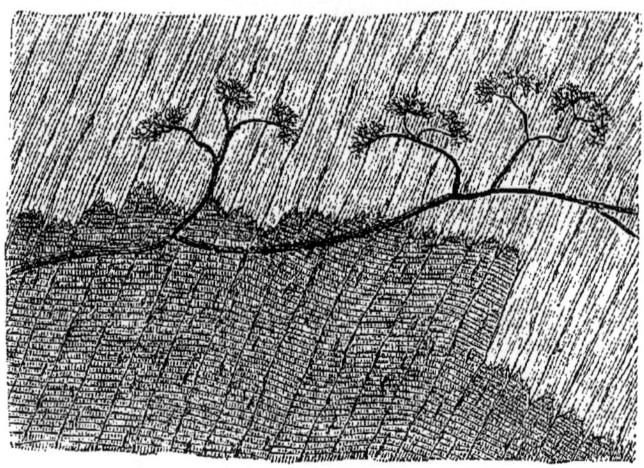

FIG. 79. — Terminaison des fibres nerveuses à myéline dans le tendon, près de l'insertion des fibres musculaires striées

Les fibres nerveuses se terminent par des plaques terminales réticulées de fibrilles primitives.

minaison, soit sur son trajet, de noyaux oblongs. Arndt a démontré que les deux espèces de terminaisons apparaissent chez les batraciens. Ces deux sortes de terminaisons nerveuses se placent au-dessous du sarcolemme et à la surface de la substance musculaire propre. Mais outre cette terminaison intra-musculaire, il existe un plexus de fibres nerveuses qui est situé en dehors du sarcolemme, c'est-à-dire intermusculaire.

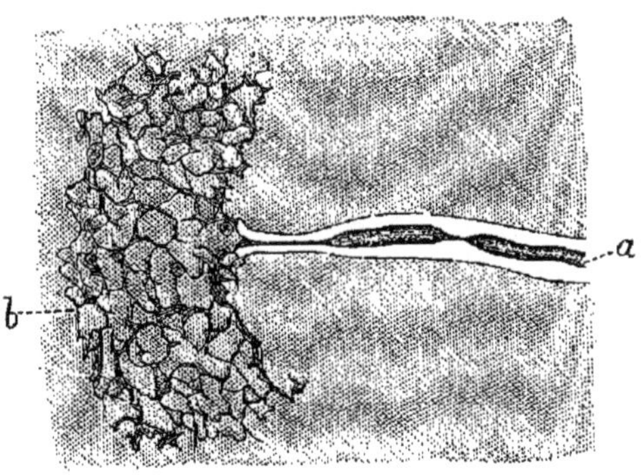

FIG. 80.—Une des plaques terminales réticulées de la figure précédente, plus grossie.

a, la fibre nerveuse à myéline; — *b*, la plaque terminale réticulée.

Ces faits ont été observés par Beale, Kölliker, Krause et autres. Arndt considère ces fibres intermusculaires comme des nerfs sensitifs.

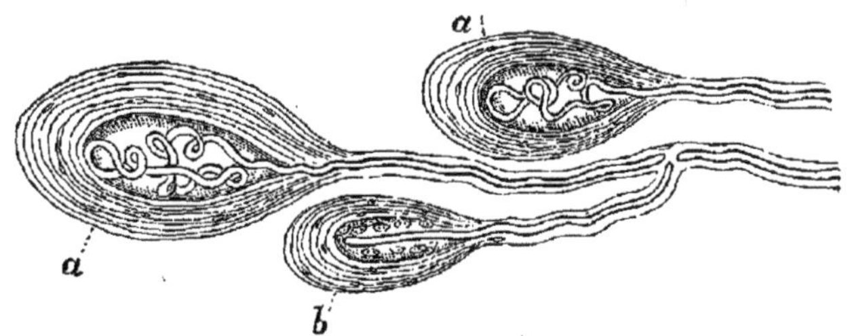

FIG. 81. — Terminaison des fibres nerveuses dans le tendon.

a, bulbes terminaux avec une fibre nerveuse à myéline enroulée ; *b*, bulbe terminal semblable à un corpuscule de Herbst.

161. Les *tendons* sont pourvus de terminaisons nerveuses spéciales étudiées par Sachs, Rollett,

Gempt, Rauber et particulièrement Golgi dont le travail sur ce sujet est très minutieux. Ces terminaisons sont spécialement nombreuses près de l'insertion musculaire. Elles se présentent avec les variétés suivantes :

(*a*) Une fibre nerveuse à myéline se divise plusieurs fois et le cylindre-axe disparaît dans une petite plaque composée d'un réseau de menues fibrilles primitives (FIG. 79).

(*b*) Ce réseau est parfois entremêlé avec une matière d'apparence granuleuse, et ainsi est constitué un organe semblable à la plaque terminale nerveuse des fibres musculaires (FIG. 80).

(*c*) Une fibre nerveuse à myéline se termine par une extrémité bulbeuse (FIG. 81) semblable à celle de la conjonctive ou aux corpuscules de Herbst.

CHAPITRE XVI

LA MOËLLE ÉPINIÈRE

162. La *moëlle épinière*[1] est enveloppée par trois membranes distinctes. La plus externe est la *dure-mère* :

[1] *Développement du système nerveux central.* — Sur les premiers rudiments embryonnaires (embryons de poulet après vingt heures d'incubation), on voit se dessiner une ligne axile médiane, la *ligne primitive*, qui résulte d'une prolifération circonscrite de l'ectoderme s'enfonçant du côté de l'endoderme et destinée vraisemblablement à former la première trace du mésoderme.

De cette *ligne primitive* dériveront médiatement les organes axiles, essentiels de l'embryon, le système nerveux central, la corde dorsale et les protovertèbres.

C'est à la partie antérieure de la *ligne primitive* que l'ectoderme commence à s'infléchir en un sillon qui gagne vers l'extrémité céphalique de l'embryon, le *sillon dorsal* limité sur les côtés par les *lames dorsales*.

Peu à peu, le *sillon dorsal* se creuse en une gouttière dont les lames latérales, en se relevant, arriveront au contact pour circonscrire le névraxe primitif offrant alors un aspect tubulaire.

Chez les oiseaux, la fermeture du *sillon dorsal* commence du côté de la tête, vers la trentième heure de l'incubation, alors que les premières protovertèbres sont à peine indiquées. Par les progrès du développement, la gouttière se ferme dans une étendue toujours croissante, dans deux directions opposées, en avant et en arrière, du côté de l'extrémité antérieure de la tête et du côté de la région dorsale de l'embryon. L'occlusion com-

elle est composée de lamelles plus ou moins distinctes
de tissu fibreux, avec des cellules plates de tissu

plète du sillon dorsal est bien plus précoce dans l'extrémité
céphalique que dans la région dorsale où le tube médullaire
n'est tout à fait clos que lorsque toutes les protovertèbres sont
apparues.

Dès que le tube cérébral est fermé, il se segmente partiellement, d'où la formation des *vésicules cérébrales* déjà indiquées
avant l'occlusion totale.

En allant d'avant en arrière, on distingue la *première*, la
seconde et la *troisième vésicule* séparées par des étranglements
profonds. Dès ce moment, de chaque côté de la première vésicule cérébrale naît un bourgeon qui se pédiculise, la *vésicule
optique primitive*. La vésicule cérébrale antérieure continuant
à croître en avant et en haut des vésicules optiques, donne
naissance à un diverticule qui a reçu le nom de *cerveau antérieur secondaire* (Mihalkovics), la portion de la vésicule antérieure restant en rapport avec les vésicules optiques portant le
nom de *cerveau intermédiaire*. De même la vésicule postérieure
se subdivise en deux segments, *cerveau postérieur et arrière
cerveau*.

Signalons enfin que de très bonne heure, en même temps
qu'on voit se différencier ces organes primitifs, la partie céphalique du névraxe subit une incurvation en avant, en rappot
avec la courbure de l'extrémité céphalique de l'embryon.

Nous ne pouvons pas entrer dans les détails extrèmement
compliqués du développement morphologique et histologique
des diverses parties du cerveau; nous devons nous borner à
des indications tout à fait sommaires (Voy. Kölliker, *Traité
d'embryologie*, traduction française, p. 500 à 600).

De la subdivision de la première vésicule cérébrale qui porte
le nom de *cerveau antérieur secondaire* naîtront les hémisphères
cérébraux, les corps striés, le corps calleux; du *cerveau intermédiaire*, appartenant encore à la première vésicule cérébrale,
dériveront les couches optiques et les parties sur le plancher
du troisième ventricule (Chiasma tuber cinereum, infundibulum, petit lobe de l'hypophyse, tubercules mamillaires), l'épithélium de la toile choroïdienne supérieure, la glande pinéale
et la commissure postérieure.

Le cerveau moyen (vésicule cérébrale moyenne) ne produira
que les tubercules quadrijumeaux.

cellulaire et des réseaux de fibres élastiques. La
surface externe et la surface interne de la dure-mère

Le cerveau postérieur (portion de la vésicule postérieure)
donne le pont de Varole et le cervelet; l'arrière cerveau produira la moëlle allongée.

Le cerveau, ainsi que nous l'avons mentionné, se constitue
plus rapidement que la moëlle, la fermeture du sillon médullaire s'opère graduellement d'avant en arrière et sur des embryons de poulet ayant plus de treize protovertèbres, ce sillon
dorsal est déjà tout à fait clos (Kölliker). La moëlle suit d'abord
dans son développement la colonne vertébrale, mais, à partir
du quatrième mois, la colonne vertébrale s'accroissant plus
rapidement, la moëlle semble remonter. A la fin de la vie embryonnaire la pointe de la moëlle est en rapport avec la troisième
vertèbre lombaire.

Il résulte de cet inégal accroissement de la moëlle et du
rachis que les racines nerveuses qui sortaient de la moëlle
épinière, d'abord à angle droit, s'allongent et prennent une
direction de plus en plus oblique pour former la queue de cheval. Tout le segment de la moëlle qui a cessé de s'allonger, ou
plutôt de s'accroître proportionnellement avec les pièces du
rachis, est représenté par le *filum terminale*.

Les deux renflements cervical et lombaire de la moëlle sont
déjà très prononcés au quatrième mois chez l'homme. Chez
l'homme ni chez les mammifères, on ne retrouve jamais le
sinus rhomboïdal de la région lombaire des oiseaux, ce dernier
n'étant qu'une dilatation du tube médullaire fermé.

Voici, d'après Kölliker, quelles sont les premières phases du
développement spinal :

1º La moëlle consiste, après la clôture du sillon dorsal en un
canal dont les parois sont formées de cellules toutes semblables
entre elles, disposées radiairement;

2º En seconde ligne, il s'opère dans cette paroi une séparation en deux couches dont l'externe se transforme en substance
grise, tandis que l'interne se montre sous forme de revêtement
du canal central;

3º La substance blanche apparaît plus tard que la substance
grise, dont elle est le revêtement extérieur; elle émane, sans
aucun doute, des cellules de la substance grise. Le nombre
des cordons est de quatre; il y a en outre une commissure
blanche, et les cordons apparaissent tous quatre simultanément.

sont recouvertes par une couche de cellules endothéliales.

163. Au-dessous de la dure-mère [1] est la membrane arachnoïde. Elle est constituée aussi par des faisceaux de tissu cellulaire. La surface externe est lisse et recouverte d'une membrane endothéliale faisant face à l'espace existant entre elle et la surface interne de la dure-mère, cet espace est l'espace lymphatique sous-

Les *cordons antérieurs* n'occupent d'abord que la partie antérieure de la moëlle, leur partie postérieure (faisceau pyramidal) n'apparaît que plus tard, en sorte que ce n'est que vers la dixième semaine que chez l'embryon les cordons antérieurs atteignent les cordons postérieurs dont ils sont primitivement séparés par un sillon.

Les *cordons postérieurs* placés d'abord latéralement, s'étendent graduellement vers la ligne médiane. Ils présentent, dès ce moment, une bandelette saillante séparée de celle du côté opposé par un véritable sillon. En s'accroissant, ces bandelettes arrivent à se toucher sur la ligne médiane au niveau du sillon médian postérieur. — Ces bandelettes correspondent évidemment aux cordons de Goll qui persistent pendant toute la vie d'une manière plus ou moins distincte.

[1] *Feuillet pariétal de l'arachnoïde.* — La surface interne de la dure-mère est recouverte non seulement par une couche de cellules lamelleuses, mais aussi par une lame mince dépendant de l'arachnoïde.

Sur des coupes pratiquées en diverses régions de la dure-mère, on distingue une couche d'une épaisseur variant entre $0^{mm}05$ à $0^{mm}08$, adhérant d'une manière intime à la dure-mère. Malgré cette adhérence, la différence de nature est des plus nette entre les deux membranes. La couche arachnoïdienne est plus transparente, contenant plus de matière amorphe que la dure-mère ; en outre, les fibres présentent une direction et un arrangement différents et les fibres élastiques sont moins nombreuses dans la première que dans la dernière. (Voir Robin et Cadiat, article *Séreux. Dictionnaire encyclopédique des sciences médicales.*)

dural. La surface interne de l'arachnoïde se présente comme une membrane fenêtrée de trabécules de tissu cellulaire doublée sur sa surface libre, c'est-à-dire celle qui regarde l'espace lymphatique sous-arachnoïdien, par un endothélium.

164. La membrane la plus interne est la pie-mère; sa trame est formée de tissu cellulaire et est recouverte, sur les deux surfaces, par une membrane endothéliale. Entre l'arachnoïde et la pie-mère est disposé un plexus spongieux de trabécules, de tissu cellulaire, dépendant de l'arachnoïde; les surfaces des trabécules sont enveloppées par un endothélium. Par ce tissu spongieux, tissu sous-arachnoïdien (Key et Retzius), l'espace sous-arachnoïdien est subdivisé en un labyrinthe de lacunes.

De chaque côté de la moëlle, entre les racines nerveuses antérieures et postérieures, s'étend un tissu fibreux spongieux entre l'arachnoïde et la pie-mère qui porte le nom de ligament dentelé. Par suite, l'espace sous-arachnoïdien est divisé en deux compartiments antérieur et postérieur.

165. Les espaces sous-dural et sous-arachnoïdien ne communiquent pas l'un avec l'autre (Luschka, Key et Retzius).

La dure-mère, comme l'arachnoïde, envoie des prolongements sur les racines nerveuses, et les espaces sous-dural et sous-arachnoïdien sont en connexion avec les lymphatiques du système périphérique.

Toutes ces membranes contiennent un système propre de vaisseaux sanguins et de fibres nerveuses.

166. La *moëlle épinière* (FIG. 82) est composée d'une partie extérieure ou corticale, constituée par des fibres nerveuses à myéline, c'est la substance

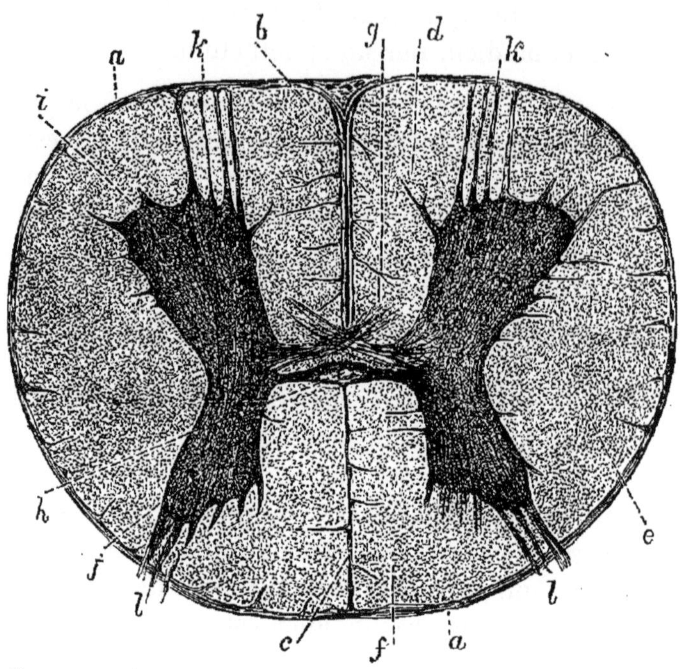

FIG. 82. — Coupe transversale de la moëlle épinière du veau.

a, pie-mère ; — *b*, prolongation de la pie-mère dans le sillon longitudinal antérieur ; — *c*, sillon longitudinal postérieur ; — *d*, cordon antérieur de la substance blanche ; — *e*, cordon latéral de la même substance ; — *f*, cordon postérieur de la même subtance ; — *g*, commissure antérieure blanche — *h*, canal central ; — *i*, corne antérieure de la substance grise ; — *j*, corne postérieure de la substance grise ; — *k*, racines antérieures ; — *l*, racines nerveuses postérieures.

blanche, et d'une partie intérieure, la substance grise. Sur une couche transversale de la moëlle épinière, le contraste de couleur entre la substance

blanche et la grise est très remarquable. Le rapport
entre la substance blanche et la grise diffère dans les
différentes portions. La substance blanche augmente
graduellement de quantité relativement à la grise,
lorsqu'on monte de la région lombaire à la région cervicale. — La substance grise présente, sur chaque
coupe transversale de la moëlle, une disposition qui
rappelle la forme d'un H majuscule; les processus
antéro-postérieurs répondent aux cornes antérieures et
postérieures de la substance grise, et la bande transversale répond à la commissure grise. Dans le centre de
cette commissure grise est un canal cylindrique recouvert par une couche de cellules épithéliales prismatiques; c'est le canal central. La partie de la commissure grise placée en avant du canal est la commissure
grise antérieure; celle placée en arrière est la commissure grise postérieure. La forme et la configuration de la substance grise diffèrent suivant les
différentes régions, et cette différence tient surtout
aux variations de longueur et d'épaisseur de la
commissure grise. Sur une coupe transversale de la
région cervicale, la commissure grise est épaisse et
courte; dans la région dorsale, elle devient plus mince
et plus longue, et dans la région lombaire, elle est
comparativement très mince et longue. Il résulte de
là, naturellement, que les proportions relatives de
substance blanche et grise, comme cela a été mentionné, indiquent la région spéciale de la moëlle épinière sur laquelle la coupe a porté. Dans les régions
cervicale et lombaire qui sont l'origine des plexus
nerveux brachial et sacré, la moëlle épinière possède

un renflement; dans ces régions, la substance grise augmente de quantité, le renflement étant dû à une accumulation de substance grise d'où part un plus grand nombre de fibres nerveuses; mais la configuration générale de la substance grise est conservée.

167. Les cornes de la substance grise sont généralement plus épaisses près de la commissure grise ; elles s'amincissent vers leurs extrémités antérieure et postérieure, qui se dirigent respectivement vers les sillons antéro-latéraux et postéro-latéraux. Les cornes antérieures sont, en général, plus courtes et plus épaisses que les postérieures, et, par suite, ces dernières arrivent plus près de la surface de la moëlle que les premières.

168. La substance blanche se compose principale- de fibres nerveuses à myéline, offrant une direction longitudinale ; elles sont disposées en faisceaux (colonnes), un antérieur, un latéral et un postérieur pour chaque moitié de la moëlle; les deux moitiés de la moëlle étant délimitées par les sillons longitudinaux médian antérieur et médian postérieur. Le sillon médian antérieur est une vraie fissure, s'étendant, dans une direction verticale, sur toute la surface de la moëlle dans la direction de la *commissure grise mais sans l'atteindre.* Ce sillon contient un prolongement de la pie-mère et de larges troncs vasculaires. Le sillon postérieur n'est pas, en réalité, un espace; mais il est comblé par la névroglie. Il règne suivant une direction verticale, et s'étend de la surface postérieure de la

moëlle à la commissure grise postérieure. — Le point d'émergence des racines antérieures ou racines motrices et le point d'entrée des racines postérieures ou sensitives sont indiqués respectivement par les sillons antéro-latéral et postéro-latéral. Ce ne sont pas, à proprement parler de vraies fissures, comme le sillon médian antérieur, mais ils se rapprochent plutôt du sillon médian postérieur, car ils sont, en réalité, remplis par le tissu de la névroglie, dans lequel pénètre un prolongement de la pie-mère, avec de larges troncs vasculaires.

La substance blanche s'étendant entre le sillon médian antérieur et le sillon antéro-latéral est le cordon antérieur; celle qui s'étend entre le sillon antéro-latéral et le sillon postéro-latéral est le cordon latéral; et celle enfin qui s'étend entre le sillon postéro-latéral et le sillon médian-postérieur, est le cordon postérieur.

169. Outre les septa situés respectivement dans les deux sillons latéraux, il existe d'autres septa plus petits de névroglie et des prolongements de la pie-mère, qui pénètrent dans la substance blanche des cordons suivant une direction verticale et radiée; ces septa se divisent aussi en lames plus petites; on observe parfois un septum plus épais correspondant à la partie moyenne de la circonférence d'une moitié de la moëlle. C'est le sillon médian latéral qui subdivise le cordon latéral en deux régions, une antérieure et l'autre postérieure.

De même les cordons antérieur et postérieur peuvent être subdivisés en deux portions, une latérale et l'autre médiane (FIG. 83).

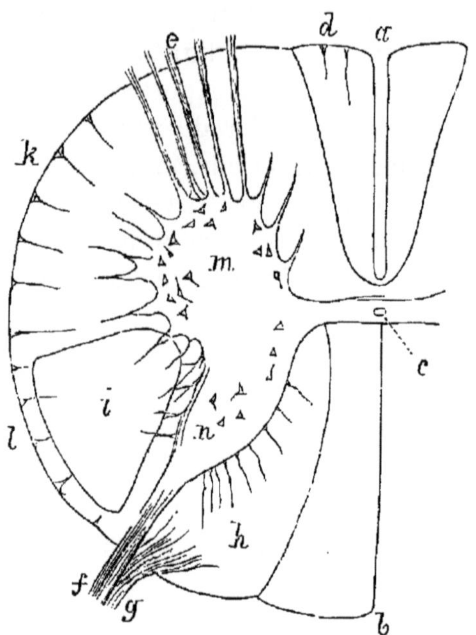

FIG. 83. — Diagramme d'une coupe transversale de la moëlle dans la région du renflement cervical.

a, sillon longitudinal antérieur ; — *b*, sillon longitudinal postérieur, la portion de la substance blanche située auprès de ce sillon est le fasciculus de Goll ; — *c*, canal central ; — *d*, fasciculus pyramidal direct ; — *e*, racines des nerfs antérieurs ou moteurs ; — *f*, faisceau latéral des racines nerveuses postérieures ; — *g*, faisceau médian des mêmes racines ; — *h*, le fasciculus cuneatus — *i*, le fasciculus pyramidal croisé ou fasciculus de Türk ; — *k*, la zone radiculaire antérieure du cordon latéral de la substance blanche ;— *l*, le fasciculus cérébelleux direct ; — *m*, la corne antérieure de substance grise; — *n*, la corne postérieure de la même substance.

170. Quelques-unes de ces subdivisions portent des noms spéciaux (Türk, Charcot, Flechsig).

(*a*) La portion médiane du cordon antérieur est

appelée le fasciculus direct ou faisceau pyramidal non croisé ; c'est une continuation de la partie du tractus pyramidal antérieur de la moëlle allongée (voir plus bas) qui n'a pas subi la décussation.

(*b*) La portion antérieure du cordon latéral est appelée la zone radiculaire antérieure.

(*c*) Le fasciculus cérébelleux direct correspond à la partie périphérique du cordon postéro-latéral ; c'est une continuation directe de la substance blanche du cervelet.

(*d*) La portion postérieure du cordon latéral, en dedans du fasciculus cérébelleux, est appelée le faisceau de Türk ou portion croisée du faisceau pyramidal, c'est une continuation de la partie décussée du tractus pyramidal antérieur de la moëlle allongée.

(*e*) La portion latérale du cordon postérieur, à l'exception d'une petite zone périphérique, est le faisceau cunéiforme ou en coin ou zone radiculaire postérieure.

(*f*) La portion médiane du faisceau postérieur est appelée le faisceau de *Goll*. Cette partie est unie directement avec le faisceau médian des racines nerveuses postérieures. (Voir plus bas.)

Ces différentes subdivisions peuvent être suivies depuis la moëlle allongée, dans l'étendue de la région cervicale et dans une portion plus ou moins grande de la région dorsale de la moëlle épinière, mais, plus bas, on ne peut plus distinguer la plupart de ces subdivisions comme tractus indépendants, sauf le faisceau de Türk.

171. La *substance fondamentale* (FIG. 84) de la substance blanche et de la substance grise, c'est-à-dire la substance [1] dans laquelle sont englobés les fibres nerveuses, les cellules nerveuses et les vaisseaux sanguins est une espèce particulière de tissu cellulaire qui est appelée névroglie, par Virchow et tissu de soutènement par Kölliker.   .

La névroglie est constituée par trois espèces différentes d'éléments : (*a*), une substance semi-fluide transparente, homogène qui, sur des coupes durcies, apparaît plus ou moins granuleuse ; (*b*) par un réseau

---

[1] *De la substance amorphe des centres nerveux ou névroglie.* — Pour **M.** le professeur Robin, cette substance est spécifiquement distincte du tissu lamineux. Elle se présente, à l'état frais, comme une matière molle, grisâtre, finement grenue, parsemée de myélocytes fort différents des noyaux embryoplastiques. Cette substance est abondamment interposée aux cellules et cylindres axes des centres gris, et elle se prolonge avec les capillaires sanguins, sous forme de minces cloisons, subdivisant les tubes nerveux des cordons en fascicules.

Outre que la névroglie est parsemée de noyaux tout différents de ceux du tissu cellulaire, qu'elle ne passe jamais par l'état de corps fibro-plastique fusiforme ou étoilé, et qu'à l'*état normal*, elle ne présente pas l'aspect fibrillaire, la névroglie, dis-je, présente des réactions chimiques toutes différentes de celles du tissu lamineux.

Elle n'est pas gonflée et rendue transparente par l'action de l'acide acétique et de l'acide azotique étendus. Au contraire, elle est durcie par les acides chromique, azotique, le perchlorure de fer, etc. Ce n'est précisément qu'après le durcissement par ces procédés qu'elle offre l'aspect d'un réticulum sur des coupes de centres nerveux dont les éléments interposés, tubes, cellules, etc., se sont détachés accidentellement. L'aspect réticulé plus prononcé dans la substance blanche, correspond à la coupe des cloisons et lamelles séparant les faisceaux de tubes nerveux. (Voir article *Lamineux*, p. 284 et suivantes, Ch. Robin. *Dictionnaire encyclopédique des sciences médicales.*)

de fibrilles très délicates — fibrilles de la névroglie,
semblables, à quelques égards, mais non tout à fait
identiques aux fibres élastiques. Dans les cordons

de la substance blan-
che les fibrilles s'éten-
dent surtout dans une
direction longitudi-
nale. Dans la substance
grise, elles s'étendent
uniformément dans
toutes les directions et,
dans les septa, entre les
cordons, ces fibrilles
s'étendent surtout dans
une direction verticale
le long de l'axe de la
moëlle épinière : (c) par
de petites cellules nu-

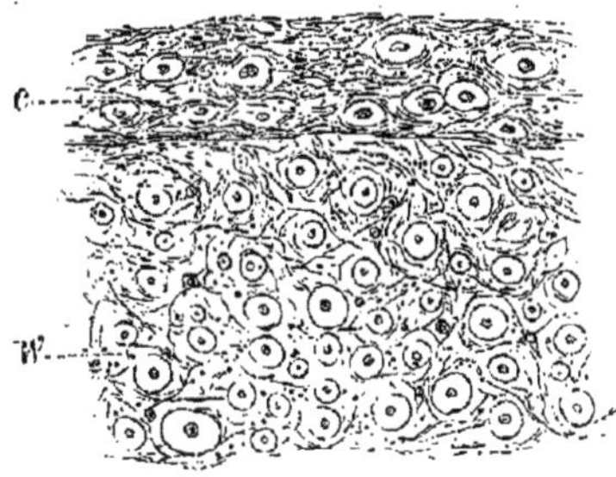

Fig. 84. — Coupe transversale de
la partie la plus périphérique de
la substance blanche de la
moëlle.

c, une condensation périphérique spéciale de névroglie ; — W, substance blanche avec les fibres nerveuses à myéline,
vue en coupe transversale avec la névroglie interposée.

cléées ramifiées et intimement enchevêtrées dans le
réseau des fibrilles de la névroglie. Ces cellules
sont les cellules de la névroglie. Plus est grande
la quantité de névroglie dans chaque partie de la
substance blanche ou grise, plus est considérable
le nombre des trois variétés d'éléments que nous
avons signalés.

172. Dans la substance blanche et dans la substance
grise la névroglie est très inégalement répartie ; mais
il est certaines places déterminées dans lesquelles
il en existe toujours une quantité considérable, — une
condensation en quelque sorte de tissu névroglique.

Ces régions sont situées : au-dessous de la pie-mère, c'est-à-dire sur la surface de la substance blanche ; dans ces points, les fibrilles névrogliques ont la plupart une direction horizontale ; au voisinage de la substance grise, il existe une plus grande quantité de névroglie entre les fibres nerveuses de la substance blanche que dans les parties centrales de cette dernière ; dans les septa, entre les cordons et les subdivisions des cordons de substance blanche ; au point d'émergence des racines nerveuses antérieures et des racines nerveuses postérieures.

Une accumulation considérable de névroglie se montre immédiatement autour de l'épithélium tapissant le canal central. Cette masse est cylindrique et est appelée le noyau central de Kölliker. Les cellules épithéliales tapissant le canal central sont coniques, leur base faisant face au canal, leur extrémité effilée se prolongeant en un filament délié intimement entrelacé avec le réseau des fibrilles de la névroglie. Chez l'embryon et dans l'état jeune, la base libre des cellules épithéliales présente un faisceau de cils, mais chez l'adulte, les cils disparaissent.

Une autre accumulation considérable de névroglie existe à la partie postérieure des cornes grises postérieures, c'est la substance gélatineuse de Rolando (FIG. 85).

173. La *substance blanche* (FIG. 85) se compose, outre la névroglie, de fibres nerveuses à myéline, variant beaucoup de diamètre et formant la partie essentielle et principale. Ces fibres possèdent un cylindre-axe et

une enveloppe de myéline, épaisse, plus ou moins lamellée ; mais elles sont dépourvues de gaînes de
Schwann et de corpuscules nerveux. Aussi n'y ob-
serve-t-on aucun étranglement de Ranvier. Dans des
fragments de subs-
tance blanche des
cordons postérieurs,
après que les fibres
nerveuses ont été
isolées par dilacéra-
tion ou autrement,
on rencontre beau-
coup de fines fibres
à myéline qui pré-
sentent l'apparence
variqueuse men-
tionnée dans un cha-
pitre précédent. —
Les fibres nerveuses

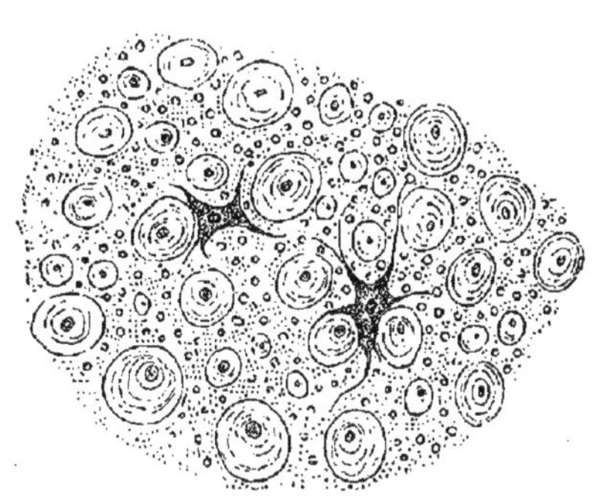

Fig. 85. — Coupe transversale de la
substance blanche de la moëlle,
montrant les fibres nerveuses à
myéline transversalement coupées,
la névroglie entre elles, avec deux
cellules de la névroglie ramifiées.

à myéline, ou plutôt la matrice de leur enveloppe
médullaire contient de la *névrokératine*. Les fibres
nerveuses de la substance blanche offrent surtout une
direction longitudinale, et sont séparées l'une de
l'autre par de la névroglie. Par places, dans les cordons de substance blanche, on aperçoit des septa de
tissu cellulaire subdivisant les fibres nerveuses en
faisceaux plus ou moins distincts.

174. Bien que la plupart des fibres nerveuses constituant les cordons de substance blanche affectent une
direction longitudinale, c'est-à-dire s'étendent de haut

en bas, de la substance grise de la moëlle épinière d'une part, au cerveau et à la moëlle allongée d'autre part, il existe cependant un bon nombre de fibres nerveuses et de faisceaux de fibres, qui ont une direction oblique ou même horizontale.

(1) Le sillon médian antérieur n'atteint pas la commissure grise antérieure ; car, entre son fond, et cette dernière, existe la commissure blanche. Celle-ci consiste en faisceaux de fibres nerveuses à myéline s'étendant dans une direction horizontale ou légèrement oblique de la substance grise de la corne antérieure au cordon blanc antérieur du côté opposé (FIG. 82 G).

(2) De nombreuses fibres à myéline dérivent de la substance grise et passent, suivant une direction horizontale ou oblique, dans la substance blanche, spécialement, et en nombre considérable, dans celle des cordons latéraux. Une fois qu'elles ont pénétré dans la substance blanche, elles prennent une direction longitudinale. La plupart de ces fibres pénètrent dans la substance blanche au niveau des septa et septula qui subdivisent les fibres nerveuses de la substance blanche en cordons ; ces fibres, ayant passé dans ces septa et septula, suivant une direction horizontale, pénètrent définitivement après un trajet plus ou moins long, dans les cordons, où elles poursuivent une marche longitudinale.

175. (3) Les fibres nerveuses à myéline qui se détachent de la moëlle épinière par les racines nerveuses antérieures sont, comparativement, des fibres larges ; elles émanent de la portion antérieure de la substance

grise des cornes antérieures sous forme de faisceaux ;
elles passent par les septa au travers de la substance
blanche suivant une direction oblique, et émergent
dans le sillon antéro-latéral ci-dessus mentionné.

(4) Les fibres nerveuses à myéline entrant dans la
moëlle épinière par les racines nerveuses postérieures,
sont plus minces que celles des racines nerveuses
antérieures ; elles pénètrent dans la moëlle par le
sillon collatéral postérieur. Après leur entrée, elles se
divisent en deux faisceaux, un médian, un autre latéral. Les fibres du premier faisceau passent, suivant
une direction oblique, dans la substance blanche des
cordons postérieurs — le fasciculus cunéiforme, (voir
ci-dessus), et, ayant traversé ces cordons suivant une
direction longitudinale, les abandonnent plus ou
moins vite, et entrent, suivant une direction horizontale ou légèrement oblique dans la substance grise
des cornes postérieures. Le deuxième faisceau de
fibres (latéral) passe directement, des racines nerveuses postérieures, dans la portion la plus reculée
de la substance grise de la corne postérieure. Les
fibres nerveuses des racines postérieures entrant dans
la substance grise se divisent à plusieurs reprises et
montrent très nettement l'apparence variqueuse.

176. La *substance grise* se compose, outre le réseau
uniforme de fibres de la névroglie et de cellules de la
névroglie, de fibres nerveuses et de cellules nerveuses
ou ganglionnaires.

Les fibres nerveuses sont de trois espèces : fibres à
myéline, cylindres-axes simples de dimensions variées,

et fibrilles nerveuses primitives.

Les fibres nerveuses à myéline s'étendent dans une direction plus ou moins horizontale et proviennent de différentes sources :

1° Les fibres nerveuses à myéline, directement unies par leurs processus cylindres axiles (voir plus bas) avec les cellules ganglionnaires des cornes antérieures ; ces fibres quittent les cornes antérieures par les septa et septula, et elles forment les racines nerveuses antérieures.

2° Les fibres nerveuses à myéline qui forment la commissure blanche antérieure. Elles s'étendent du cordon antérieur d'un côté dans la substance grise des cornes antérieures du côté opposé, comme cela a été mentionné plus haut ; quelques-unes d'entre elles peuvent être suivies directement jusqu'aux cellules ganglionnaires.

3° Les fibres nerveuses à myéline dérivées indirectement du faisceau médian de la racine nerveuse postérieure, c'est-à-dire sortant du fasciculus cunéiforme du cordon postérieur ; et les fibres nerveuses à myéline dérivées directement du faisceau latéral de la racine nerveuse postérieure. Ces deux ordres de fibres nerveuses peuvent être suivis plus ou moins loin dans la substance grise des cornes postérieures ; dans leur trajet elles subissent de nouvelles divisions en fibres médullaires très fines.

4° Les fibres nerveuses à myéline passant de la substance grise dans la substance blanche du cordon latéral ; quelques-unes d'entre elles sont des fibres nerveuses d'une racine antérieure qui ne font que traverser simplement la substance grise de la corne antérieure ; d'autres sont dérivées directement des cellules ganglionnaires formant les colonnes de Clarke dans la région dorsale (voir plus bas) ; mais la majorité d'entre elles dérivent de la partie de la substance grise qui est intermédiaire entre les cornes antérieures et les cornes postérieures.

177. On trouve de très nombreux cylindres-axes nus dans la substance grise de toutes les parties ; ces cylindres-axes, de dimensions variées, courent dans toutes les directions, et beaucoup d'entre eux, spécialement les plus larges, représentent la première partie des fibres nerveuses à myéline et ne sont qu'un processus d'une cellule ganglionnaire. Ce processus cylindraxile, après un trajet [plus ou moins étendu dans la substance grise, est enveloppé par la gaîne de myéline et devient une fibre à myéline. Mais il existe aussi de nombreux cylindres-axes déliés qui sont les terminaisons ultimes des fibres nerveuses entrant dans la substance grise par les racines postérieures. On voit ces derniers cylindres-axes partout, isolés ou disposés en faisceaux plus ou moins larges.

178. Les fibrilles nerveuses primitives forment la plus grande partie de la substance grise ; de fait, le tissu de la substance grise, dans toutes ses parties, se compose, outre le tissu de fibrilles de névroglie, d'un réseau de fibrilles primitives excessivement fines (Gerlach). C'est le tissu nerveux fondamental dans lequel aboutissent et d'où proviennent les fibres nerveuses. Les fibres nerveuses dérivées des racines postérieures,

après leur pénétration dans la substance grise de la corne postérieure, subissent des divisions répétées et, en dernier lieu, se confondent avec ce réseau de fibrilles primitives. De nombreuses fibres nerveuses tirent leur origine du réseau des fibrilles primitives et se détachent de la substance grise comme fibres nerveuses à myéline qui poursuivent une marche longitudinale dans le cordon antérieur et spécialement dans le cordon latéral de la substance blanche.

179. Les *cellules ganglionnaires* (FIG. 86) de la subs_tance grise sont de volume et de forme variés ; les cellules ramifiées, étoilées ou multipolaires sont prédominantes. Quelques-unes sont plus ou moins fusiformes ou ont un corps bipolaire, mais chaque extrémité est richement ramifiée.

Chaque cellule possède un noyau relativement large, limité par une membrane, et, dans ce noyau, se trouve un réticulum avec un ou deux nucléoles.

Les plus larges cellules ganglionnaires se rencontrent dans les cornes antérieures, de même que dans la colonne de Clarke à la région dorsale ; les plus petites se trouvent dans les cornes postérieures. Les cellules ganglionnaires sont beaucoup plus nombreuses dans la corne antérieure que dans la corne postérieure où elles sont relativement rares.

Dans les cornes antérieures, ces cellules sont toutes étoilées ou multipolaires et forment des groupes déterminés (*a*), un groupe antérieur ; (*b*), un groupe médian ; (*c*), un groupe latéral. Les cellules du groupe latéral sont les plus larges, celles du groupe

médian sont les plus petites des trois. Les cellules
ganglionnaires du groupe latéral s'étendent dans la

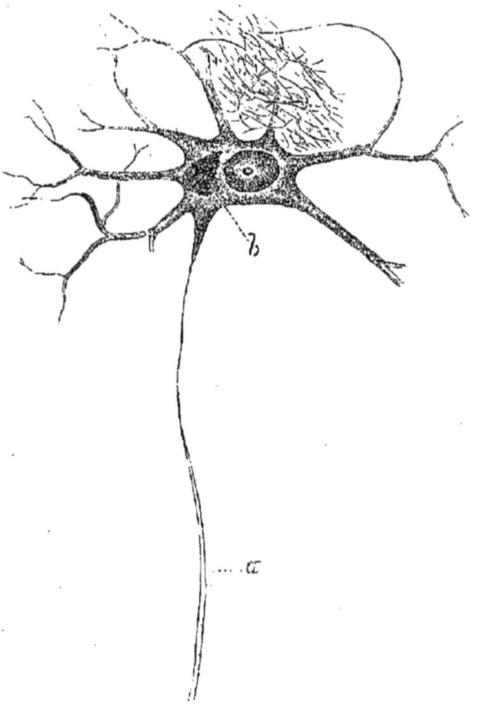

Fig. 86. — Une cellule ganglionnaire isolée de la corne antérieure de la moëlle de l'homme.

a, processus cylindraxile ; — *b*, pigment. Le processus ramifié de la cellule ganglionnaire se résout dans le délicat réseau nerveux vu dans la partie
supérieure de la figure.

région cervicale, à une distance plus ou moins grande,
dans la substance blanche du cordon latéral.

180. Dans la région dorsale de la moëlle, il existe,
près de la commissure grise, un groupe cylindrique

spécial de larges cellules ganglionnaires, multipo_laires qui forment la colonne de Lockhart Clarke.

Dans les cornes postérieures, les cellules ganglionnaires sont rares et espacées. La plupart d'entre elles appartiennent à la portion de la corne postérieure avoisinant la commissure postérieure La substance des cellules ganglionnaires est fibrillaire, mais il existe aussi une matière granuleuse interstitielle qui est spécialement abondante près du noyau. Quelquefois, on rencontre, dans cette partie de la substance cellulaire près du noyau, une accumulation plus ou moins grande de granules de pigment jaunâtre.

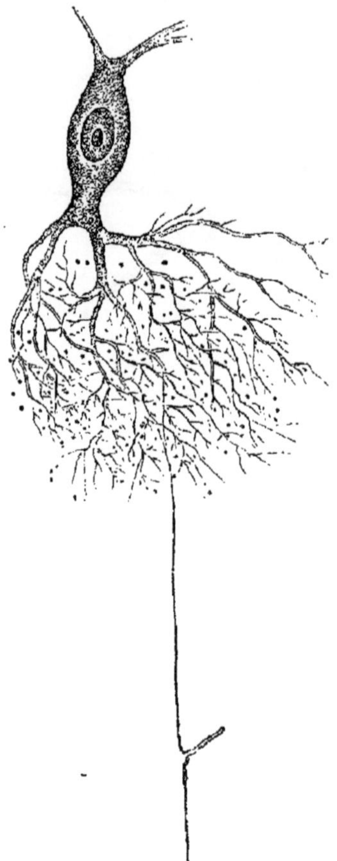

FIG. 87. — Une cellule ganglionnaire multipolaire isolée de la substance grise de la moëlle.

Les processus ramifiés se perdent dans le délicat réseau nerveux dans lequel on voit passer une fine fibre nerveuse dérivée d'une racine nerveuse postérieure.

181. La substance fibrillaire des cellules ganglionnaires se prolonge dans les processus. Il y a toujours un ou deux processus qui sont plus épais

que les autres. A une distance variable de la cellule, les processus se ramifient en un riche réseau fibrillaire qui, finalement, se perd dans le réseau de fibrilles primitives formant la charpente nerveuse de la substance grise (FIG. 87).

Les cellules ganglionnaires de la corne antérieure et les cellules de la colonne de Clarke possèdent généralement, outre les processus ramifiés, un prolongement pâle, non ramifié (quelquefois, mais rarement double), qui tire son origine de la substance cellulaire par un mince pédicule. C'est le processus cylindraxile de Deiters ; il s'enveloppe tôt ou tard d'une gaîne de myéline et représente alors une fibre nerveuse médullaire, comme cela a été mentionné dans une page précédente.

Les cellules ganglionnaires des cornes postérieures n'ont pas de prolongement cylindraxile ; tous leurs processus sont ramifiés et entrent en connexion avec le réseau fondamental nerveux de la même manière que les processus ramifiés des cellules ganglionnaires des cornes antérieures.

Des anastomoses entre les processus des cellules ganglionnaires des cornes antérieures ont été obser-vées dans quelques cas (Carrière).

182. Les cellules ganglionnaires des cornes anté-rieures et les cellules formant la colonne de Clarke, c'est-à-dire les cellules ganglionnaires avec processus cylindraxiles sont considérées comme motrices, les autres cellules comme sensitives ; les premières sont en connexion avec une fibre nerveuse motrice, les

secondes avec une fibre sensitive. Mais il serait tout à fait inexact de dire que toutes les fibres, motrices ou sensitives, sont en connexion immédiate avec des cellules.

183. La substance blanche et la substance grise sont pourvues d'un grand nombre de vaisseaux sanguins ; les capillaires sont plus abondants et forment un réseau plus uniforme dans la substance grise que dans la substance blanche. Dans la dernière, la plupart des capillaires ont une direction parallèle au grand axe des fibres. Les vaisseaux sanguins sont engaînés dans les espaces lymphatiques (espaces périvasculaires de His) [1], et les cellules ganglionnaires sont

---

[1] *Gaînes périvasculaires de Robin. — Espaces épicérébraux, épispinaux de His.* — M. Robin, a le premier, indiqué (Comptes rendus de la Société de Biologie, 1855 et 1859) qu'un grand nombre de capillaires sanguins du cerveau, de la moëlle, de l'épendyme et de la pie-mère, sont plongés dans un conduit qui les engaîne et dans lequel ils flottent pour ainsi dire. Cette gaîne se compose d'une seule tunique de un à deux millièmes de millimètre d'épaisseur, offrant un aspect transparent homogène ou à peine strié en long. On l'aperçoit avec un rebord net mais sinueux, s'étendant depuis les capillaires d'un à deux centièmes de millimètre, jusqu'à ceux qui ont un tiers ou un demi-millimètre de diamètre. Elle est distante de la paroi des capillaires, de un à six centièmes de millimètre, suivant le calibre du vaisseau.

Le contenu de ces conduits se compose d'un liquide tenant en suspension des granulations et des noyaux de 5 à 6 millièmes de millimètre, existant en quantité variable d'un point à l'autre de la longueur d'un même vaisseau.

His (1865) a déterminé la présence, à l'intérieur des gaînes périvasculaires de Robin, d'un épithélium de revêtement et a indiqué avec précision le mode d'anastomoses de ces conduits. Il les considère comme venant s'aboucher (par un orifice

entourées chacune par un espace lymphatique (espace péricellulaire).

légèrement évasé en entonnoir) entre la surface même de la
substance nerveuse et la face profonde de la pie-mère, dans
des espaces dits *épicérébraux et épispinaux*. Mais il est bien
probable que le passage et l'étalement du liquide à injection
poussé dans les lymphatiques périvasculaires, est dû à la
déchirure de ces vaisseaux devenus plus fragiles au point de
leur passage de la substance nerveuse dans la pie-mère. On
peut admettre que les gaînes périvasculaires sont bien de la
nature des conduits lymphatiques, mais leur trajet et leur
abouchement dans des ganglions n'a pu être encore suivi
exactement. (Voir article *Lymphatique*, Robin. *Dictionnaire
encyclopédique des sciences médicales*, p. 396.)

CHAPITRE XVII

LA MOËLLE ALLONGÉE.

184. Lorsque la portion cervicale de la moëlle épinière se continue avec le bulbe, ses parties constituantes changent de position, d'arrangement et de nom de la manière suivante.

(*a*) Le sillon médian antérieur se continue aussi loin que s'étend la moëlle allongée. Le sillon postérieur de la moëlle se continue aussi sur la moëlle allongée, mais disparaît dans la partie supérieure de cette dernière, car le canal central qui occupe, dans la moëlle épinière, le centre, devient superficiel dans dans la moëlle allongée, en s'ouvrant entièrement pour former le quatrième ventricule.

185. (*b*) Les tractus de substance blanche bordant le sillon médian antérieur de la moëlle allongée et séparés des autres tractus par un sillon distinct à la surface, sont les *tractus pyramidaux*. Comme cela a déjà été indiqué dans une page précédente, la partie médiane des cordons antérieurs de la substance blanche de la moëlle, c'est-à-dire le faisceau antérieur direct ou non entre-croisé est une prolongation du tractus pyra-

midal ; il peut être suivi dans les pyramides situé
de chaque côté du sillon médian antérieur, et au-
delà, dans le pont de Varole et plus loin, jusque

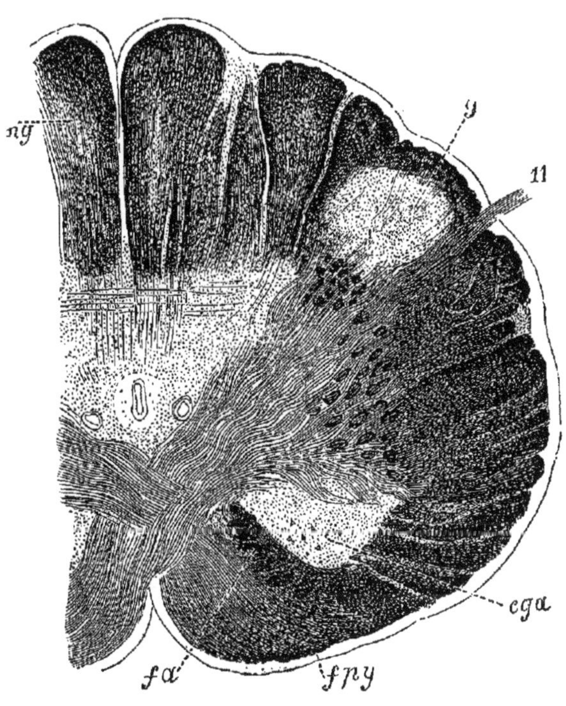

Fig. 88. — Coupe transversale de la moëlle allongée au niveau
de la décussation des pyramides.

fpy, tractus pyramidal antérieur ; — *cga*, noyau latéral de la substance
grise ; — *fa* portion du cordon antérieur non décussé ; — *ng*, nucleus gracilis ; — *g*, noyau gélatineux de la corne postérieure ;—11, nerf spinal.

dans le pédoncule cérébral. Une portion importante du tractus pyramidal s'entre croise dans la
partie inférieure, du bulbe; au fond du sillon

médian antérieur ; c'est la décussation des pyramides (FIG. 88). Ces faisceaux entre-croisés
entrent dans le cordon postéro-latéral de la moëlle
épinière, formant la partie qui a été désignée plus
haut comme le cordon de Türk. La portion entre-
croisée du tractus pyramidal passe dans les pyramides et plus loin dans le pont de Varole et le pédoncule cérébral.

186. La plus grande partie du cordon antérieur de
substance blanche de la moëlle épinière est située
plus profondément dans la moëlle allongée que les
tractus pyramidaux.

(c) Le cordon latéral de substance blanche de la
moëlle peut être retrouvé dans la moëlle allongée
comme le tractus latéral. Dans la partie supérieure
de la moëlle allongée, ce tractus est caché par les
corps olivaires et par des tractus blancs disposés
transversalement. Le tractus latéral du bulbe
comprend toutes les parties du cordon latéral
de la moëlle épinière, renfermant la portion qui
a été désignée sous le nom de zone radiculaire
antérieure, et le faisceau cérébelleux direct ; mais il
ne comprend pas la subdivision postérieure de ce cordon latéral qui a été mentionné plus haut comme
formant le faisceau de Türk ou faisceau pyramidal
croisé.

(d) Le cordon postérieur de substance blanche de
la moëlle épinière se continue sans interruption avec
le même cordon de la moëlle allongée. La partie
du cordon postérieur, située près du sillon médian

postérieur et qu'on désigne dans la moëlle épinière sous le nom de faisceau de Goll devient, dans la moëlle allongée, le fasciculus gracilis ou funiculus. Dans la partie supérieure du bulbe, comme le canal central s'ouvre pour former le quatrième ventricule, le faisceau grêle se déjette obliquement en dehors et forme la limite latérale du ventricule.

187. (e) La portion latérale du cordon postérieur de la moëlle qui a été mentionnée plus haut sous le nom de faisceau cunéiforme, se prolonge sous le même nom dans le bulbe. Mais entre les deux, c'est-à-dire entre le faisceau grêle et le faisceau cunéiforme, existe un autre tractus, appelé par Schwalbe, funiculus de Rolando.

Dans la partie supérieure du bulbe, le faisceau cunéiforme est recouvert par des faisceaux transversaux de fibres nerveuses à myéline ; ces faisceaux partant du sillon médian antérieur croisent la surface des pyramides et des corps olivaires dans une direction transversale pour gagner le sillon postérieur, mais, avant de l'atteindre, ils se recourbent en haut. Ces faisceaux sont les fibres externes arciformes. Dans la partie supérieure du bulbe, les fibres externes arciformes partent du faisceau cunéiforme et du funiculus de Rolando de même que le faisceau cérébelleux direct part du faisceau latéral ; tous ces faisceaux se fusionnent pour former un tractus proéminent de substance blanche, le corps restiforme. Ce dernier pénètre dans la substance blanche de l'hémisphère cérébelleux du même côté ; c'est le pedonculus cere-

belli ad medullam oblongatam ou pédoncule cérébelleux inférieur.

188. (*f*) Dans la région de la décussation des pyramides, c'est-à-dire dans la portion inférieure du bulbe
surmontant immédiatement la portion cervicale de
la moëlle, la disposition de la substance grise centrale est modifiée, le faisceau de Türk ou faisceau
pyramidal croisé quittant le cordon latéral de substance blanche, pour passer au travers des cornes antérieures de la substance grise. Par suite, la portion
antérieure de la corne de la moëlle se trouve séparée
du reste de la substance grise et est située près de la
surface du cordon latéral, dans la portion inférieure
du bulbe. Cet amas de substance grise résultant de la
décapitation des cornes antérieures est connu sous le
nom de *noyau latéral de substance grise.* (FIG. 88.) La
partie principale de la corne antérieure est représentée par la *formation réticulaire de substance grise.*
On rencontre aussi, dans la portion latérale de cette
formation réticulaire, de grandes cellules motrices
multipolaires avec des processus cylindraxiles de
Deiters, et un réseau fondamental nerveux, comme
dans la corne antérieure de la moëlle; on y trouve en
outre de nombreux faisceaux de fibres à myéline dont
la direction est transversale, oblique ou longitudinale.
Quelques-unes de ces fibres se continuent avec les
cordons antérieurs de substance blanche de la moëlle,
d'autres sont en rapport avec le faisceau grêle et le
faisceau cunéiforme, d'autres enfin passent au-delà
de la ligne médiane du bulbe.

189. (*g*) La substance grise des cornes postérieures
de la moëlle présente un changement de disposition
en se continuant dans le bulbe. La partie la plus reculée est repoussée graduellement en dehors par le
développement de la formation réticulaire de substance grise : à peu près au milieu du bulbe, on trouve
cette partie postérieure de la corne postérieure située
près de la surface du cordon latéral, formant le *tubercule de Rolando*. Le reste de la corne postérieure
demeure d'abord en rapport avec le canal central,
mais, comme celui-ci se rapproche graduellement du
sillon postérieur, de manière à s'ouvrir pour former le
quatrième ventricule, la substance grise se répand
latéralement dans le cordon grêle et le cordon cunéiforme pour constituer un amas distinct de substance
grise dans chacun de ces cordons. Ces amas sont respectivement le *nucléus gracilis* et le *nucléus cuneatus*.
Dans le premier noyau, les processus cylindraxiles
des cellules ganglionnaires sont l'origine des fibres
nerveuses du cordon grêle ; mais une portion seulement des fibres nerveuses du funiculus cuneatus tire
son origine du noyau correspondant, l'autre partie
s'unissant au corps restiforme pour passer dans le
cervelet.

190. Dans la partie supérieure du bulbe, c'est-à-dire dans la région du quatrième ventricule, la substance grise forme une masse continue sur le plancher
du quatrième ventricule. (Fig. 89.) Dans cette région
il existe un septum médian distinct qui subdivise le
bulbe en deux moitiés : c'est le *raphé*. Le raphé est

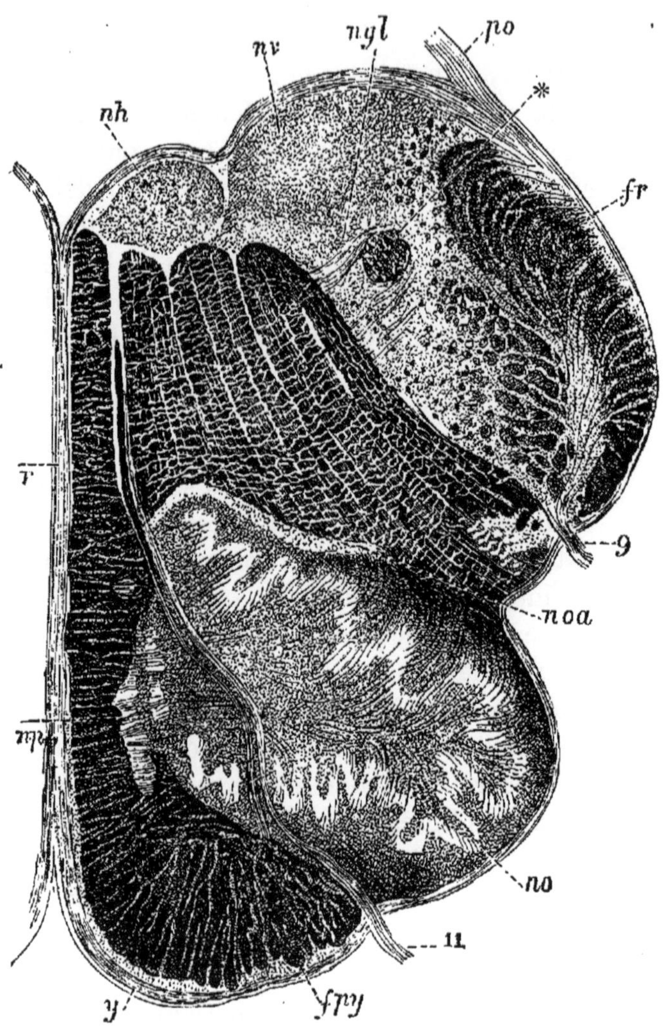

Fig. 89. — Coupe transversale du bulbe dans la région
du quatrième ventricule.

fpy, tractus pyramidal antérieur ; — *fr*, corps restiformes ; — *np*, noyau des pyramides ; — *no*. noyau olivaire ; — *noa*, noyau olivaire accessoire ; — *nh*, noyau du nerf hypoglosse ; — *nv*, noyau du pneumogastrique ; — *ngl*, noyau glosso-pharyngien ; — *r*, raphé ; — 9, nerf glosso-pharyngien ; — 11, nerf hypoglosse ; — *y*, fibres horizontales.

représenté par une membrane mince de substance
nerveuse, s'étendant du sillon longitudinal antérieur
jusqu'auprès de la ligne médiane du plancher du
quatrième ventricule. Cette membrane se compose
de substance blanche disposée sous forme de fibres
nerveuses à myéline ayant une direction longitudinale,
transversale ou oblique, et; en outre, de petits amas
de substance grise, interposés entre les faisceaux nerveux, spécialement sur les côtés du raphé, d'où l'on
voit sortir des faisceaux de fibres nerveuses. La substance grise contient des cellules ganglionnaires multipolaires.

191. Sur une coupe transversale portant sur la
partie supérieure du bulbe, on trouve sur le côté et
un peu en arrière de la pyramide, recouverte sur la
surface externe par de la substance blanche (les faisceaux de fibres arciformes externes) une lame plissée
de substance grise, qui constitue le *noyau olivaire* ou
noyau dentelé du corps olivaire. Cette lame s'étend
par sa partie postérieure dans la formation réticulaire. En continuité avec le noyau olivaire, mais située
plus près du raphé, existe une petite lame semblable
de substance grise, c'est le noyau olivaire accessoire.
Dans ces deux noyaux on observe de nombreuses
cellules ganglionnaires multipolaires, chacune avec
un processus cylindraxile.

192. La *substance grise du plancher du quatrième
ventricule* est l'origine des racines nerveuses des nerfs
crâniens (facial, auditif, glosso-pharyngien, pneumo-

gastrique, spinal et hypoglosse). Dans cette substance, les cellules ganglionnaires sont de dimensions variées et sont réunies en groupes, représentant les noyaux d'origine des nerfs crâniens. La couche mince de substance grise formant, à proprement parler, la surface même du plancher du quatrième ventricule, est formée de névroglie ; c'est une continuation du noyau gris central de la moëlle.

Les cellules nerveuses dans le noyau de l'hypoglosse sont très larges ; elles sont aussi larges que les grandes cellules de la corne antérieure de la moëlle. Les cellules des noyaux des nerfs glosso-pharyngiens sont beaucoup plus petites. Les fibres nerveuses motrices, par exemple celles de l'hypoglosse et du pneumo-gastrique, tirent leur origine des cellules ganglionnaires multipolaires par un processus cylindraxile, exactement de la même manière que dans la moëlle épinière : mais les fibres nerveuses sensitives de ces nerfs tirent leur origine du réseau nerveux fondamental dans lequel viennent se perdre les prolongements des cellules constituant les noyaux.

193. Dans la partie inférieure du bulbe, dans toute l'étendue où règne le canal central, on trouve encore, sur les côtés de celui-ci, des groupes de cellules ganglionnaires représentant le noyau du spinal et celui de l'hypoglosse.

En remontant, lorsque le canal central s'ouvre pour former le quatrième ventricule, les groupes de cellules ganglionnaires au-dessous du plancher du quatrième ventricule sont disposés de telle sorte, que l'on

trouve, près de la ligne médiane, le groupe représentant le noyau de l'hypoglosse ; puis, plus en dehors,
plusieurs groupes représentant des subdivisions du
noyau du pneumogastrique ; plus haut, sur un plan
plus antérieur dans le bulbe, le noyau du nerf glosso
pharyngien, enfin, en dehors et au-dessus, plusieurs
subdivisions du noyau du nerf auditif. Les fibres
nerveuses prenant leur origine dans ces noyaux
passent en faisceaux à travers la substance du bulbe,
et émergent sur la surface antéro-latérale. Par suite,
les nerfs dont les noyaux sont situés plus près de la
ligne médiane, c'est-à-dire l'hypoglosse et le spinal,
doivent traverser la formation réticulaire, tandis que
les nerfs dont les noyaux sont situés latéralement
passent seulement à travers la partie latérale du
bulbe.

CHAPITRE XVIII

LE CERVEAU ET LE CERVELET

194. La structure de la dure-mère, de l'arachnoïde et de la pie-mère cérébrale est analogue à celle de ces mêmes membranes dans la moëlle. Comme cela a été démontré par Boehm, Key et Retzius et autres, la partie profonde de la dure-mère contient des dilatations spéciales, ampullaires en connexion avec les vaisseaux capillaires sanguins, et représentant en fait les racines des veines.

Les glandes de Pacchioni, ou villosités arachnoïdiennes de Luschka, se composent d'un tissu cellulaire spongieux, qui est un prolongement du tissu sous-arachnoïdien recouvert par la membrane arachnoïde. Ces prolongements sont fusiformes, piriformes avec un mince pédicule. Ils se creusent des trous dans la partie interne de la dure-mère, jusque dans les sinus veineux, mais là ils sont recouverts par de l'endothélium. La matière à injection, poussée dans les espaces sous-arachnoïdiens, pénètre par les pédicules dans les villosités de Luschka. Les espaces du tissu spongieux qui les constitue sont d'abord distendus, et finalement la masse à injection passe dans le sinus veineux.

La pie-mère est très riche en vaisseaux sanguins [1] qui pénètrent dans la substance cérébrale et en sortent. Les capillaires de la pie-mère possèdent une enveloppe endothéliale externe. Le plexus choroïde est recouvert par une couche de cellules épithéliales polyédriques qui sont ciliées chez l'embryon et à l'état jeune.

195. Comme cela a été mentionné pour la moëlle, l'espace lymphatique sous-dural du cerveau n'est pas en communication avec les espaces sous-arachnoïdiens ni avec les ventricules (Luschka, Key et Retzius). N'y aurait-il pas de communication entre l'espace sous-arachnoïdien et l'espace épicérébral, c'est-à-dire l'espace décrit par His comme existant entre la pie-mère et les espaces du cerveau ? ce fait est mis en doute par d'autres auteurs. Les rapports entre les nerfs crâniens et les membranes du cerveau

[1] D'après Heubner, Duret et autres, les différentes branches artérielles corticales, aussi bien celles de la sylvienne que celles de l'artère cérébrale antérieure et postérieure, etc., sont des artères terminales ou finales, c'est-à-dire ne s'anastomosant avec les branches voisines qu'au niveau du réseau capillaire. Cette disposition est regardée comme l'une des conditions favorisant la production des foyers de ramollissement cérébral, à la suite des oblitérations artérielles emboliques ou thrombosiques (Charcot).

D'après Cadiat (voy. *Anatomie générale*), on observerait sur des pièces bien injectées, des anastomoses assez importantes entre les différents rameaux artériels ; ces anastomoses sont parfaitement visibles à l'œil nu dans l'épaisseur de la pie-mère ; je les ai également vues sur des injections de M. Rémy.

et les espaces lymphatiques, sont les mêmes que ceux qui ont été décrits pour les nerfs spinaux, aux pages précédentes.

196. La pie-mère s'enfonce avec de larges vaisseaux sanguins dans la substance cérébrale, au niveau des sillons du cerveau et du cervelet. Dans la substance blanche et grise du cerveau on rencontre la même espèce de tissu de soutènement qui a été décrite dans la moëlle, c'est-à-dire de la névroglie. Elle présente dans le cerveau la même composition, c'est-à-dire une substance fondamentale homogène, un réseau de fibrilles de la névroglie et des cellules de la névroglie ramifiées et aplaties, les *cellules de Deiters*.

Dans la substance blanche du cerveau, la névroglie contient, entre les faisceaux de fibres nerveuses, des rangées de petites cellules nucléées; celles-ci forment des amas spéciaux dans le bulbe olfactif et dans le cervelet. On peut rencontrer des corpuscules lymphatiques avec la névroglie, spécialement autour des vaisseaux sanguins et des cellules ganglionnaires. Tous les ventricules, y compris l'aqueduc de Sylvius, sont tapissés par une couche de névroglie qui est une continuation directe de celle qui double le quatrième ventricule ; celle-ci se continue directement aussi avec le noyau gris central de la moëlle. De même que le canal central de la moëlle, les ventricules sont aussi revêtus par une couche d'épithélium cylindrique cilié, ou de cellules cylindriques courtes.

197. Les vaisseaux sanguins forment un réseau capillaire plus dense dans la substance grise que dans

la substance blanche. Le réseau de la substance
blanche présente surtout des mailles dirigées longitudinalement, c'est-à-dire parallèlement au grand axe
des faisceaux de fibres nerveuses. Dans la substance
grise des hémisphères du cerveau et du cervelet,
beaucoup de vaisseaux capillaires sanguins ont une
direction perpendiculaire à la surface, mais sont en
connexion avec d'autres nombreux rameaux transversaux. Les rameaux sanguins du cerveau sont situés
dans les *espaces lymphatiques périvasculaires :* ces
espaces sont traversés par des fibres s'étendant entre
l'adventice du vaisseau et la névroglie formant la
la paroi de l'espace ; ce ne sont pas là de vrais lymphatiques propres à la substance blanche et grise.

198. La *substance blanche* se compose de fibres nerveuses à myéline qui, non plus que celles de la moëlle,
ne possèdent pas de gaîne de Schwann, ni de noyaux
de corpuscules nerveux, ni d'étranglements de Ranvier.
Les fibres nerveuses ont un diamètre différent suivant
les régions. On rencontre fréquemment des divisions
dans ces fibres nerveuses. Lorsqu'elles sont isolées,
elles présentent les mêmes varicosités qui ont été
mentionnées dans les fibres de la moëlle.

La *substance grise* est constituée comme dans la
moëlle et dans le bulbe, outre la névroglie, par un
réseau très fin de fibrilles nerveuses élémentaires
(Rindfleisch et Gerlach) dans lequel aboutissent d'une
part les fibres nerveuses, d'autre part les processus
ramifiés des cellules ganglionnaires.

Pour ce qui concerne la structure des cellules ganglionnaires du cerveau et du bulbe, tout ce qui a été dit des cellules ganglionnaires de la moëlle est applicable. De même que dans la moëlle, les cellules dans le cerveau et dans le bulbe sont situées dans des espaces lymphatiques ou espaces péricellulaires (Obersteiner).

199. Nous allons étudier maintenant, la structure du cervelet et du pont de Varole.

I. Le *cervelet* se compose de lames, plis ou circonvolutions, qui sont décomposables en plis secondaires ; chacun d'eux est constitué par un tractus central de substance blanche recouvert par de la substance grise. Les tractus de substance blanche des circonvolutions voisines d'un lobe s'unissent de manière à former les tractus principaux de substance blanche.

La substance blanche de l'hémisphère cérébelleux est en connexion : (*a*) avec le bulbe par le corps restiforme formant le pédoncule cérébelleux inférieur ; (*b*) avec le cerveau par le pédoncule cérébelleux supérieur ; (*c*) avec l'hémisphère cérébelleux du côté opposé par une commissure traversant le pont de Varole : c'est le pédoncule cérébelleux moyen.

200. Sur une coupe verticale passant à travers un pli du cervelet (FIG. 90), on distingue les couches suivantes : (*a*) la pie-mère recouvrant la surface générale et pénétrant avec de larges vaisseaux sanguins dans la substance périphérique du pli ; (*b*) une épaisse couche de substance grise corticale ; (*c*) la couche de

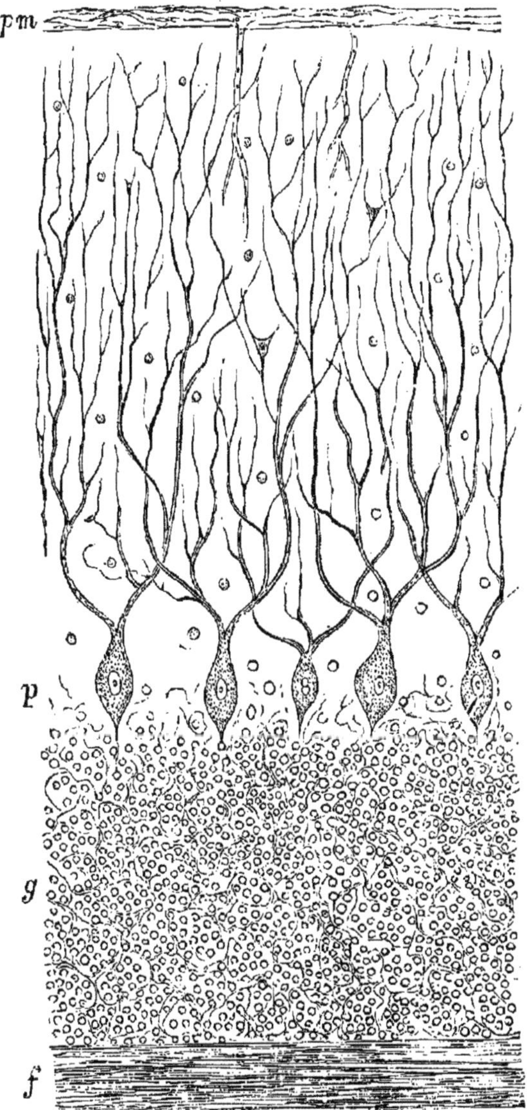

FIG. 90. — Portion d'une coupe verticale de la substance grise du cervelet du chien.

pm, pie-mère : — *p*, cellules ganglionnaires de Purkinje ; — *g*, couche nucléaire ; — *f*, la couche de fibres nerveuses (substance blanche).

cellules ganglionnaires de Purkinje ; (*d*) la couche nucléaire ; (*e*) la substance blanche centrale.

201. La couche des cellules ganglionnaires de Purkinje est la plus intéressante ; elle consiste en une rangée unique de grandes cellules ganglionnaires multipolaires, chacune avec un large noyau vésiculeux. Chaque cellule possède aussi un mince processus cylindraxile, dirigé vers la profondeur et émet dans la direction opposée, c'est-à-dire vers la surface, un processus épais qui se ramifie bientôt comme les andouillers du cerf, donnant des rameaux nombreux qui poursuivent un trajet vertical vers la surface ; tôt ou tard, ces rameaux se résolvent dans le réseau nerveux fondamental de l'écorce grise. Les processus les plus longs arrivent jusque près de la surface. La couche ci-dessus mentionnée, c'est-à-dire la substance grise corticale, est en réalité le réseau nerveux terminal des processus ramifiés des cellules ganglionnaires de Purkinje. Sankey prétend que, dans le cervelet de l'homme, il y aurait d'autres cellules ganglionnaires multipolaires plus petites, en connexion avec les processus des cellules de Purkinje.

202. La *couche nucléaire* comprend un grand nombre de noyaux sphériques ou légèrement ovales, relativement petits, plongés dans un réseau de fibrilles fines dont la nature n'est pas absolument élucidée ; soit que ce réseau consiste seulement en névroglie, soit qu'il contienne en outre un réseau de fibrilles nerveuses. Cette dernière opinion est très

probable. Les processus cylindraxiles des cellules ganglionnaires de Purkinje traversent la couche nucléaire et s'enveloppent d'une gaîne de myéline, puis passent à l'état de fibres nerveuses à myéline dans la substance blanche centrale. Cependant, il y a d'autres fibres nerveuses à myéline de la substance blanche centrale qui ne sont pas en connexion avec les processus cylindraxiles des cellules de Purkinje, mais qui entrent dans la couche nucléaire et se terminent là probablement dans le réseau nerveux, ou bien traversent cette couche et se terminent dans le réseau nerveux de la substance grise corticale.

203. II. Le *pont de Varole* (FIG. 91) se continue d'une part avec le bulbe, d'autre part avec le cervelet. Du cervelet partent des tractus de substance blanche qui passent transversalement dans la partie antérieure du pont où ils forment les *faisceaux transversaux de fibres nerveuses*, qui donnent à la protubérance un aspect strié horizontalement. A mesure qu'on s'élève, c'est-à-dire qu'on s'éloigne du bulbe, cette portion de la protubérance, composée de fibres horizontales, croît en épaisseur.

204. La portion du bulbe qui se continue dans la protubérance est plus considérable que celle du cervelet. (1) On y retrouve les tractus pyramidaux qui ne sont pas là, situés à la surface, comme dans le bulbe, mais qui sont recouverts par les faisceaux les plus antérieurs de fibres transversales. Les faisceaux du tractus pyramidal ne font que traverser, dans

une direction longitudinale, la moitié antérieure
du pont pour entrer dans le pédoncule cérébral

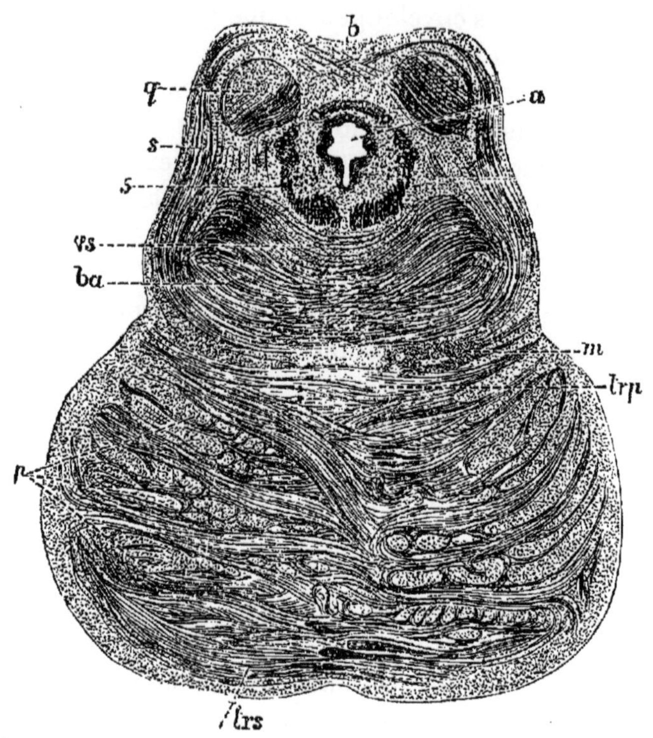

Fig. 91. — Coupe transversale des tubercules quadrijumeaux
inférieurs et du pont de Varole.

a, aqueduc de Sylvius ; — *b*, entrecroisement *des brachia* des tubercules
quadrijumeaux inférieurs ; — *q*, ganglion des tubercules quadrijumeaux inférieurs ; — *s*, pédoncule du tubercule quadrijumeau inférieur ; — *ba*, tegmentum ; — 5, la racine descendante de la cinquième paire ; — *p*, faisceaux
des tractus pyramidaux en coupe transversale ; — *trp*, faisceaux transversaux
profonds du pont ; — *trs*, faisceaux transversaux superficiels du pont.

dont ils font partie intégrante. (2) Le raphé.
(3) La *formation réticulaire*, mais elle est limi-

tée à la partie postérieure. De petits amas de substance grise et de cellules ganglionnaires sont dispersés partout entre les faisceaux transversaux de fibres nerveuses de cette formation. (4) La substance grise du plancher du quatrième ventricule. Cette substance grise contient aussi à la surface postérieure du pont des groupes de cellules ganglionnaires multipolaires.

Près de la ligne médiane, on observe un groupe de larges cellules ganglionnaires multipolaires, chacune avec un processus cylindraxile. C'est le noyau de la sixième paire et d'une partie de la septième, le premier plus rapproché de la ligne médiane que le dernier. Il existe un autre noyau de la septième paire situé plus profondément, c'est-à-dire dans la formation réticulaire. Plus en dehors, on rencontre le rameau supérieur du nerf auditif ; plus en dehors encore, on trouve le noyau moteur de la cinquième paire.

(5) Dans la partie la plus inférieure du pont se montre aussi une continuation de la substance grise du corps olivaire.

205. III. Le pont est en connexion avec le cerveau par l'écorce du pédoncule cérébral ; cette connexion a lieu par des faisceaux de fibres nerveuses à myéline qui sont une continuation du tractus pyramidal antérieur dubulbe et qui ne font que traverser le pont.

206. Les *hémisphères cérébraux*. Sur une coupe verticale, chaque circonvolution présente un centre blanc et une écorce grise. Le centre blanc est constitué par des fibres nerveuses à myéline. La substance blanche

des circonvolutions des hémisphères cérébraux est disposée de manière à former : (*a*) le centre ovale, c'est-à-dire la masse centrale de substance blanche de laquelle se détachent les lames de substance blanche destinées à chaque circonvolution ; (*b*) la commissure de substance blanche entre les deux hémisphères, c'est-à-dire le corps calleux et la commissure antérieure. Le centre ovale est constitué par (*a*) des tractus de fibres nerveuses à myéline établissant des connexions d'une circonvolution à l'autre, et (*b*) s'étendant entre les circonvolutions d'une part

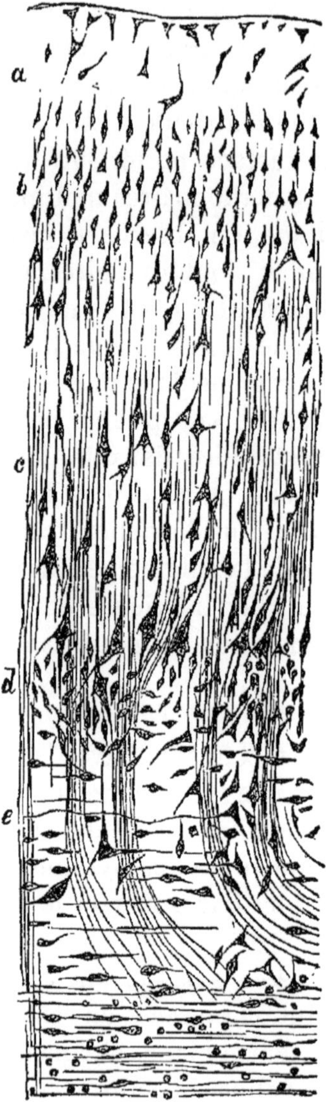

Fig. 92. — Coupe verticale de la substance grise d'une circonvolution cérébrale.

a. couche superficielle.— *b*, couche dense de petites cellules ganglionnaires ; — *c*, la couche de la corne d'Ammon ou couche principale ; — *d*, la formation granulaire des petites cellules ganglionnaires multipolaires ; *e*, couche des cellules ganglionnaires fusiformes.

et la couche optique, le pont et le bulbe d'autre part. Ces tractus passent par la capsule interne (voir plus bas), pour aboutir au pédoncule cérébral.

L'*écorce grise* se compose, d'après Meynert, des couches suivantes: (FIG. 92)(1) une couche superficielle de substance grise (névroglie et réseau nerveux fondamental) avec quelques petites cellules ganglionnaires; (2) une couche de petites cellules 'ganglionnaires plus ou moins pyramidales, très rapprochées les unes des autres; (3) la formation de la corne d'Ammon. Ce stratum est le principal et le plus épais de l'écorce. Il est formé de plusieurs couches de larges cellules ganglionnaires .pyramidales dont la dimension

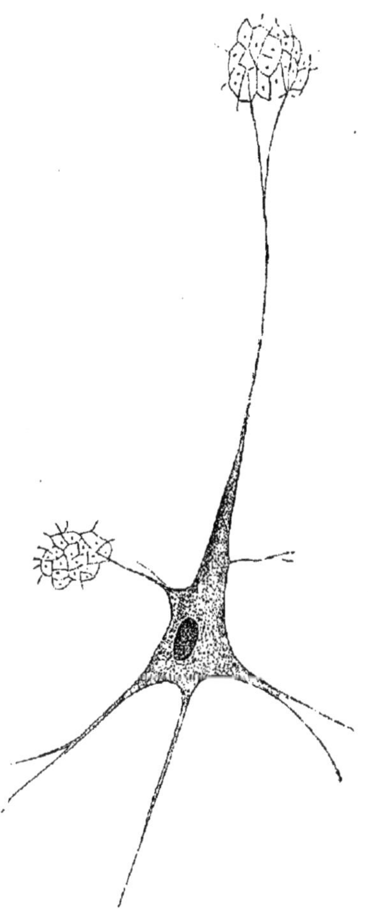

FIG. 93. — Une grande cellule ganglionnaire pyramidale de l'écorce grise du cerveau humain.

Le processus du sommet et les autres processus se ramifient dans un délicat réseau nerveux et s'y perdent. Le processus moyen de la base de la pyramide demeure unique et devient un cylindre-axe d'une fibre nerveuse.

s'accroît en même temps que l'épaisseur de la couche.

Les cellules pyramidales de la seconde et de la troisième couche des circonvolutions ont un corps cellulaire pyramidal renfermant un noyau ovale vésiculeux. (Fig. 93.) Du corps cellulaire émanent les processus suivants : (*a*) Le processus du sommet de la pyramide dirigé vers le sommet de la circonvolution ; il peut être suivi à une distance plus ou moins longue ; (*b*) les processus basilaires latéraux, et enfin le processsus basilaire médian. Ce dernier est fin, non ramifié, c'est un processus cylindraxile, se recouvrant d'une enveloppe de myéline, pour devenir une fibre nerveuse de la substance blanche centrale. Les autres processus tôt ou tard se ramifient et finalement se résolvent dans le réseau nerveux fondamental de la substance grise. (4) Un mince stratum de petites cellules ganglionnaires ramifiées, la *formation granulaire* de Meynert ; (5) un dernier stratum de cellules ganglionnaires, fusiformes et ramifiées, s'étendant parallèlement à la surface.

207. D'après Meynert, l'écorce grise de la portion supérieure du lobe occipital, autour du sillon de l'hippocampe, se compose de huit couches dont la formation granulaire est la principale. Dans l'écorce grise de la corne d'Ammon, d'autre part, la troisième couche est la principale, la quatrième manquant. Dans le claustrum (portion de la paroi de la fosse de Sylvius), la couche des cellules fusiformes est la principale.

208. Le *bulbe olfactif*, chez la plupart des mammifères, mais non chez l'homme, est creusé d'une petite

cavité centrale tapissée par des cellules épithéliales, cylindriques, ciliées. La substance du bulbe entourant cette cavité consiste en une partie supérieure de substance blanche, continuation du tractus olfactif. La partie inférieure est formée de substance grise qui contient les couches suivantes en allant de bas en haut ; (1) une couche de fibres nerveuses sans myéline, chacune avec une gaîne de névrilemme ; cette couche est l'origine du nerf olfactif se rendant à l'organe de l'olfaction. (2) Le stratum glomérulosum constitué par un certain nombre de glomérules ou chacun renferme une fibre nerveuse olfactive, et en plus, de nombreuses petites cellules de la névroglie. (3) Le stratum gelatinosum de Lockhart-Clarke composé d'un fin réseau nerveux dans lequel sont englobées de petites cellules ganglionnaires multipolaires. (4) Une dernière couche plus épaisse de noyaux englobés dans un réseau de fibrilles et d'une structure semblable à celle de la *couche nucléaire* (du cervelet).

209. IV. *Le mésencéphale*. Le quatrième ventricule, à la partie supérieure du pont de Varole se continue par un petit canal, l'aqueduc de Sylvius, qui, après avoir passé au-devant de la région des tubercules quadrijumeaux, s'ouvre dans le troisième ventricule. Les parties situées autour de l'aqueduc de Sylvius représentent le mésencéphale (FIG. 91) développé aux dépens de la vésicule moyenne de l'embryon. Ces parties sont : la paroi de l'aqueduc de Sylvius, les tubercules quadrijumeaux et le pédoncule cérébral.

L'aqueduc de Sylvius est tapissé par l'épithélium et la couche de névroglie qui se continue depuis le quatrième ventricule. Le raphé du bulbe et du pont se prolonge aussi dans la paroi supérieure de l'aqueduc. La couche enveloppante de névroglie est doublée, au niveau de la paroi inférieure, par une couche de substance grise se continuant avec la substance grise du plancher du quatrième ventricule. Cette substance contient, dans un réseau nerveux, de nombreuses cellules ganglionnaires multipolaires, groupées en noyaux, en connexion avec la troisième, la quatrième et une partie de la cinquième paire des nerfs crâniens. Au-devant de cette couche, il y en a une autre beaucoup plus épaisse représentant le *tegmentum* qui est la portion dorsale ou postérieure du pédoncule cérébral.

210. *Les tubercules quadrijumeaux.* Chacun des deux tubercules inférieurs se compose d'une couche superficielle de substance blanche et d'une couche profonde de substance grise; celle-ci contient de nombreuses cellules ganglionnaires multipolaires de différentes dimensions, plongées dans un fin réseau nerveux. Entre cette dernière couche et la substance grise de la paroi de l'aqueduc de Sylvius sont les tractus de substance blanche formant le « fillet ». Dans chacun des deux tubercules supérieurs on trouve aussi une couche superficielle de substance blanche, au-dessous de laquelle est une couche de substance grise (*stratum cinereum*); plus au-dessous est la partie principale, le *stratum opticum*, constitué

par des tractus longitudinaux de fibres nerveuses
entre lesquels sont de petits amas de substance grise.
Entre le *stratum opticum* et la substance grise formant la paroi de l'aqueduc de Sylvius, est une couche
de substance blanche faisant partie du « fillet ».

211. Le pédoncule cérébral de chaque côté, comprend une partie inférieure, moyenne et postérieure.
La partie intérieure ou ventrale est l'écorce ou le
pied; la partie postérieure ou dorsale est le *tegmen-*
tum ; entre les deux est la *substantia nigra.* Le pied est
constitué par des tractus longitudinaux de fibres nerveuses à myéline, s'étendant du pont de Varole à
l'hémisphère, et de là dans la substance blanche des
hémisphères.

212. Le *tegmentum,* comme cela a été mentionné
plus haut, est situé en avant de la substance grise formant la paroi antérieure de l'aqueduc de Sylvius. Le
tegmentum est un prolongement de la formation réticulaire du *bulbe* (voir plus haut); il est donc constitué par de petites masses de substance grise séparées
par des tractus de fibres nerveuses, dont la plupart
courent dans une direction longitudinale ou transversale. Les faisceaux longitudinaux renferment un prolongement de la substance blanche du cervelet,
mentionné dans une page précédente, comme étant le
pédoncule cérébelleux supérieur. Ces faisceaux subissent une décussation totale à la partie supérieure
du mésencéphale, et entrent finalement dans la
couche optique.

213. La *substantia nigra* est la substance grise comprise entre le pied du pédoncule et le tegmentum : elle a reçu ce nom à cause des nombreux granules de pigment noir logés dans la substance des cellules ganglionnaires. Celles-ci sont petites et multipolaires.

214. V. *Le thalamencéphale* et *le corps strié*. Le thalamencéphale comprend les parties du cerveau situées autour du troisième ventricule, dont les plus importantes sont : la couche optique, la glande pinéale, les tubercules mammillaires, l'infundibulum et le tuber cinereum et l'hypophyse du cerveau. Le corps strié est le ganglion de l'hémisphère cérébral ; il se développe, comme celui-ci, aux dépens de la partie frontale de la première vésicule cérébrale de l'embryon.

215. La *couche optique* se compose d'une couche superficielle de substance blanche et d'une partie centrale de substance grise. Dans celle-ci, on remarque de nombreuses cellules ganglionnaires multipolaires. La substance blanche, dans la portion externe, est très considérable et offre des connexions très importantes. De là partent des tractus radiés de fibres nerveuses à myéline qui s'unissent aux tractus de la capsule interne, pour gagner les différentes parties de l'hémisphère cérébral.

Le pédoncule cérébelleux supérieur, après sa décussation avec celui du côté opposé, passe dans la substance blanche de la couche optique. Le tractus opticus est en connexion avec la substance blanche externe de la portion postérieure de la couche optique, c'est-à-dire le *pulvinar*.

216. Le *corps strié*, ainsi que cela a été dit plus haut, est considéré comme le ganglion de l'hémisphère cérébral; il se compose de deux parties : le *noyau caudé* et le *noyau lenticulaire*. Le noyau caudé fait saillie dans le ventricule latéral, le noyau lenticulaire est la portion externe du corps strié. Le noyau lenticulaire est séparé du noyau caudé et de la partie antérieure de la couche optique par des tractus de fibres blanches connus sous le nom de *capsule interne*. A la surface du noyau lenticulaire est une lame de substance blanche, la *capsule externe*. Celle-ci est séparée de la substance blanche des circonvolutions cérébrales de l'*insula* par une lame de substance grise appelée le *claustrum* (avant-mur). Le noyau caudé et le noyau lenticulaire sont constitués par de la substance grise, avec des groupes de cellules ganglionnaires multipolaires traversés par des tractus de fibres nerveuses à myéline, qui tirent leur origine de la substance grise. Ces tractus de substance blanche passent transversalement et obliquement dans la capsule interne et peuvent être suivis, d'une part, vers la substance blanche des circonvolutions de l'hémisphère cérébral (fait mis en doute par quelques observateurs), et, d'autre part, dans le pied du pédoncule cérébral.

217. La *capsule interne* est une masse très importante de substance blanche; elle contient les tractus

de fibres nerveuses qui s'étendent, du pédoncule cérébral à la substance blanche de l'hémisphère cérébral, formant la *couronne rayonnante de Reil;* en outre, elle contient des tractus de fibres nerveuses s'étendant de la couche optique à la substance blanche de l'hémisphère cérébral, et enfin elle contient des tractus de fibres nerveuses qui passent du corps strié dans le pédoncule cérébral.

218. La *glande pinéale* ou conarium et le lobe antérieur de l'hypophyse du cerveau, ont une structure et une origine épithéliale, et seront décrits dans un prochain chapitre. La glande pinéale contient une grande quantité de substance calcaire, le *sable cérébral.*

Les *tubercules mammillaires* sont de petites masses de substance blanche, c'est-à-dire de fibres nerveuses à myéline renfermant à leur centre de la substance grise.

L'*infundibulum* et le *tuber cinereum* situés à la base du troisième ventricule sont composés de substance grise; le tuber cinereum s'étend entre les tubercules mammillaires, et le chiasma, tandis que l'infundibulum est en connexion avec le lobe postérieur ou petit lobe de l'hypophyse.

CHAPITRE XIX

LES GANGLIONS CÉRÉBRO-SPINAUX.

219. Les ganglions sont en connexion avec les racines postérieures des nerfs spinaux et avec les racines de quelques nerfs crâniens, par exemple : les ganglions de Gasser, otique, géniculé, ciliaire ; le ganglion de Meckel, les ganglions des rameaux du nerf acoustique, le ganglion sous-maxillaire, etc. Tous possèdent une capsule de tissu cellulaire se continuant avec l'épinèvre des troncs nerveux afférents et efférents. L'intérieur du ganglion est subdivisé en petits départements contenant des faisceaux nerveux avec leur périnèvre et des groupes, de dimensions variables, de cellules ganglionnaires.

La substance corticale des ganglions spinaux renferme surtout des cellules nerveuses, tandis que le centre est principalement occupé par des faisceaux de fibres nerveuses.

220. Les cellules ganglionnaires sont de dimensions très différentes ; les unes étant volumineuses, plus volumineuses même que les grandes cellules ganglionnaires de la corne antérieure de la moëlle, les autres étant beaucoup plus petites. Chaque cellule possède un large noyau ovale, renfermant un réseau avec un ou deux nucléoles. La substance cellulaire montre une fibrillation distincte. Chaque cellule des ganglions chez l'homme et les mammifères est unipolaire (FIG. 94) en forme de flacon ou piriforme et est enveloppée d'une capsule hyaline, tapissée par une couche plus ou moins continue de *cellules endothéliales nucléées*. L'unique prolongement de la cellule ganglionnaire est finement strié longitudinalement : c'est un prolongement cylindraxile. Immédiatement après avoir quitté le corps cellulaire, ce prolongement devient enroulé (Retzius), puis il s'enveloppe d'une gaîne de myéline et devient ainsi une fibre nerveuse à myéline. La capsule de la cellule ganglionnaire se continue sur le processus cylindraxile, plus loin sur la fibre nerveuse à myéline pour former le névrilemme, tandis que les cellules plates de la capsule, devenant dans la fibre nerveuse les corpus-

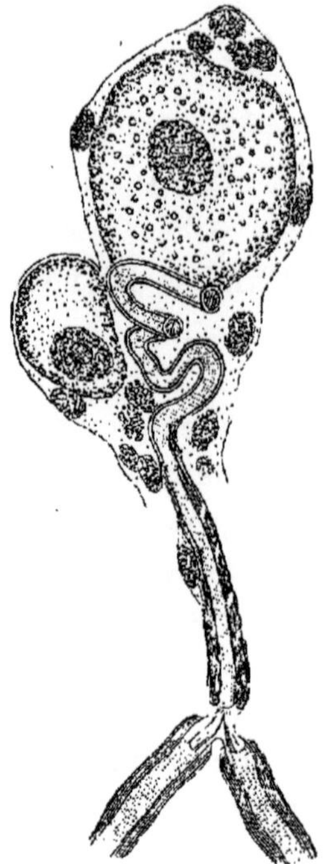

FIG. 94.— Une grande et une petite cellule ganglionnaire du ganglion de Gasser du lapin.

Le cylindre-axe, après avoir quitté la cellule, s'enroule et se transforme en une fibre nerveuse à myéline qui se divise en deux fibres à myéline.

cules de névrilemme, sont beaucoup plus espacées
(FIG. 95.)

221. Chez le lapin, la fibre nerveuse à myéline au niveau du
premier étranglement de Ranvier,
qui est à une courte distance de
la cellule ganglionnaire, se divise
en deux fibres nerveuses à myéline rappelant ainsi la forme d'un
T ; une des branches pour Ranvier
irait à la moëlle, tandis que l'autre
se rendrait à la périphérie. Chez
l'homme, cette division en forme
de T a été aussi observée par Retzius ; mais, on ne peut regarder
comme certaine, que chez l'homme et le lapin, la division du processus cylindraxile en forme de T.
Retzius a aussi observé cette division en forme de T dans le ganglion de Gasser, dans le ganglion
géniculé et dans les ganglions du
nerf vague de l'homme.

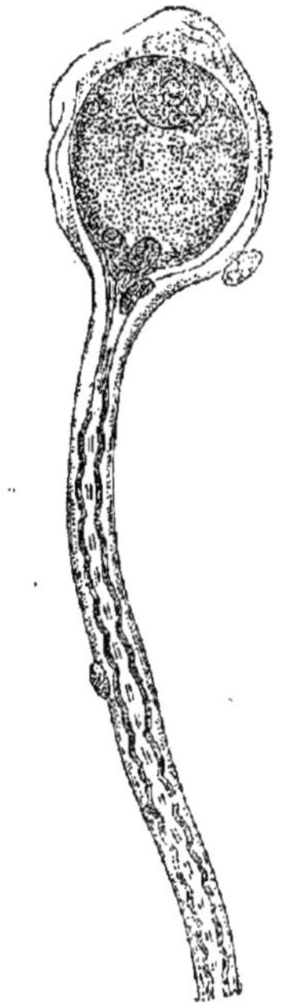

Les cellules ganglionnaires ne
sont pas unipolaires dans tous les
ganglions cérébraux ; dans les
ganglions ciliaire et otique, on
trouve beaucoup de cellules qui sont *multipolaires*.

FIG. 95. — Une cel-
lule ganglionnaire
isolée d'un gan-
glion spinal du cra_
paud.

Le processus cylin-
draxile est transformé
en une fibre nerveuse à
myéline. La capsule de
la cellule se prolonge
pour former la gaîne de
la fibre nerveuse.

222. On rencontre, dans la glande salivaire sous-
maxillaire, de nombreux ganglions microscopiques

de dimensions variables; ils représentent en réalité
les renflements ganglionnaires des faisceaux nerveux. Chacun de ces ganglions est revêtu d'une enveloppe de tissu cellulaire se continuant avec le périnèvre; les cellules ganglionnaires y sont unipolaires,
ayant la même structure que celles décrites ci-dessus;
leur processus cylindraxile est en connexion avec une
fibre nerveuse. Sur le dos de la langue, on rencontre
de semblables ganglions microscopiques.

CHAPITRE XX

LE SYSTÈME SYMPATHIQUE

223. Les rameaux nerveux du sympathique présentent un revêtement de tissu cellulaire (épi, péri et

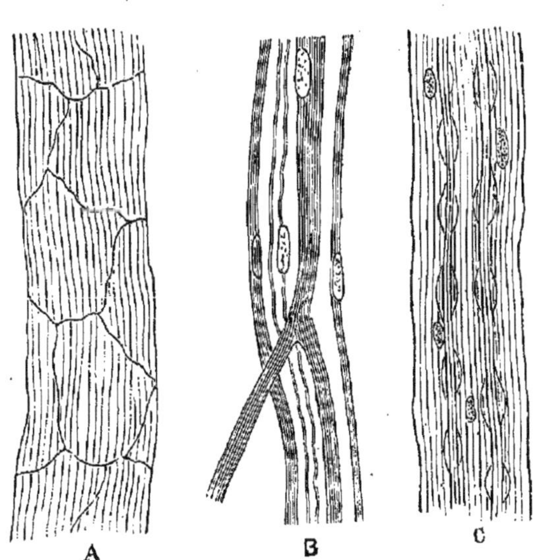

Fig. 96. — Nerfs sympathiques.

A, un petit faisceau recouvert d'une enveloppe endothéliale de périnèvre ; — B, une fibre nerveuse à myéline et trois fibres sans myéline. de dimensions variées ; la plus large montre une bifurcation ; — C, deux fibres nerveuses variqueuses.

endonèvre) et un arrangement en faisceaux tout à

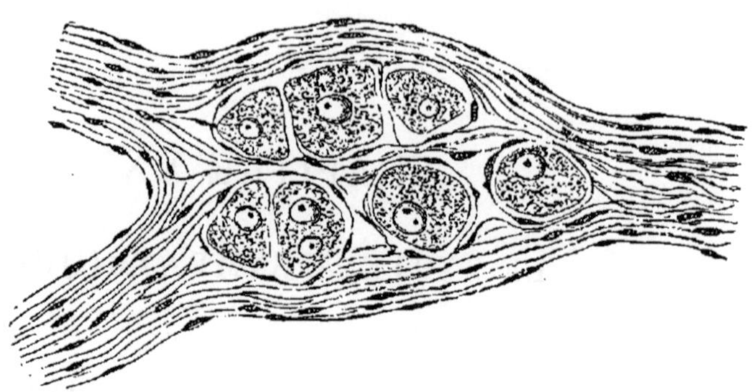

Fig. 97. — Un groupe de cellules ganglionnaires interposé dans un faisceau de fibres nerveuses sympathiques, de la vessie du lapin.

fait semblables à ceux des nerfs cérébraux spinaux. (FIG. 96 A).

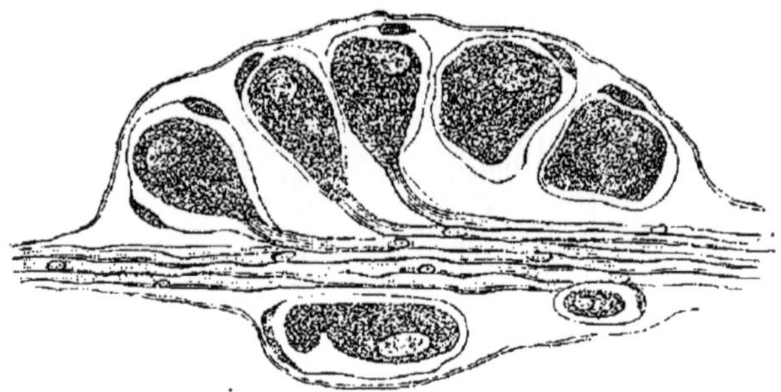

Fig. 98. — Un petit groupe de cellules ganglionnaires le long d'un petit faisceau de fibres nerveuses sympathiques dans la vessie du lapin.

Chaque cellule ganglionnaire possède une capsule. La substance de la cellule ganglionnaire se prolonge pour former le cylindre-axe d'une fibre nerveuse.

La plupart des fibres nerveuses de ces faisceaux sont des fibres sans myéline ou fibres de Remak

(FIG. 96 B); chaque fibre se compose d'un cylindre-axe entouré d'uue gaîne avec des noyaux oblongs indiquant les corpuscules nerveux. Mais il existe aussi quelques fibres nerveuses à myéline entremêlées avec les fibres de Remak dans chaque faisceau, au moins dans ceux des gros troncs nerveux. Dans quelques cas, ces fibres ont une gaîne de myéline plus ou moins discontinue et ont un contour variqueux (FIG. 96 c), à cause d'une accumulation locale de fluide entre la gaîne et le cylindre-axe. Les faisceaux microscopiques de fibres nerveuses possèdent une enveloppe endothéliale (périnèvre). Les petits et larges rameaux nerveux forment toujours de riches plexus.

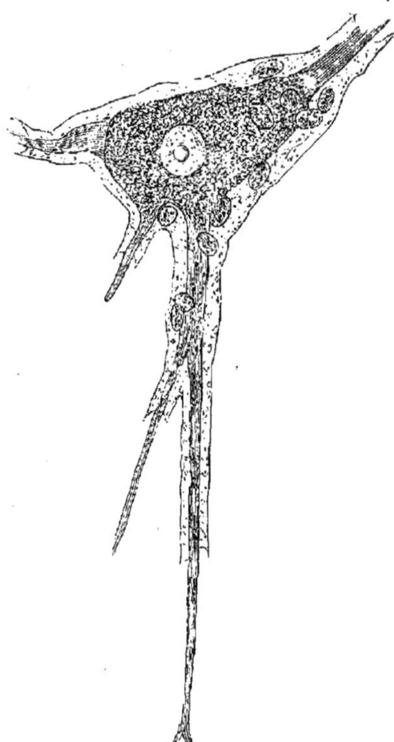

FIG. 99.— Cellule ganglionnaire sympathique de l'homme.

La cellule ganglionnaire est multipolaire ; chaque processus reçoit une gaîne de la capsule de la cellule et devient une fibre nerveuse sans myéline.

224. En connexion avec les rameaux macroscopi-

ques et microscopiques on trouve des renflements ganglionnaires. On les rencontre particulièrement nombreux dans quelques organes, par exemple, dans le canal alimentaire, dans la vessie urinaire (FIG. 97 et 98) et dans les organes respiratoires. Ces renflements sont de toutes dimensions ; ils peuvent n'être formés que de quelques cellules ganglionnaires, intercalées entre les fibres des petits faisceaux, placées latéralement, ou bien ils peuvent former des masses irrégulières, sphériques, ovales de cellules ganglionnaires, placées sur le trajet d'un gros faisceau nerveux ou situées au point d'anastomose de deux ou plusieurs rameaux nerveux.

Les cellules ganglionnaires (FIG. 99) sont de dimensions différentes, chacune avec un large noyau ovale ou sphérique, et un ou deux nucléoles. Leur forme est sphérique ou ovale, en forme de flacon, de massue ou de poire ; elles ont chacune un, deux ou plusieurs processus, étant uni, bi ou multipolaires. Les cellules sont revêtues d'une capsule, tapissée de cellules nucléées se continuant sur le

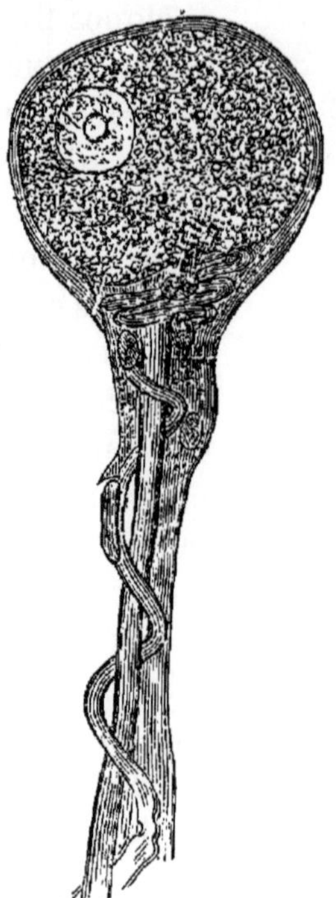

FIG. 100. — Une cellule ganglionnaire sympathique de la grenouille, montrant le processus droit et la fibre spirale ; la dernière devient une fibre à myéline.

processus cylindraxile pour former le névrilemme et les corpuscules nerveux.

Les processus des cellules ganglionnaires sont tous des processus cylindraxiles; ils sont enveloppés par le névrilemme et représentent des fibres nerveuses, sans myéline. En règle générale, il ne se surajoute pas de myéline aux fibres.

225. Chez la grenouille (Beale, Arnold) et aussi chez quelques mammifères, la cellule ganglionnaire sympathique abandonne un processus cylindraxile rectiligne dans lequel se prolonge la substance de la cellule ganglionnaire. Ce prolongement est enveloppé par une mince fibre en spirale (FIG. 100), tirant son origine par deux ou plusieurs radicules, de la substance ganglionnaire, et s'enroulant autour du processus cylindraxile droit. Une gaîne unique de névrilemme les enveloppe tous deux. Bientôt la fibre spirale quitte le processus cylindraxile, se recouvre d'une gaîne de myéline et d'une gaîne propre de névrilemme, formant ainsi une fibre à myéline, tandis que le cylindre-axe droit continue son trajet comme fibre sans myéline (Key et Retzius.)

226. Les ganglions en connexion avec les plexus nerveux du cœur, les ganglions dans les plexus de fibres sans myéline existant entre la tunique longitudinale et la circulaire musculaire du tube digestif, connus sous le nom de plexus myentérique de Auerbach, les ganglions du plexus nerveux du tissu sous-muqueux du tube digestif, connus sous le nom de plexus de

Meissner (FIG. 101), les ganglions des plexus nerveux de la paroi externe de la vessie, de la paroi bron-

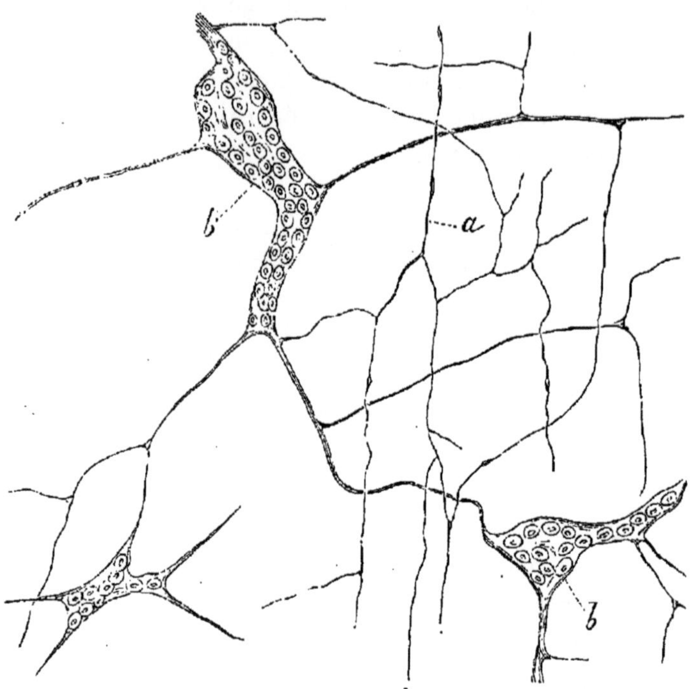

FIG. 101. — Plexus de fines fibres nerveuses sympathiques, avec des renflements ganglionnaires aux points nodaux. (Plexus de Meissner dans le tissu sous-muqueux de l'intestin.)

a, fines fibres nerveuses; — *b*, groupes de cellules ganglionnaires interposés entre les fibres nerveuses.

chique, de la trachée, les ganglions en connexion avec les nerfs se distribuant au muscle ciliaire, appartiennent tous au système sympathique.

CHAPITRE XXI

LES DENTS

227. Une dent humaine, qu'il s'agisse d'une dent adulte ou d'une dent de lait, se compose (FIG. 102), (*a*) de l'émail recouvrant la couronne; (*b*) de la dentine formant réellement la matrice de toute la dent et entourant la cavité pulpeuse de la couronne et des racines, et enfin (*c*) du cément ou croûte pétreuse ou substance ostéoïde. Le cément recouvre le partie externe de la dentine de

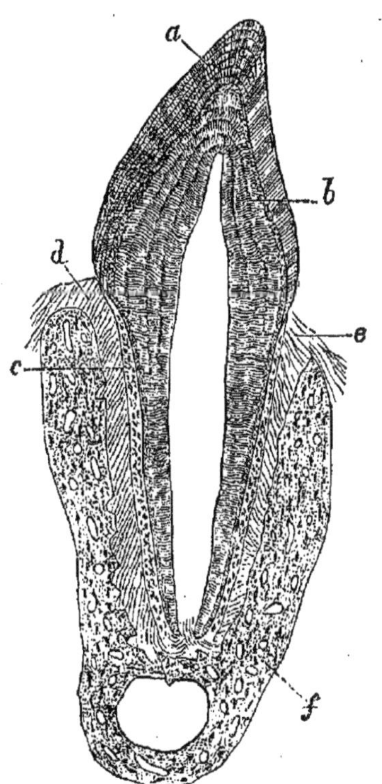

FIG. 102. — Coupe longitudinale de la première molaire du chat.

a, émail; — *b*, dentine; — *c*, cément; — *e*, périoste; — *f*, os de l'alvéole.

la racine, de même que l'émail recouvre la dentine de la couronne. La croûte pétreuse est adhérente en dehors à un tissu fibreux dense jouant le rôle de périoste et la fixant à la surface interne de l'os formant la paroi de l'alvéole,

228. — L'*émail* (FIG. 103) est constitué par des éléments minces prismatiques, microscopiques, les *prismes de l'émail*, placés côte à côte, en couche compacte

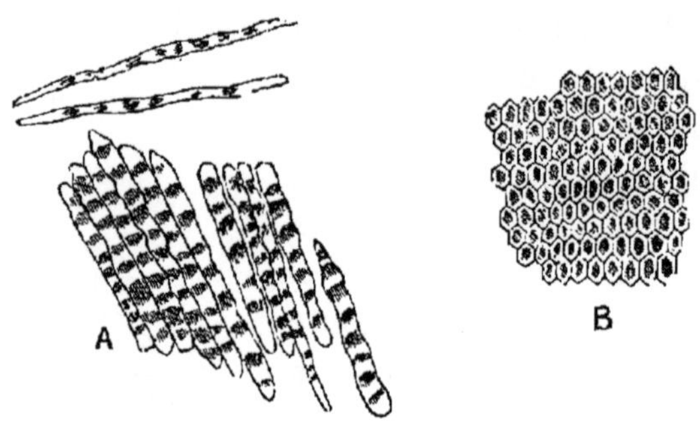

FIG. 103. -- Prismes de l'émail.

A, vus longitudinalement ; — B, en coupe transversale.

dans une direction verticale à la surface de la dentine. Sur une coupe transversale, les prismes de l'émail se montrent avec des contours hexagonaux, et sont séparés par une très mince *substance cémentaire interstitielle.* Vus de profil, les prismes de l'émail ne sont pas rectilignes, mais ont des bords un peu sinueux, d'où une apparence variqueuse. Les prismes sont agrégés en faisceaux qui ne sont pas tout à fait parallèles mais, se recouvrent légèrement les uns les autres. Sur une coupe longitudinale à travers une dent, l'ap-

parence de stries claires et sombres alternantes dans
l'émail, est due à ce défaut de parallélisme des faisceaux. En outre, on voit dans l'émail des lignes sombres, horizontales, les stries parallèles brunes de
Retzius, qui sont dues probablement à des inégalités
dans la densité des prismes de l'émail résultant de la
formation successive des couches. L'émail renferme
surtout des sels calcaires ; phosphate, carbonate et
fluorure de calcium.

Dans les dents jeunes, la surface libre de l'émail est
recouverte par une délicate cuticule (la cuticule de
Nasmyth), formée d'une couche unique de squames
sans noyau ; dans les dents adultes, la cuticule
manque, car elle a été enlevée par le frottement.

229. La *dentine* est la partie essentielle de la substance dure de la dent. Elle entoure complètement la
cavité pulpeuse de la dent et de la racine, plus épaisse
dans la première que dans la seconde région. La dentine se compose (FIG. 104) : (1) d'une matrice homogène
formée d'un tissu réticulé de fibrilles fines, imprégnée de sels calcaires et ainsi tout à fait semblable
à la matrice de l'os ; (2) de canaux fins et longs, les
canaux ou tubes de la dentine s'étendant plus ou moins
en spirale et verticalement de la surface externe à la
surface interne de la dentine. Ces tubes sont ramifiés ; ils s'ouvrent dans la cavité pulpeuse par
leur extrémité la plus large, et deviennent plus déliés en se rapprochant de la surface externe de la
dentine. Chaque canal est tapissé par une gaîne
délicate, la *gaîne de la dentine ;* l'intérieur du tube

est une fibre, *la fibre de la dentine;* cette fibre solide, élastique, tire son origine par sa partie la plus épaisse, du côté de la pulpe, des cellules recouvrant la surface externe de la pulpe et appelées *odontoblastes*.

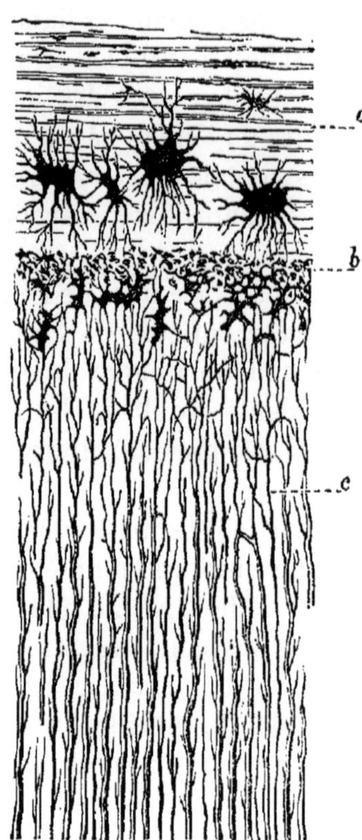

Fig. 104. — Coupe transversale d'une dent canine de l'homme.

a, cément avec de larges corpuscules osseux; — *b*, substance inter-globulaire; — *c*, tubules de la dentine.

Sur la surface externe de la dentine, dans la région de l'émail et de la croûte pétreuse, les tubes de la dentine aboutissent dans une couche d'espaces irréguliers, ramifiés, intercommuniquants — les *espaces interglobulaires* de Czermak — ou la *couche granulaire* de Purkinje. Ces espaces communiquent avec des espaces existant entre les faisceaux des prismes de l'émail de la couronne, ainsi qu'entre les lamelles osseuses de la croûte pétreuse de la racine. Les espaces interglobulaires contiennent chacun une cellule ramifiée, nucléée. Les fibres de la dentine s'anastomosent avec les processus de ces cellules. Les *lignes incrémentales de Salter* sont des lignes plus ou moins parallèles à la surface, dues à la calcification imparfaite de la dentine ; c'est la *substance interglobulaire de Czermak*. Les *lignes de Schreger* sont des lignes courbes, parallèles à la surface, dont la production n'est qu'un effet optique des courbures simultanées des fibres de la dentine.

230. Le *cément* est une substance osseuse avec des lamelles et des corpuscules osseux. Ces derniers sont plus larges que dans l'os ordinaire.

231. La *pulpe* est richement pourvue de vaisseaux sanguins, formant des réseaux qui affectent surtout une direction parallèle au grand-axe de la dent. De nombreuses fibres nerveuses à myéline, disposées en plexus se rencontrent dans le tissu de la pulpe ; à la surface externe de la pulpe, ces fibres perdent leur myéline et montent probablement dans les tubes de la dentine. La charpente de la pulpe est formée d'un réseau transparent de cellules richement ramifiées ; ces cellules sont semblables à celles qu'on observe dans le tissu cellulaire gélatineux.

232. A la surface externe de la pulpe, c'est-à-dire celle qui est en contact avec la surface interne de la dentine, est une couche de cellules nucléées, allongées, plus ou moins prismatiques, ce sont les *odontoblastes propres*. Entre eux sont enclavées des *cellules nucléées* plus ou moins *fusiformes*, dont le prolongement externe ou distal pénètre dans un tube de la dentine.

Les odontoblastes propres interviennent dans la production de la matrice de la dentine ; selon quelques-uns, ce serait par un accroissement continu de la partie externe ou distale de la cellule, et par une calcification de ce prolongement, qu'aurait lieu la production ; selon d'autres, ce serait par une sécrétion des cellules de la matrice de la dentine. Waldeyer, Tomes et autres regardent les odontoblastes comme intervenant et dans la production de la matrice de la dentine, et dans celle des fibres de la dentine. Les odontoblastes propres et les cellules fusiformes sont en continuité avec les cellules ramifiées de la charpente de la pulpe.

233. *Développement des dents.* Le premier rudiment d'une dent chez l'embryon apparaît dès le second mois. C'est un bourgeon cylindrique plein de l'épithélium stratifié de la surface, s'enfonçant dans la profondeur de la membrane muqueuse embryonnaire. Le long du bord de la mâchoire, l'épithélium semble épaissi, et la membrane muqueuse sous-jacente forme une dépression, — la *gouttière dentale primitive.* Dans cette gouttière est situé un prolongement cylindrique plein de la surface de l'épithélium. Ce prolongement représente le rudiment de l'organe adamantin. Continuant à se développer dans la profondeur, ce bourgeon s'élargit à sa partie la plus profonde, et le tissu de la muqueuse se condense autour de l'extrémité du bourgeon épithélial pour former le rudiment de la papille dentaire. Par les progrès du développement de la partie épithéliale, la papille dentaire est

graduellement enveloppée, recouverte comme d'un *chapeau*, le *chapeau* de l'émail. —Pendant ce temps, le point de jonction de l'émail avec la surface épithéliale s'amincit considérablement, et est repoussé de côté par le fait de l'accroissement du chapeau de l'émail et de la papille qui se développe plus spécialement sur l'un des côtés du germe dentaire.

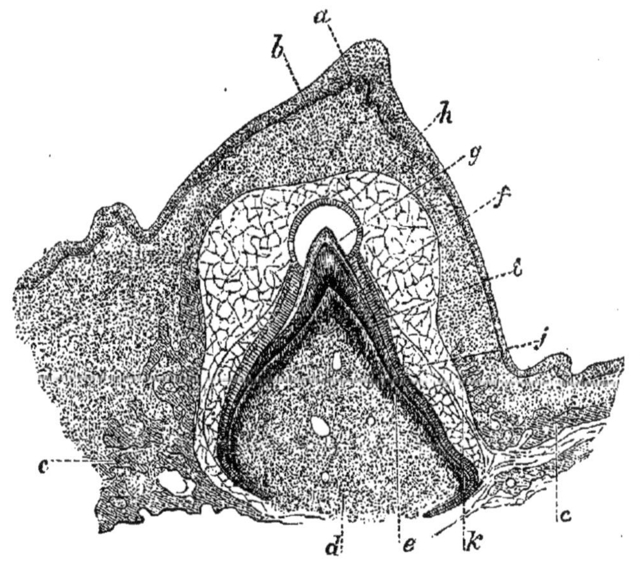

Fig. 105. — Coupe de la dent et de la mâchoire inférieure d'un fœtus de chat.

a, épithélium de la surface libre de la gencive ; — *b*, la membrane muqueuse de la gencive ; — *c*, os spongieux de la mâchoire ; — *d*, papille dè la dent ; — *e*, odontoblastes ; — *f*, dentine ; — *g*, émail ; — *h*, membrane de Nasmyth ; — *i*, cellules de l'émail ; — *j*, couche moyenne de l'organe de l'émail ; — *k*, couche externe de l'organe de l'émail.

234. Le chapeau de l'émail (organe adamantin) (fig. 105) se compose de trois couches, une interne,

une moyenne, une externe. La couche interne est celle des cellules de l'émail; c'est une couche de belles cellules épithéliales prismatiques ; elles étaient, à l'origine, continues avec la couche profonde de cellules cylindriques de l'épithélium de la surface. La couche moyenne est la plus épaisse, et elle est d'une grande transparence à cause de la transformation de ses cellules épithéliales en un tissu gélatineux spongieux. Cette transformation s'opère par une accumulation de fluide entre les cellules épithéliales de cette couche, ces cellules étant réduites en lames aplaties, nucléées, d'apparence ramifiée.

La couche externe consiste en une ou plusieurs rangées de cellules polyédriques en continuité avec les couches profondes des cellules épithéliales de la surface gingivale. En dehors de l'organe adamantin est le tissu vasculaire de la membrane muqueuse de la gencive.

235. La papille dentaire fœtale est formée d'un tissu embryonnaire, gélatineux, vasculaire; on remarque bientôt sur sa surface externe une rangée plus ou moins continue de cellules prismatiques allongées, les odontoblastes.

236. La formation de la dentine est liée aux odontoblastes (FIG. 105); sur sa partie externe apparaît l'émail développé aux dépens des *cellules de l'émail*, c'est-à-dire de la couche interne de l'organe adamantin. La dentine et l'émail se déposent graduellement et par couches. Ce sont d'abord des tissus mous

dans lesquels on voit se produire une différenciation verticale correspondant aux cellules de l'émail et aux odontoblastes. Bientôt des sels de chaux se déposent dans ces éléments, et, peú à peu, la calcification devient parfaite. Les couches les plus récemment formées de l'émail et de la dentine sont plus ou moins distinctes des couches plus anciennes, la couche la plus récente de l'émail étant située près des cellules de l'émail, et celle de la dentine près des odontoblastes.

La dent de lait reste d'abord enfoncée dans la membrane muqueuse de la gencive. Quand elle émerge à la surface, l'émail est recouvert par la couche interne de l'organe adamantin, c'est-à-dire les cellules de l'émail (FIG. 105 H). Ces cellules, au fur et à mesure que s'accroît la surface de l'émail, deviennent beaucoup plus aplaties, finalement perdent leurs noyaux et se convertissent en une couche de squames transparentes, la *membrane* ou *cuticule* de Nasmyth.

237. Longtemps avant que la dent de lait ne perce la gencive, on voit apparaître une masse solide, cylindrique de cellules épithéliales pénétrant dans la profondeur en se détachant du pédicule de l'organe adamantin. Ce bourgeon épithélial représente le germe de l'organe adamantin de la dent permanente; l'accroissement de ce germe ne commence que lorsqu'arrive le temps où la dent de lait sera remplacée par la dent permanente. Alors ce rudiment subit les mêmes modifications évolutives que l'organe ada-

mantin de la dent de lait, lors de la première période de la vie fœtale. Une nouvelle dent se développe dans la cavité alvéolaire de la dent de lait, et, par son accroissement progressif vers la surface, pousse la première hors de l'alvéole.

CHAPITRE XXII

LES GLANDES SALIVAIRES

238. Les glandes salivaires, d'après leur structure
et leur sécrétion, présentent les variétés suivantes :

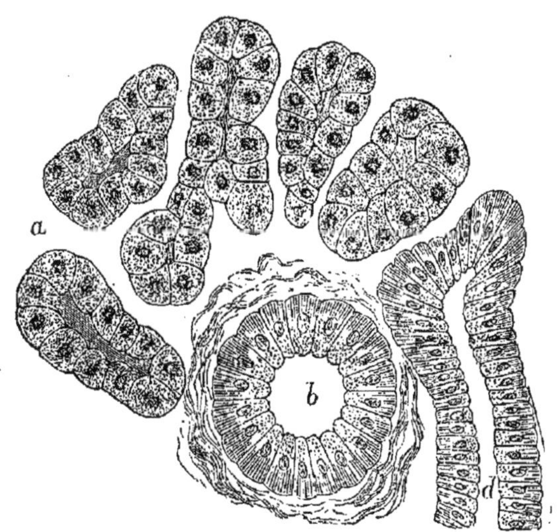

Fig. 106. — Coupe d'une glande séreuse ou vraie glande salivaire (portion de la sous-maxillaire de l'homme).

a, alvéole glandulaire, tapissé par les « cellules salivaires » albumineuses;
b, conduit intra-lobulaire coupé transversalement.

(1) Les *vraies glandes salivaires* (FIG. 106), *glandes*

séreuses ou albumineuses, comme la parotide de l'homme et des mammifères, la sous-maxillaire et l'orbitale du lapin et la sous-maxillaire du cobaye. Ces glandes sécrètent une salive tout à fait fluide.

(2) Les *glandes muqueuses*, comme la sous-maxillaire et l'orbitale du chat et du chien (FIG. 107); la

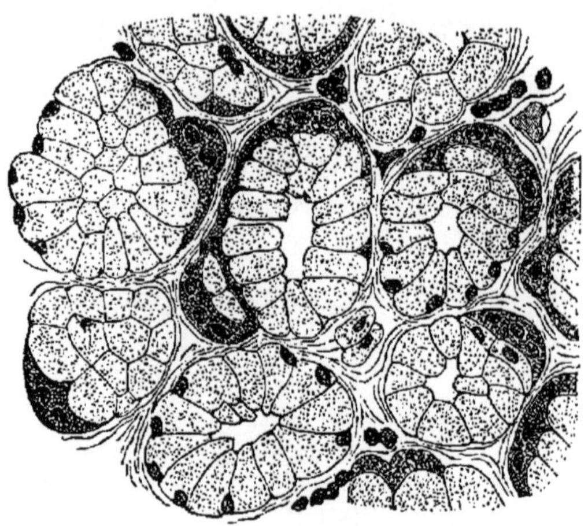

FIG. 107. — Coupe de la glande muqueuse orbitale du chien. Etat de repos.

Les alvéoles sont tapissés par les « cellules muqueuses » transparentes, deux sont les demi-lunes de Heidenhain.

sublinguale du chat, du chien et du cobaye. Leur sécrétion est un mucus visqueux.

(3) Les *glandes salivaires mixtes* ou *glandes muco-salivaires*, comme la sous-maxillaire, et la sublinguale de l'homme et du singe.

Outre ces trois glandes salivaires, — parotide, sous-maxillaire et sublinguale,—on observe quelquefois, comme chez le lapin et le cobaye, de petites glandes additionnelles annexées l'une à la parotide, et l'autre à la sous-maxillaire ; ce sont des glandes muqueuses qui ont reçu le nom de *glandes admaxillaires* supérieure et inférieure.

239. *La charpente.* Chaque glande salivaire est enveloppée dans une capsule de tissu fibreux ; en connexion avec cette capsule sont des trabécules fibreuses et des septa qui, pénétrant dans l'intérieur de la glande, subdivisent son parenchyme en lobes ceux-ci en lobules, ceux-ci enfin en alvéoles ou acini. Le conduit excréteur, les gros vaisseaux et les nerfs pénètrent dans la glande et en sortent par le hile. Le tissu conjonctif des septa est de texture lâche, contient des fibres élastiques, et, dans certains cas, de nombreuses cellules lymphatiques. Dans la glande sublinguale, ces cellules lymphatiques sont si nombreuses, qu'elles forment des rangées continues entre les alvéoles. Le tissu cellulaire de la charpente entre les alvéoles est surtout représenté par des faisceaux fins de tissu cellulaire, avec des corps fibro-plastiques ramifiés.

240. *Les conduits excréteurs.* Si l'on suit le conduit excréteur principal d'une glande à travers le hile, dans l'intérieur du parenchyme, on voit qu'il se divise en plusieurs grosses branches en rapport avec le nombre des lobes ; chacune de ces branches se subdivise pour donner un rameau à chaque lobule. En pénétrant dans le lobule, le conduit est devenu très délié, et, dans son trajet dans le lobule, il abandonne latéralement plusieurs canalicules, les *canaux intra-lobulaires* ou *tubes salivaires* de Pflüger ; les conduits au-delà sont *les conduits interlobulaires*, qui deviennent plus loin *les conduits interlobaires*. Chacun de ces derniers se compose d'une membrane propre, limitante, renforcée par des trabécules du tissu cellulaire, plus ou moins épaisses, selon le diamètre du conduit.

Dans les branches principales des conduits se trouve en outre du tissu musculaire lisse. Leur cavité est tapissée par une couche de cellules épithéliales, cylindriques. Dans les plus larges branches on observe, entre cette couche épithéliale et la membrane propre, une couche de petites cellules polyédriques.

241. Les *canaux intralobulaires*, ou les tubes salivaires de Pflüger sont constitués par une membrane propre, limitante, avec une seule couche de cellules épithéliales prismatiques. Chacune des cellules est pourvue d'un noyau sphérique à peu près dans son milieu. La moitié externe de la substance cellulaire présente une striation longitudinale très marquée, due à des fibrilles plus ou moins épaisses (FIG. 106). La moitié interne de la cellule, c'est-à-dire celle qui borde la lumière du canal, n'est que faiblement striée. Le contour de ces ꝩtubes salivaires n'est pas lisse, mais irrégulier ; leur diamètre varie de place en place.

Les cellules épithéliales des canaux intralobulaires ne présentent pas dans toutes les glandes salivaires une fibrillation évidente dans la partie externe de

leur substance. On ne l'observe pas dans la glande
sublinguale du chien et du cobaye.

242. Les extrémités des branches des tubes salivaires sont en connexion avec les parties sécrétantes
du lobule, c'est-à-dire avec les acini ou alvéoles.
Les *alvéoles* diffèrent d'une manière très apparente
des tubes salivaires par leur structure, et, en général,
ont un plus large diamètre que ceux-ci. La partie du
canal qui est en connexion immédiate avec les alvéoles, est la *partie intermédiaire* qui est interposée
en quelque sorte entre les alvéoles et les tubes salivaires à épithélium fibrillé.

La partie intermédiaire est beaucoup plus étroite
que le tube salivaire, et est recouverte par une couche
unique de cellules épithéliales très aplaties, chacune
avec un noyau ovale ; la paroi est complétée par la
membrane propre, continuation de celle du tube salivaire. La lumière de la partie intermédiaire est beaucoup plus petite que celle du tube salivaire, et est généralement recouverte par une fine membrane hyaline,
parsemée de quelques noyaux oblongs.

Au point de jonction du tube salivaire avec la
partie intermédiaire, le calibre du premier diminue
soudainement, et les cellules prismatiques du tube
salivaire sont remplacées par des cellules polyédriques ; cette partie est le collet de la portion intermédiaire. Dans quelques glandes salivaires, spécialement dans les glandes muqueuses, le collet est la
seule portion de la partie intermédiaire qui existe ;
c'est ce qu'on observe dans les glandes sous-maxil-

laires du chien et du chat et dans la sublinguale du lapin. Ailleurs, spécialement dans les glandes salivaires séreuses, comme dans la parotide de l'homme et des mammifères, dans la sous-maxillaire du lapin et du cobaye, et dans les glandes salivaires mixtes par exemple dans la sous-maxillaire et la sublinguale de l'homme et du singe, on observe après le collet une partie intermédiaire longue, qui se subdivise en plusieurs rameaux plus ou moins allongés, chacun se terminant dans les alvéoles.

243. Les *alvéoles* ou *acini* forment la partie essentielle ou sécrétante de la glande; ce sont des tubes cylindriques plus ou moins longs, en forme de massue ou de flacon, plus ou moins sinueux ou même enroulés , s'ils sont allongés; un certain nombre même de ces tubes sont ramifiés. Généralement plusieurs alvéoles s'ouvrent dans la même partie intermédiaire du tube salivaire. Les alvéoles ont un diamètre beaucoup plus large que la partie intermédiaire, et à peu près égal à celui des conduits intra-lobulaires. Mais il existe à cet égard des différences entre une glande séreuse et une glande muqueuse. Dans la première, les alvéoles sont plus petits que dans la seconde.

La membrane du conduit intermédiaire se continue pour former la membrane propre des alvéoles. Cette membrane a une structure réticulée ; elle est formée par un réseau entrelacé de cellules hyalines, ramifiées nucléées (Boll.) La lumière des alvéoles est très étroite dans les glandes séreuses, mais elle est beaucoup plus large dans les glandes muqueuses ; dans toutes ces glandes, la lumière est plus étroite pendant la sécrétion que pendant le repos.

244. Les cellules épithéliales, recouvrant les alvéoles, sont appelées *cellules salivaires* ; elles présentent des caractères différents dans les différentes glandes salivaires, et déterminent ainsi la nature de la glande. Les cellules sont séparées les unes des autres par une substance cémentaire, fluide, albumineuse. (1) Dans les glandes séreuses ou vraies glandes salivaires, comme la parotide de l'homme et des mammifères, la sous-maxillaire du lapin et du cobaye, les cellules salivaires forment une rangée unique de *cellules albumineuses*, plus ou moins prismatiques ou pyramidales ; le protoplasma de ces cellules est fortement réticulé et contient un noyau sphérique, situé à la partie externe de la cellule. (2) Dans les glandes muqueuses, comme la sublinguale du cobaye, ou l'admaxillaire du même animal, les cellules, tapissant les alvéoles, forment une couche simple de *cellules muqueuses*, caliciformes, telles qu'elles ont été décrites au paragraphe 25. — Chaque cellule est constituée par une partie principale interne, formée d'une substance mucoïde, transparente, contenue dans un protoplasme réticulé, et d'une petite partie externe, plus opaque, renfermant un noyau comprimé et aplati. Cette partie se termine par une extrémité effilée qui, se recourbant parallèlement à la surface de l'alvéole, s'imbrique avec les cellules voisines.

245. Dans les glandes sous-maxillaire et orbitale du chien, dans la sublinguale du lapin, on trouve en dehors des *cellules muqueuses* tapissant les alvéoles, en contact avec la membrane propre, de place en place, de petites masses en forme de croissants — *les demi-lunes de Heidenhain* ou *les croissants de Gianuzzi* (FIG. 107.) Chacune de ces masses se com-

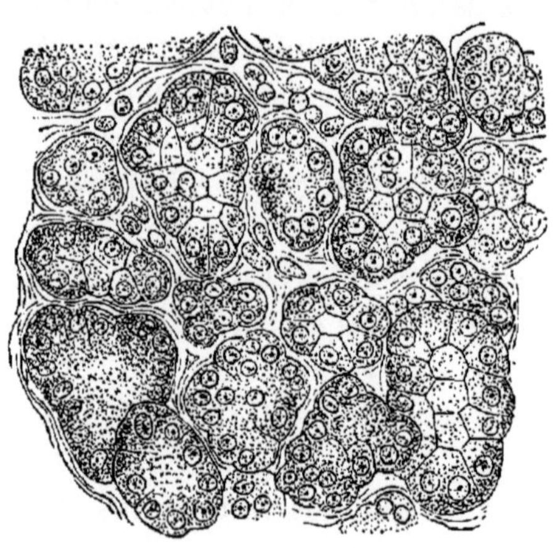

FIG. 108. — Coupe transversale de la glande orbitale du chien, après une excitation électrique prolongée.

Les alvéoles sont tapissés par de petites cellules granuleuses.

pose de plusieurs cellules polyédriques d'apparence granuleuse, chacune avec un noyau sphérique; les cellules qui sont au bord du croissant sont plus minces que celles qui forment le milieu. Heidenhain et ses élèves Lavdoski et autres ont montré que, pendant une excitation sécrétante prolongée de la glande sous-maxillaire et de l'orbitale du chien, toutes les *cellules muqueuses* cylindriques de revêtement sont remplacées par de petites cellules polyétriques, semblables à celles qui constituent les croissants ; les alvéoles en même temps deviennent plus petits. (Fig. 108). Ces observateurs pensent que ces modifications sont dues à une destruction totale des cellules muqueuses et à leur remplacement par de jeunes cellules, dérivant par multiplication des cellules en croissant. Cette opinion n'est pas probable, car dans les conditions ordinaires de sécrétion, il n'y a pas disparition des cellules muqueuses ; ces cellules changent de dimension, deviennent plus larges pendant la sécrétion, et leur contenu se transforme en mucus. Il est probable que, lors d'une excitation sécrétoire prolongée, les cellules muqueuses s'affaissent, et prennent l'aspect des petites cellules décrites par Heidenhain et ses élèves.

246. Les alvéoles de la sublinguale du chien on une structure différente de ceux de la sous-maxillaire du chien et de la sublinguale du cobaye ; ces alvéoles sont tapissés par des cellules muqueuses ou par des cellules albumineuses, cylindriques, ou bien même, on peut rencontrer les deux espèces de cellules se succédant l'une à l'autre *dans le même alvéole*.

Cette glande constitue une transition entre la sublinguale de l'homme et la sous-maxillaire de l'homme et du singe, c'est-à-dire avec les glandes mixtes ou glandes muco-salivaires.

Dans celles-ci, un grand nombre d'alvéoles sont séreux, c'est-à-dire petits, avec une lumière étroite et

limitée par des cellules albumineuses, mais il existe
toujours en même temps quelques alvéoles exactement semblables à ceux d'une glande muqueuse. Les
deux espèces d'alvéoles sont en continuité directe l'une
avec l'autre. Dans quelques conditions, on ne rencontre qu'un très petit nombre d'alvéoles muqueux
dans le lobule, parfois ils semblent même manquer
tout à fait ; dans d'autres conditions, ils sont plus
nombreux, quelquefois ils représentent une fraction
importante du nombre des alvéoles séreux. Dans la
sublinguale de l'homme, ils sont beaucoup plus nombreux et, pour cette raison, cette glande ressemble
beaucoup à la sublinguale du chien. Dans les alvéoles
muqueux de la glande de l'homme, les cellules albumineuses tapissant les alvéoles vus obliquement,
établissant la transition entre la partie séreuse et la
partie muqueuse du même tube glandulaire, ont, à
première vue, l'apparence des croissants de Gianuzzi.

247. Les cellules salivaires prismatiques tapissant
les alvéoles de la sous-maxillaire du cobaye, montrent,
dans quelques conditions, *deux portions distinctes*,
une partie externe homogène ou légèrement striée
longitudinalement, et une partie interne plus transparente d'apparence granulaire ; d'où une certaine
anologie avec les cellules du pancréas (voir le prochain chapitre).

Langley a montré (FIG. 109) que, durant la période
préparatoire de la sécrétion, les cellules, tapissant les
alvéoles des glandes salivaires séreuses, s'élargissent
et se remplissent de grosses granulations ; pendant la

sécrétion, ces granules disparaissent, de sorte que la substance cellulaire gagne en transparence, cette transparence commençant à la partie externe de la cellule et progressant graduellement jusqu'à la lumière de l'alvéole.

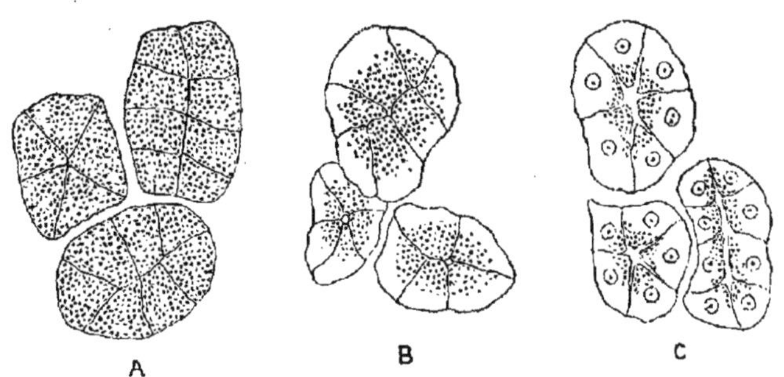

FIG. 109. — Alvéoles d'une glande séreuse.

A, au repos ; — *B*, premier état de sécrétion ; — *C*, sécrétion prolongée.

248. *Vaisseaux sanguins et lymphatiques* [1]. Les lobules sont richement pourvus de vaisseaux sanguins. Les artères se résolvent en nombreux capillaires dont les réseaux denses entourent les alvéoles. Entre le tissu connectif interalvéolaire supportant les vaisseaux capillaires sanguins et la membrane propre des alvéoles, il existe des *espaces lymphatiques* entourant la plus grande partie des alvéoles et formant un système d'espaces intercommuniquants. Ils aboutissent à des *vaisseaux lymphatiques* qui suivent les conduits intralobulaires, et qui, à la limite du lobule, se jettent

[1] M. le professeur Sappey n'a jamais observé de lymphatiques propres, dans les glandes salivaires.

directement dans les lymphatiques interlobulaires.
Le tissu connectif entre les lobes contient de riches
plexus de lymphatiques.

249. Les *rameaux nerveux* forment des plexus dans
le tissu interlobulaire. En connexion avec eux, sont
des ganglions plus ou moins volumineux. On les
rencontre en grand nombre dans la glande sous-
maxillaire; mais ils manquent dans la parotide. Il
existe quelques ganglions en connexion avec les
branches nerveuses entourant le conduit principal de
la glande sublinguale. Pflüger soutient que les fibres
nerveuses, à leur terminaison, sont en connexion
avec les cellules salivaires chez l'homme et les mammifères; mais ce fait reste à démontrer.

CHAPITRE XXIII

LA BOUCHE, LE PHARYNX, LA LANGUE.

250. Les *glandes*. Dans la cavité de la bouche et du pharynx, s'ouvrent de très nombreuses petites glandes qui, par leur structure et leur sécrétion, sont semblables aux glandes séreuses ou aux glandes muqueuses. Les glandes *muqueuses* se montrent dans la profondeur de la membrane muqueuse qui recouvre les lèvres, dans la cavité buccale, sur la voûte palatine et spécialement sur le voile du palais et la luette, dans la profondeur de la muqueuse des amygdales, à la face dorsale de la langue et dans la membrane muqueuse du pharynx. On trouve les glandes séreuses sur le dos de la langue, au voisinage des parties qui contiennent les organes spéciaux du sens du goût, les gobelets du goût.

Toutes les glandes sont de petite dimension; mais, quand elles sont isolées, elles sont perceptibles à l'œil nu comme de petites taches blanchâtres, grosses comme une tête d'épingle au plus. Les plus larges sont dans les lèvres, sur le dos de la langue, dans le voile du palais, où il existe parfois des groupes d'alvéoles formant de petits lobules autour des petites branches du conduit excréteur.

251. Le conduit principal s'ouvre généralement par un étroit orifice à la surface de la cavité buccale; il traverse, suivant une direction verticale ou oblique, la partie superficielle de la membrane muqueuse. Dans la partie plus profonde, plus lâche (tissu sous-muqueux), il se ramifie en deux ou plusieurs petits canaux qui reçoivent latéralement un certain nombre d'alvéoles. Il est évident que le nombre des petits canaux est en rapport avec la dimension de la glande. Chez l'homme, tous les conduits sont tapissés par une couche unique de cellules épithéliales prismatiques, qui sont plus allongées dans les canaux plus larges que dans les plus petits. Chez les mammifères, l'épithélium est représenté par une couche unique de cellules polyédriques. Chez les mammifères, aucune apparence fibrillaire n'est perceptible dans les cellules épithéliales. Au niveau de la transition des conduits terminaux dans les alvéoles, il existe parfois un léger élargissement appelé l'infundibulum; les cellules épithéliales du conduit paraissent alors granuleuses et se changent graduellement en des cellules muqueuses, prismatiques, transparentes, qui tapissent les alvéoles.

252. Les alvéoles de ces glandes sont identiques à ceux des glandes muqueuses décrites ci-dessus (FIG. 110) par exemple à ceux la glande sublinguale, au point de vue de la dimension, de l'aspect tubulaire ramifié et de l'épithélium qui entoure la lumière.

Parfois (comme dans le voile du palais et dans la langue), le conduit, près de son orifice, est recouvert d'un épithélium prismatique cilié. L'épithélium stratifié de la surface muqueuse pénètre généralement à une petite distance dans l'orifice du conduit.

253. Les *glandes séreuses* à la racine de la langue (Von Ebner) diffèrent des glandes muqueuses surtout par leur dimension, par l'épithélium, par la lumière de leurs alvéoles. Elles offrent exactement la même nature et la même structure que les glandes séreuses ou vraies glandes salivaires.

La *salive* obtenue dans la bouche contient un grand nombre de cellules épithéliales desquamées, détachées de la surface de la membrane muqueuse; des groupes de bactéries et de micrococcus etdes corpuscules lymphatiques. Quelques-uns de ces corpuscules sont en état de désintégration, tandis que les autres sont gon

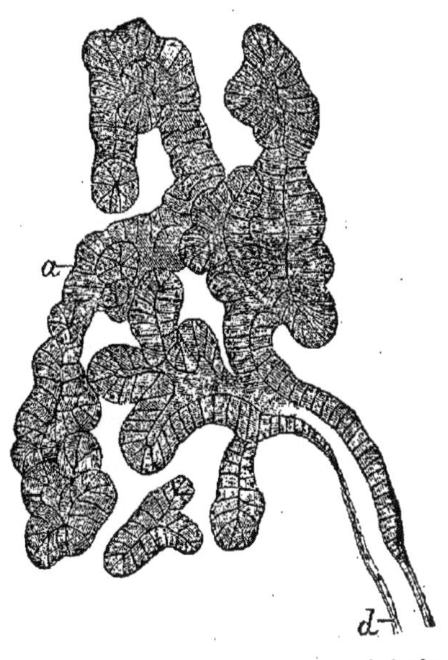

Fig. 110. — Portion d'une lobule d'une glande muqueuse dans la langue du chien.

a, tubes glandulaires (alvéoles) vus dans des directions diverses ; ils sont tapissés par des cellules muqueuses « transparentes » ; — *d*, conduit tapissé par de petites cellules polyédriques.

flés par l'eau de la salive. Dans ceux-ci sont contenus de nombreux granules animés d'une rapide oscillation à laquelle on donne le nom de mouvement moléculaire *Brownien*.

254. La *membrane muqueuse* recouvrant la cavité de la bouche est une membrane mince, dont la surface libre est tapissée par un épais épithélium pavimenteux stratifié ; la plupart des cellules superficielles sont aplaties et plus ou moins cornées. Au-dessous de l'épithélium est un feutrage assez dense de tissu cellulaire avec de nombreuses fibres élastiques disposées en réseau. Cette partie est la muqueuse (chorion) et projette dans l'épithélium des prolongements ou papilles cylindriques ou coniques. Selon l'épaisseur de l'épithélium, les papilles diffèrent de longueur. Les plus longues se trouvent là où l'épithélium est le plus épais, c'est-à-dire aux lèvres, au palais et à la luette. On trouve de nombreux corpuscules lymphatiques dans la muqueuse du palais et de la luette. Quelquefois, ils semblent former un tissu adénoïde diffus. Au-dessous du chorion est la sous-muqueuse ; cette dernière est plus lâche dans sa texture, mais se compose aussi de tissu cellulaire avec des fibres élastiques. C'est là que sont prolongées les glandes ; on y rencontre aussi du tissu adipeux sous forme de groupes de vésicules adipeuses, qui peuvent arriver à former de véritables lobules. De larges troncs vasculaires et nerveux se distribuent à la sous-muqueuse et en sortent.

255. Du tissu musculaire strié se trouve dans la sous-muqueuse. Il forme une portion importante des lèvres, du voile du palais, de la luette et des piliers du voile du palais, c'est-à-dire le sphincter orbiculaire avec ses prolongements dans la membrane muqueuse des lèvres, les muscles du palais, de la luette (élévateur et tenseur du palais) et les piliers, palato-pharyngiens et palato-glosse.

256. Les dernières branches artérielles se résolvent à la surface de la muqueuse en un dense réseau capillaire, d'où se détachent des anses qui montent dans les papilles. Le tissu adipeux, les glandes, le tissu musculaire sont pourvus d'un réseau propre. Il existe un très riche plexus veineux sur la partie superficielle de la muqueuse. Ces veines sont remarquables par leur largeur et la minceur de leur paroi.

Les lymphatiques forment des réseaux dans toutes les couches de la muqueuse, y compris les papilles. Les troncs efférents, larges, sont situés dans la sous-muqueuse.

Les derniers rameaux des branches nerveuses forment un plexus de fibres sans myéline dans la couche superficielle de la muqueuse ; de celui-ci se détachent de nombreuses fibrilles primitives montant dans l'épithélium pour y former des réseaux. On rencontre des corpuscules tactiles de Meissner dans les papilles des lèvres et dans celles de la langue.

257. Dans le pharynx, les rapports des parties constituantes, chorion, épithélium, etc., sont les mêmes

que dans le reste de la membrane buccale, excepté dans
la partie supérieure ou nasale, dans laquelle on trouve
de nombreuses places tapissées par de l'épithélium
cylindrique cilié. De même qu'au niveau des amygdales palatines, la muqueuse de cette région est aussi
infiltrée de tissu adénoïde diffus et renferme un grand
nombre de follicules lymphatiques : c'est ce qui constitue l'amygdale pharyngienne de Luschka. Dans l'amygdale palatine et dans l'amygdale pharyngienne, on observe de nombreuses cryptes, pénétrant de la surface
dans la profondeur. Ces cryptes sont dues à des replis de
la muqueuse. Dans le pharynx, de semblables cryptes
sont tapissées à leur profondeur par un épithélium
cilié, tandis que les parties périphériques de la surface muqueuse sont recouvertes d'un épithélium pavimenteux stratifié.

258. La *langue* est un repli de la membrane muqueuse. Elle doit son volume au tissu musculaire
strié, sous-jacent (genio. hyo et stylo-glosse ; lingual
supérieur et inférieur et lingual transverse). La
surface inférieure est recouverte par une membrane
muqueuse délicate de structure identique avec celle
qui recouvre le reste de la cavité buccale, tandis que
la face dorsale est recouverte par une membrane de
laquelle s'élèvent, du côté de la surface libre, des
prolongements fins comme des cheveux, extrêmement
nombreux, les papilles *filiformes*, ou d'autres prolongements moins nombreux, isolés, un peu plus longs
et plus larges, en forme de champignons, papilles
fungiformes. Les papilles, aussi bien que les dépres-

sions qui les séparent, sont tapissées d'épithélium pavimenteux stratifié. Chaque papille présente de nombreuses petites papilles secondaires. La substance constituant les papilles, de même que celle de la membrane muqueuse de la langue, se compose de tissu cellulaire. Ce tissu est intimement uni avec le tissu cellulaire, formant les septa qui existent entre les faisceaux musculaires du tissu sous-jacent. La membrane muqueuse est mince partout. Elle contient de larges troncs vasculaires, parmi lesquels les plexus veineux sont très apparents. A la surface de la muqueuse existe un riche réseau de capillaires sanguins d'où se détachent des anses multiples destinées aux papilles. Les lymphatiques forment de riches plexus dans la muqueuse et dans le tissu musculaire profond. On observe communément du tissu adipeux entre les faisceaux musculaires, spécialement au niveau du dos de la langue.

259. On rencontre deux variétés de glandes dans la langue, *muqueuses* et *séreuses*. Les glandes séreuses apparaissent seulement sur le dos de la langue et dans le voisinage immédiat des organes du goût ; les glandes muqueuses se rencontremt surtout sur le dos de la langue, mais chez l'homme, il existe aussi des glandes muqueuses (glandes de Nuhn), vers l'extrémité. Toutes les glandes du dos de la langue sont couchées entre les faisceaux du tissu musculaire strié, aussi les mouvements de la langue, en produisant une compression, ont pour effet d'augmenter la sécrétion des glandes. Dans le voisinage des glandes on

observe de nombreux faisceaux nerveux, en connexion avec de petits ganglions. A la racine de la langue, la membrane muqueuse est beaucoup plus épaisse et contient, dans son chorion, de nombreux follicules lymphatiques et du tissu adénoïde diffus. De là résulte la production de saillies dues à des replis ou soulèvements de la muqueuse. Il existe aussi de petites cryptes qui pénètrent dans la profondeur de ces saillies.

260. Les *papilles circumvallatæ* (FIG. 111) (caliciformes) sont de grandes papilles fungiformes, chacune entourée par un repli de la muqueuse ; elles contiennent les gobelets ou bourgeons gustatifs, c'està-dire les organes terminaux du goût. Sur le bord de la langue, dans la région des papilles caliciformes, il existe toujours quelques plis permanents qui contiennent des bourgeons gustatifs. Chez quelques animaux domestiques, ces plis ont une organisation définie ; par exemple, chez le lapin, on trouve un organe ovale, circulaire, constitué par de nombreux plis, parallèles et permanents, les *papilles foliées*. — Les papilles fungiformes, dans le reste de la langue, contiennent aussi par place des bourgeons gustatifs. Mais la plupart des bourgeons gustatifs se rencontrent dans les papilles caliciformes et foliées. Dans ces deux espèces de papilles, les bourgeons gustatifs sont disposés sur plusieurs rangées assez compactes autour du fond de la dépression qui, dans les papilles caliciformes, sépare la papille centrale du repli muqueux périphérique. Dans les papilles foliées, les dépressions

sont représentées par des sillons séparant les plis individuels les uns des autres.

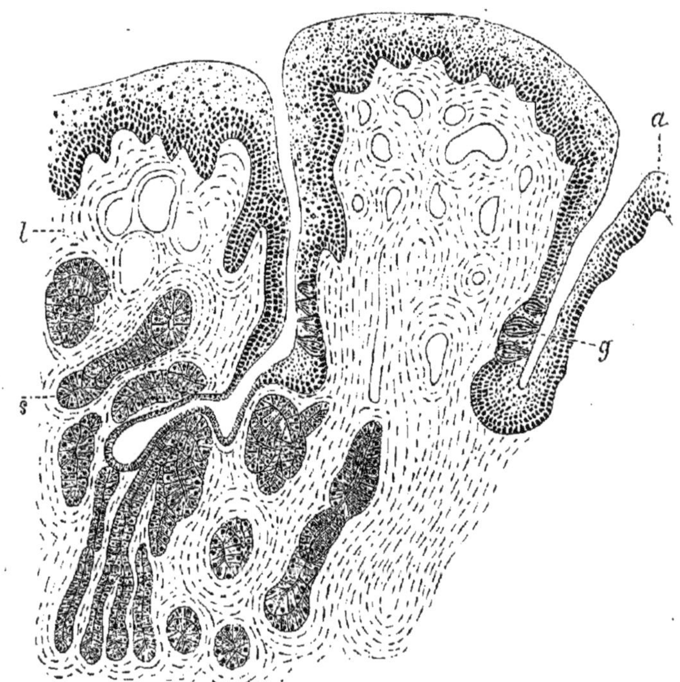

FIG. 111. — Coupe transversale d'un papille caliciforme
de la langue d'un enfant.

a, l'épithélium pavimenteux stratifié tapissant le pli autour de la papille ;
— *b*, la membrane muqueuse ; — *s*, les glandes séreuses ; — *g*, la dépression entre le pli et la papille ; dans l'épithélium de cette papille on voit
les « gobelets du goût ».

261. Les *gobelets du goût* ou les *bourgeons gustatifs*
sont de petits organes en forme de baril (FIG. 112)
s'étendant dans une direction verticale, à travers
l'épithélium, du côté de la surface libre de la mu-

queuse. Chacun d'eux se compose d'une couche de cellules épithéliales aplaties, allongées dans la direction du gobelet et formant son enveloppe ; ce sont les cellules *tegmentales*. La partie intérieure du gobelet est formée d'un faisceau de cellules fusiformes ou en bâtonnets, *cellules du goût* Chacune d'elles renferme un noyau ovale et est terminée par deux extrémités déliées, l'une interne et l'autre externe. L'extrémité externe gagne la surface libre, poussant un prolongement très fin à travers l'ouverture du gobelet ; l'extrémité interne, généralement ramifiée, passe dans la muqueuse, et là probablement, entre en connexion avec une fibre nerveuse, la muqueuse de ses parties contenant de riches plexus nerveux.

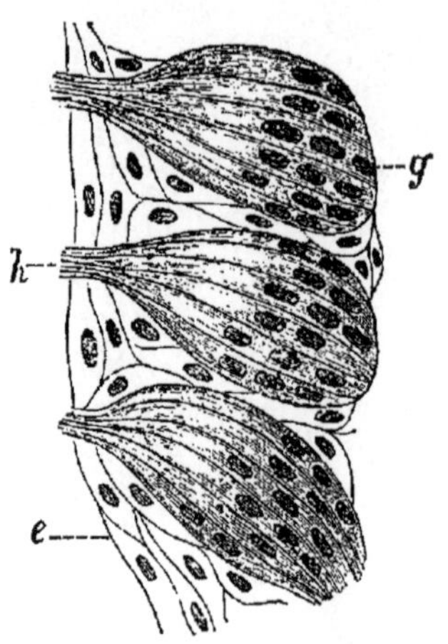

Fig. 112. — Trois bourgeons gustatifs très grossis.

g, la base du gobelet près de la muqueuse ; — *h*, la surface libre ; — *e*, l'épithélium près de la surface.

Dans les dépressions entourant les bourgeons gustatifs, s'ouvrent seulement les conduits de glandes séreuses (von Ebner).

CHAPITRE XXIV

L'ŒSOPHAGE ET L'ESTOMAC

262. I. *L'œsophage* La paroi du canal alimentaire, depuis l'œsophage jusqu'au rectum, consiste en une tunique interne ou membrane muqueuse, une tunique externe ou musculaire, à l'extérieur de laquelle se surajoute une mince tunique séreuse qui ne commence qu'au cardia (péritoine viscéral). L'épithélium tapissant l'intérieur ou la surface libre de la membrane muqueuse de l'œsophage est un épais épithélium pavimenteux stratifié. Chez les batraciens, non seulement les cavités de la bouche et le pharynx, mais encore l'œsophage est recouvert par un épithélium cylindrique cilié.

La membrane muqueuse est une membrane de tissu cellulaire dont la partie superficielle est dense, le chorion, et émet des prolongements sous forme de petites papilles dans l'épithélium.

La portion plus profonde de la membrane muqueuse est plus lâche, c'est la *sous-muqueuse;* dans cette couche, sont situées les glandes muqueuses dont les conduits excréteurs passent, suivant une direction verticale ou oblique, à travers la muqueuse pour venir s'ouvrir sur la surface libre. Chez l'homme, ces glandes sont relativement rares ; chez les animaux carnivores, chien et chat, elles forment une couche presque continue (FIG. 113).

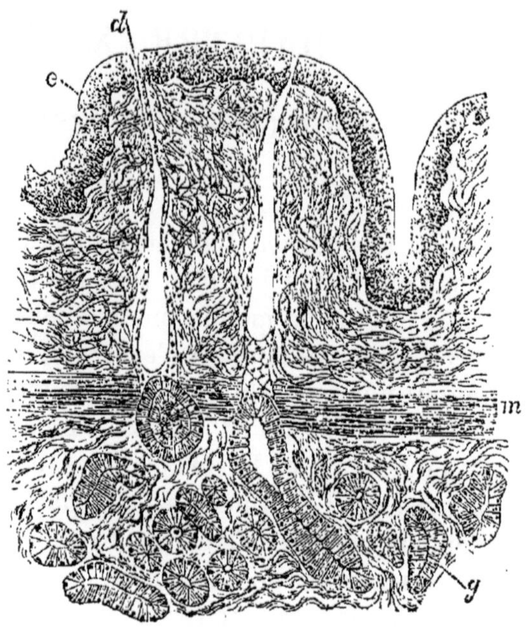

FIG. 113. — Coupe longitudinale de la membrane muqueuse de l'œsophage du chien.

e, l'épithélium pavimenteux stratifié de la surface ;— *m*, la musculari mucosæ; entre les deux est la muqueuse ; — *g*, les glandes muqueuses ; — *d*, conduits excréteurs des glandes.

263. Entre la muqueuse et la sous-muqueuse, sont disposés des faisceaux longitudinaux de tissu musculaire lisse. Dans la première portion de l'œsophage, ces faisceaux musculaires manquent, mais ils ne tardent pas à faire leur apparition comme des fasci-

cules séparés les uns des autres par des faisceaux de
tissu cellulaire ; plus bas, vers le milieu, ils constituent un stratum continu de faisceaux longitudinaux ;
c'est la *muscularis mucosæ*.

En dehors de la sous-muqueuse est la tunique musculaire externe. Elle consiste en une couche circulaire interne plus épaisse, et en une couche externe longitudinale. En dehors de la tunique musculaire est la tunique
externe ou tunique fibreuse limitante de l'œsophage.
Chez l'homme, la tunique musculaire externe se compose de tissu musculaire lisse, sauf dans la première
portion, tiers supérieur de l'œsophage environ, où elle
se compose d'éléments striés. Mais chez plusieurs
mammifères, presque toute l'étendue de la tunique
musculaire externe, sauf la partie la plus rapprochée
du cardia, ne renferme que des fibres striées.

264. — De larges vaisseaux passent dans la sous-
muqueuse, d'où des rameaux plus fins se distribuent
aux parties superficielles. La couche superficielle de
la muqueuse et des papilles contient des réseaux
capillaires. La tunique musculaire externe et la muscularis mucosæ sont pourvues d'un réseau vasculaire propre. Il existe un riche plexus de lymphatiques dans la muqueuse, aboutissant à un plexus de
vaisseaux plus larges dans la sous-muqueuse (Teichmann). Les nerfs forment de riches plexus dans la
tunique fibreuse externe ; les plexus renferment de
nombreux ganglions. Un second plexus de fibres
sans myéline se trouve entre la couche longitudinale
et la couche musculaire circulaire. Quelques ganglions

sont en connexion avec ce plexus. Dans la sous-muqueuse, on rencontre aussi des plexus de fibres de Remak, dans lesquels on peut apercevoir de distance en distance de petits ganglions.

265. II. *L'estomac.* A partir du cardia, la membrane muqueuse de l'estomac est recouverte par une couche unique de belles cellules épithéliales pris matiques, dont la plupart sont des cellules caliciformes, sécrétantes muqueuses. Sur la surface de la membrane muqueuse de l'estomac s'ouvrent de nombreux pertuis ou orifices des conduits des glandes placées côte à côte en couche compacte. Ces glandes pénètrent plus ou moins verticalement, comme de minces tubes, dans la profondeur de la muqueuse pylorique, où la muqueuse présente un aspect pâle ; là les glandes sont appelées *glandes pyloriques ;* dans le reste de l'estomac, où la muqueuse présente une coloration rougeâtre ou rouge brun, les glandes portent le nom de *glandes peptiques.* Entre ces nombreux canaux fins s'ouvrant à la surface de la muqueuse, le tissu de cette dernière apparaît, sur une coupe verticale, comme formée de plis villeux plus ou moins épais. Mais ce ne sont pas là des villosités vraies.

La portion de la membrane muqueuse contenant les glandes est le *chorion ;* au-dessous de lui est un tissu cellulaire lâche, contenant de larges vaisseaux, c'est la sous-muqueuse. Entre les deux, mais appartenant au chorion, est la *muscularis mucosæ,* constituée par un stratum épais de tissu musculaire lisse, disposé dans la plupart des régions de l'estomac, en une couche interne, circulaire, et une externe longitudinale. Le tissu du chorion est dense parce qu'il contient les tubes glandulaires en couche compacte. Entre les glandes, se trouve du tissu cellulaire délicat avec de minces capillaires sanguins montant vers la surface dans une direction verticale. De nombreux faisceaux minces de fibres musculaires lisses, s'étendent de la *muscularis mucosæ* vers la surface, jusqu'au voisinage de l'épithélium, et forment comme des gaines longitudinales autour des tubes glandulaires. Les plis villeux de la partie superficielle de la muqueuse contiennent du tissu cellulaire et de nombreuses cellules lymphatiques.

266. Les *glandes peptiques* (FIG. 114) sont des tubes plus ou moins sinueux, s'étendant au-dessous de la *muscularis mucosæ*. L'extrémité profonde des glandes est plus large que le reste du tube, plus ou moins recourbée, rarement ramifiée ; c'est le fond ou cul-de-sac de la glande ; près de la surface de la muqueuse est la partie mince du tube ; c'est le collet. Deux ou trois glandes voisines se rapprochent et s'ouvrent dans un même petit conduit cylindrique. Ce conduit est recouvert par une couche de cellules épithéliales prismatiques, continues et identiques avec celles de la surface libre de la membrane muqueuse. La cavité du conduit se continue comme un très fin canal dans le collet et dans tout le reste du tube glandulaire. Bordant la lumière est une couche unique, continue de cellules épithéliales plus ou moins transparentes, d'apparence granuleuse, possédant cha-

cune un protoplasme réticulé et un noyau sphérique
ou légèrement ovale. Dans le collet, ces cellules sont

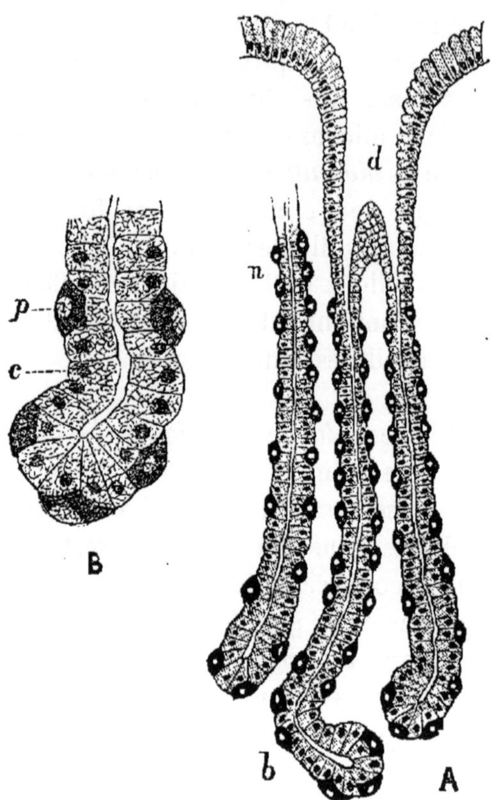

Fig. 114. — Glandes peptiques.

A, à un grossissemeut moyen; — d, conduit ; — n, collet.— B, portion du
fond d'un tube glandulaire à un fort grossissement; — p, cellules pariétales ; — c, cellules principales.

polyédriques mais plus bas, elles deviennent cylindriques; enfin, dans le fond du tube glandulaire, ce

sont de longues cellules prismatiques. Cette couche
de cellules bordant la lumière du tube est la couche
des *cellules principales* (Heidenhain). En dehors d'elles
est la membrane propre limitante du tube glandulaire. Mais, de place en place, entre la membrane
propre et les cellules principales, on rencontre de
larges cellules, isolées, ovales, sphériques ou angulaires très granuleuses et d'apparence opaque appelées les *cellules pariétales* (Heidenhain). Celles-ci sont
plus nombreuses dans le collet que dans aucune
autre partie de la glande ; dans le fond du cul-de-sac,
il n'en existe que quelques-unes et encore sont-elles
espacées, tandis que, dans le collet, elles forment une
couche presque continue. Leur protoplasme offre
un réticulum très dense.

267. Les *glandes pyloriques* (FIG. 115). Le conduit
excréteur de chaque glande pylorique est plusieurs
fois plus long que celui des glandes peptiques ; il s'é-
tend, dans quelques places, jusqu'à plus de la moitié
de l'épaisseur de la muqueuse, tandis que l'étendue du
conduit des glandes peptiques n'excède pas, dans le
grand cul-de-sac de l'estomac et près du cardia, plus
d'un cinquième ou plus d'un quart de l'épaisseur de
la muqueuse.

L'épithélium recouvrant le conduit excréteur des
glandes pyloriques est le même que celui des glandes
peptiques. A chaque conduit, aboutissent par un collet
mince, court et étroit deux ou trois tubes. La partie
principale de chaque tube glandulaire est enroulée
et légèrement ramifiée. Le collet est recouvert par

une couche de cellules polyédriques, tandis que le tube glandulaire est tapissé par des cellules prismatiques transparentes et la lumière est très appréciable.

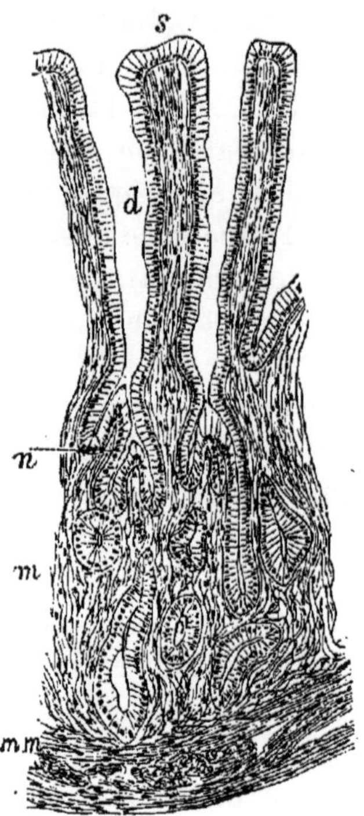

Fig. 115. — Coupe verticale de la membrane muqueuse de l'extrémité pylorique de l'estomac.

s, surface libre ; — d, conduits des glandes pyloriques ; — n, collet des mêmes glandes ; — m, les tubes glandulaires ; — mm, muscularis mucosæ.

Lorsque ces cellules sont épuisées (par le fonctionnement sécrétoire), elles sont plus petites et moins transparentes que durant la secrétion.

Dans le premier état, leur réticulum est plus dense que dans le dernier ; car la substance transparente interstitielle dans les mailles du réticulum cellulaire augmente de quantité pendant la sécrétion. Ces cellules sont séreuses et non muqueuses, aussi leur sécrétion ne peut dans aucun cas être muqueuse. Selon Ebstein, ces glandes sécrèteraient de la pepsine, et il regarde avec Heidenhain les glandes pyloriques comme de simples glandes peptiques ; mais cette opinion n'est pas généralement adoptée. Entre la portion de membrane

muqueuse renfermant les glandes peptiques et l'extrémité pylorique de l'estomac renfermant les glandes
pyloriques, existe une zone intermédiaire étroite dans
laquelle les glandes peptiques se mélangent par degré
avec les glandes pyloriques. On observe que le petit
conduit excréteur des glandes peptiques s'allonge
graduellement, les tubes glandulaires deviennent plus
courts en proportion, et enroulés, leur lumière
s'élargit et les cellules pariétales deviennent plus
rares, et plus tard disparaissent.

268. Le chorion contient des follicules lymphatiques isolés, glandules lenticulaires, et, dans la portion pylorique, des groupe de follicules lymphatiques ou glandules agminées.

La sous-muqueuse a une texture très lâche, ce qui
permet à la muqueuse de se plisser aisément dans
toutes les directions. La tunique musculaire est très
épaisse et consiste en un stratum externe, longitudinal
et un stratum interne, circulaire, de tissu musculaire
lisse. On trouve sur la coupe de nombreux faisceaux
obliques mêlés aux faisceaux circulaires. Les tubes
glandulaires sont enveloppés dans un réseau longitudinal de capillaires sanguins, dérivant des artères
de la sous-muqueuse. Ce réseau forme superficielle-
ment une couche horizontale, dense, spéciale, d'où
sortent les rameaux veineux. La tunique musculaire
externe et la muscularis mucosæ sont pourvues de
vaisseaux propres.

269. Les lymphatiques forment un réseau dans la
muqueuse au voisinage des culs-de-sac des glandes.

Dans ce plexus aboutissent des lymphatiques s'étendant longitudinalement entre les glandes, s'anastomosant librement les uns avec les autres et arrivant
jusqu'auprès de la surface. (Lovèn). Un autre plexus
appartient à la sous-muqueuse.

Entre les couches longitudinale et circulaire de la
tunique musculaire externe, on trouve, étendu parallèlement à la surface, un plexus de fibres nerveuses
de Remak, avec des ganglions qui se surajoutent
aux nœuds des mailles, c'est ce qui correspond au
plexus d'Auerbach dans l'intestin, plexus qui est
destiné à la tunique musculaire externe. Un second
plexus de fibres pâles, pourvu également de ganglions,
s'étendant aussi parallèlement à la surface, est situé
dans la sous-muqueuse. Il correspond au plexus de
Meissner dans l'intestin, et est destiné à la *muscularis
mucosæ* et à la muqueuse. Selon Rabe, les tubes
glandulaires gastriques chez le cheval sont entourés
d'un riche plexus de fibres nerveuses se terminant
par des cellules fusiformes spéciales.

CHAPITRE XXV

L'INTESTIN GRÊLE ET LE GROS INTESTIN

270. L'épithélium recouvrant la surface interne ou libre de la membrane muqueuse de l'intestin grêle et du gros intestin est une couche unique de cellules prismatiques dont le protoplasme est plus ou moins distinctement fibrillaire dans le sens longitudinal;

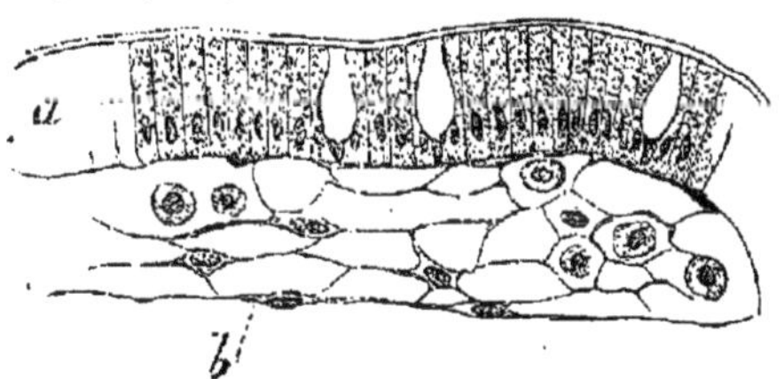

FIG. 116. — Coupe longitudinale d'une villosité
de l'intestin grêle.

a, l'épithélium de la surface ; — *b*, fibres musculaires lisses. Immédiatement au-dessous de l'épithélium est un basement membrane avec des noyaux oblongs ; le tissu de la villosité est formé d'un réticulum de cellules ; dans ses mailles sont les corpuscules lymphatiques.

la surface libre de ces cellules est recouverte par un *plateau* finement et verticalement strié. Plusieurs des cellules sont caliciformes. Au-dessous de l'épithélium est un basement membrane, l'endothélium sous-épithélial de Debove (voir paragraphe 39).

Comme dans l'estomac, dans l'intestin grêle et le gros intestin, le chorion est uni à la tunique externe par la sous-muqueuse, de nature celluleuse et de texture lâche, dans laquelle on rencontre de larges troncs vasculaires, et, dans plusieurs points, des groupes de cellules graisseuses et des corpuscules lymphatiques. Entre la muqueuse et la sous-muqueuse, mais appartenant à la première, est une couche de tissu musculaire lisse, la *muscularis mucosæ*. Cette couche se compose de faisceaux internes circulaires et externes longitudinaux, au moins dans certaines régions ; mais, spécialement dans l'intestin grêle, il y a des régions où l'on ne peut apercevoir que des faisceaux longitudinaux.

Le tissu de la muqueuse offre une structure semblable au tissu adénoïde (FIG. 116) consistant en une substance réticulée avec de larges cellules endothéliales, nucléées, aplaties et de

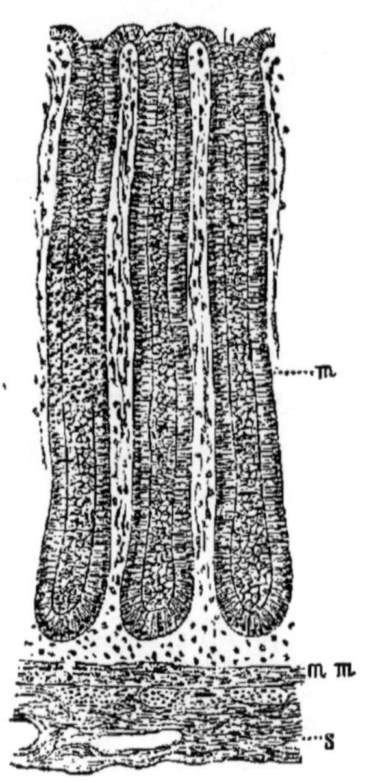

FIG. 117. — Coupe verticale de la membrane muqueuse du gros intestin du chien.

m, la muqueuse contenant les cryptes de Lieberkühn, placées côte à côte ; chaque crypte est recouverte d'une couche d'épithélium prismatique ; mm, la muscularis mucosæ ; — s, sous-muqueuse.

nombreux corpuscules lymphatiques. La muqueuse
de l'intestin grêle et du gros intestin contient des
glandes en tubes simples, les cryptes ou follicules de
Lieberkühn (FIG. 117). Ils sont placés verticalement
et côte à côte, serrés les uns contre les autres, s'étendant de la surface libre où ils s'ouvrent à la *muscularis mucosæ*. Ces glandes possèdent une large lumière et sont tapissées par une couche unique de cellules épithéliales prismatiques; plusieurs d'entre ces
cellules sont des cellules en gobelet, caliciformes.

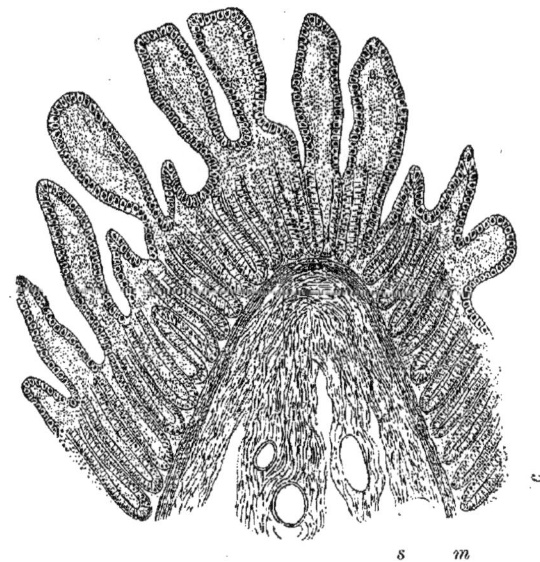

FIG. 118. — Coupe verticale d'un pli de la membrane
muqueuse du jéjunum du chien.

c, la muqueuse contenant les cryptes de Lieberkühn et montrant les
villosités; — m, muscularis mucosæ; — s, sous-muqueuse.

271. Dans l'intestin grêle, le tissu de la muqueuse
se prolonge au-delà de la surface, sous forme de

très nombreuses villosités, plus ou moins allongées, cylindriques, coniques ou en forme de feuilles (lamelleuses) (FIG. 118).

Celles-ci sont naturellement recouvertes par l'épithélium prismatique de la surface générale, et leur tissu a la même structure que celui de la muqueuse : c'est du tissu adénoïde. Il s'y ajoute en outre : (a), un ou deux larges vaisseaux chylifères centraux (FIG. 119),

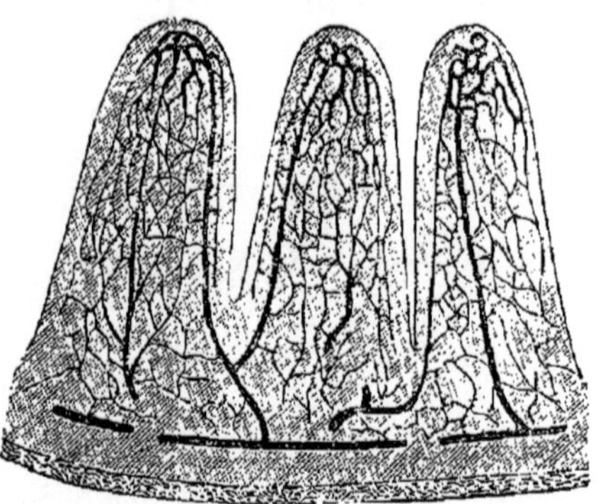

FIG. 119. — Coupe verticale de l'intestin grêle de la souris les vaisseaux sanguins sont injectés.

Les réseaux des capillaires des villosités sont bien visibles.

dont la paroi est constituée par une couche unique de lames endothéliales; (b), le long de ces vaisseaux chylifères sont des faisceaux longitudinaux de tissu musculaire lisse, s'étendant de la base au sommet de la villosité et dont la terminaison est en connexion avec les cellules de la membrane de soubassement, c'est-à-dire l'endothélium sous-épithélial; (c), un réseau de vaisseaux capillaires sanguins, s'étendant dans la villosité tout entière et s'arrêtant tout près de l'épithélium de la surface (FIG. 119). Ce réseau capillaire dérive d'une artériole située à peu près au milieu de la villosité. Deux vaisseaux veineux rapportent le sang de la villosité. Les glandes de Lieberkühn viennent s'ouvrir entre les bases des villosités. Sur la surface des villosités, dans l'intestin grêle, de même que sur les plis villeux de l'estomac (voir un chapitre précédent), il existe, au milieu de l'épithélium de la surface, des groupes de cellules caliciformes, qui sont dues, comme l'a montré Watney, à une multiplication locale des cellules épithéliales.

272. Les follicules lymphatiques se montrent isolément dans la sous-muqueuse et s'étendent par leur partie interne ou sommet, à travers la *muscularis mucosæ*, dans la muqueuse, jusque près de la surface interne libre de cette dernière (FIG. 120). Ce sont les follicules lymphatiques solitaires de l'intestin grêle et du gros intestin ; ils sont plus larges dans le gros intestin. Les glandes agminées, ou glandes de Peyer sont des groupes plus ou moins étendus de follicules lymphatiques, plus ou moins fusionnés les uns avec les autres, occupant surtout la sous-muqueuse, mais s'étendant, par leur sommet, jusqu'à l'épithélium de la surface libre de la muqueuse. Dans la dernière partie de l'iléon ces glandes de Peyer sont très nombreuses. L'épithélium recouvrant le sommet des follicules lymphatiques est envahi et remplacé partiellement par les corpuscules du tissu adénoïde des follicules (Watney), d'une manière similaire à ce qui a été observé pour les amygdales (voir paragraphe 124).

La tunique musculaire externe consiste en un stratum interne circulaire plus épais et en un stratum externe longitudinal plus mince de tissu musculaire lisse. Dans le gros intestin, au niveau des bandes longitudinales, on ne retrouve que la couche longitudinale, mais beaucoup plus épaisse.

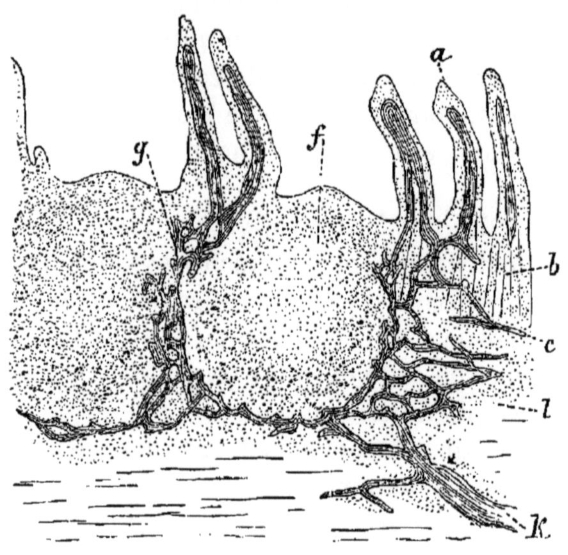

Fig. 120. — Coupe transversale d'une portion d'une plaque de Peyer chez l'homme, montrant la distribution des vaisseaux lymphatiques dans la muqueuse et la sous-muqueuse.

a, villosités, avec le vaisseau chylifère central ; — *b*, follicules de Lieberkühn ; — *c*, région de la muscularis mucosæ ; — *f*, follicule lymphatique ; — *g*, réseau de lymphatiques autour du follicule lymphatique ; — *l*, réseau lymphatique de la sous-muqueuse ; — *k*, un tronc lymphatique efférent.

273. Les vaisseaux sanguins forment des systèmes distincts de capillaires pour l'enveloppe séreuse, pour la tunique musculaire externe, pour la *muscularis*

mucosæ et des systèmes plus riches pour la muqueuse
et les cryptes de Lieberkühn. Le réseau capillaire des
villosités est en connexion avec celui du reste de la
muqueuse. Le vaisseau chylifère (chylifère central)
commence par une extrémité en cul-de-sac, près
du sommet de la villosité. Au niveau de la base de la
villosité, le chylifère devient plus étroit et se jette
dans un plexus de vaisseaux lymphatiques et de sinus
appartenant à la muqueuse et situé entre les glandes
de Lieberkühn (FIG. 120). Ce réseau est identique dans
l'intestin grêle et dans le gros intestin, et il est en
communication avec un réseau semblable existant
dans la sous-muqueuse.

Les follicules lymphatiques sont généralement en-
ourés par les vaisseaux sinueux de ce plexus. Les
troncs efférents du plexus sous-muqueux, pendant
leur trajet à travers la tunique musculaire externe
pour arriver dans le mésentère, recueillent les vaisseaux efférents des plexus lymphatiques de la tunique
musculaire.

Le chyle tient en suspension des granules et des globules de dimensions différentes, mais, en général,
petits ; il passe de la surface libre interne de la membrane muqueuse de l'intestin grêle, à travers l'épithélium (probablement à travers la substance interstitielle,
fluide cémentaire), dans le réticulum de la substance
fondamentale de la villosité, de là dans le chylifère
central, et plus loin dans le plexus des vaisseaux de
la muqueuse et de la sous-muqueuse. Par suite de la
disposition périphérique des capillaires dans les villosités, et par suite de la grande replétion des vaisseaux

capillaires sanguins pendant la digestion, les villosités
sont dans un état de turgescence pendant cette
période, ce qui détermine la distension des vaisseaux
chylifères centraux. L'absorption est ainsi grandement
facilitée. La contraction des tissus musculaires des
villosités et de la tunique musculaire de l'intestin
aide beaucoup à l'absorption et au cours du chyle.

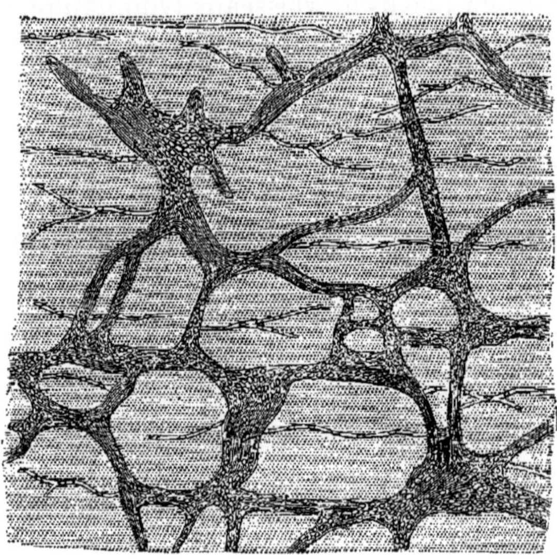

Fig. 120 A. — Plexus myenterique, de Auerbach, de l'intestin
grêle d'un enfant nouveau-né.

Les petits cercles et ovales indiquent les cellules ganglionnaires.

274. Des fibres nerveuses sans myéline forment un
riche plexus, appelé le *plexus myentérique de
Auerbach* (FIG. 120 A), avec des groupes de cellules
ganglionnaires interposés dans les nœuds des mailles.
Ce plexus est situé entre la tunique longitudinale et

la tunique musculaire circulaire. Un autre plexus, en connexion avec le précédent, est situé dans le tissu sous-muqueux : c'est le *plexus de Meissner* pourvu également de ganglions. Dans les plexus, les rameaux nerveux sont d'épaisseur très variable. Ce sont des faisceaux de cylindres-axes nus, unis par une membrane endothéliale délicate.

CHAPITRE XXVI

LES GLANDES DE BRUNNER ET LE PANCRÉAS

275. Dans la zone de transition de l'extrémité pylorique de l'estomac au duodénum (FIG. 121), et dans

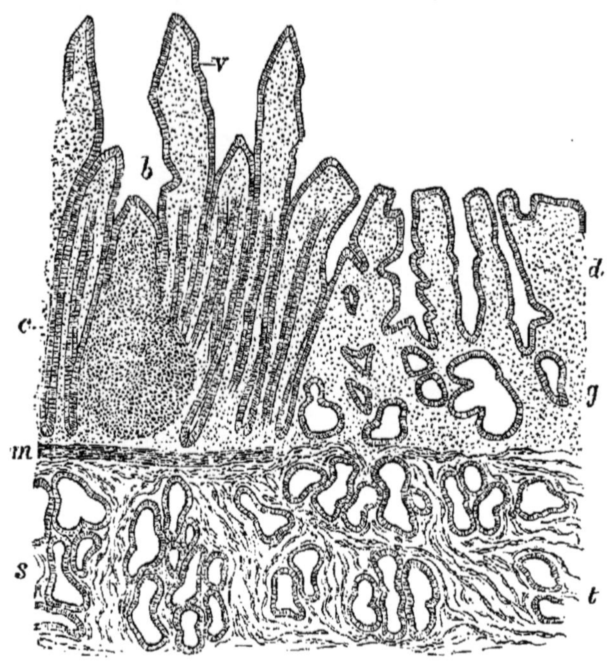

FIG. 121. — Coupe verticale de la membrane muqueuse de
l'extrémité de l'estomac et du commencement du duodénum.

la première partie de ce dernier, il existe une couche
continue de tissu glandulaire dans la sous-muqueuse,
couche composée de tubes enroulés, plus ou moins ramifiés, groupés en lobules, et séparés par des faisceaux
de tissu musculaire lisse, prolongement de la musculaire mucosale : ce sont les *glandes de Brunner*. De
nombreux conduits excréteurs étroits, tapissés par une
couche unique de cellules épithéliales prismatiques,
passent à travers la muqueuse et s'ouvrent dans les
follicules de Lieberkühn, entre les bases des villosités.
Les tubes glandulaires des glandes de Brunner ont
une structure identique aux glandes pyloriques avec
lesquelles elles sont en continuité anatomique directe.

276. Le *pancréas* [1] (FIG. 122) est à plusieurs égards
identique comme structure aux glandes séreuses ou
vraies glandes salivaires. La charpente de tissu cellulaire, la disposition des vaisseaux sanguins et lymphatiques et la subdivision du tissu glandulaire en lobes

---

[1] *Développement du pancréas.* — Il est d'abord représenté
(troisième semaine, homme) par une petite prolifération pleine
de la paroi intestinale postérieure (Kölliker). Plus tard, cette
masse se creuse en un diverticule dont la paroi est constituée
par la couche épithéliale intestinale interne, et la couche fibro-
intestinale externe (Remak). De ce tube épithélial primitif partent des bourgeons qui vont se multipliant graduellement, en
même temps que prolifère le stroma mésodermique. Ce processus de formation embryonnaire est commun à presque toutes
les glandes en grappe.

Dans le troisième mois (Neckel), le conduit de Wirsung
s'abouche en haut et à gauche, dans la portion descendante
du duodénum, le canal cholédoque, au contraire en bas et à
droite ; dans le cinquième mois, les deux canaux sont placés
côte à côte.

et lobules, avec des conduits excréteurs inter et intralobulaires est en effet semblable dans les deux cas.

L'épithélium tapissant les derniers conduits n'est
que faiblement strié,
d'une manière beau-
coup moins distincte
que dans les tubes
salivaires.

Les alvéoles ou
acini sont en forme
de massue, de fla-
con, plus ou moins
courts, cylindriques
et enroulés.

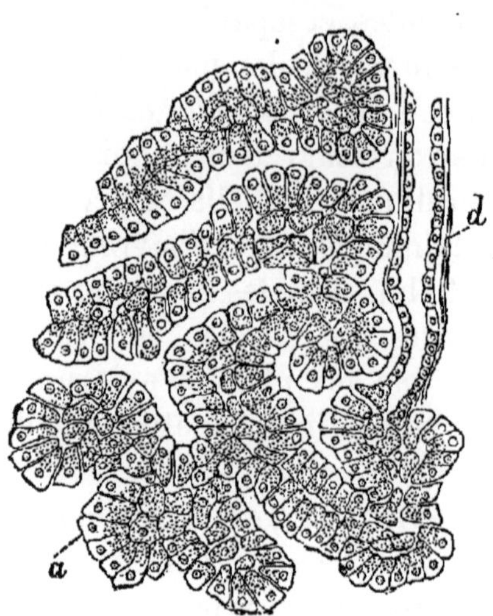

FIG. 122. — Coupe transversale du
pancréas du chien.

a, les alvéoles (tubes) de la glande ; les
cellules de revêtement montrent une portion
externe homogène et une partie interne paraissant granulaire ; *d*, un fin conduit excréteur.

277. La partie *in-
termédiaire* du con-
duit et son point de
transition dans l'al-
véole ont les mêmes
dispositions que
dans les glandes sa-
livaires. Les cellules
recouvrant les alvéoles sont prismatiques ou pyramidales et présentent une zone externe, homogène ou
faiblement striée longitudinalement (Langerhans,
Heidenhain) et une zone interne, finement granuleuse. Le noyau de la cellule est sphérique,
et situé vers le milieu ; selon l'état de sécrétion,
les rapports dans les dimensions des deux zones varient inversement.

La lumière des alvéoles est très petite, et au point où commencent les alvéoles, près de la partie *intermédiaire* du conduit, on observe des cellules fusiformes occupant la lumière, les cellules *centro-acineuses* de Langerhans.

Dans le pancréas du lapin, Kühne et Lea ont observé des amas spéciaux de cellules entre les alvéoles, amas qui sont pourvus chacun d'un véritable glomérule de vaisseaux capillaires sanguins.

CHAPITRE XXVII

LE FOIE[1]

278. La surface externe du foie est recouverte par
une délicate *membrane séreuse*, le péritoine, qui, de

[1] *Développement du foie.* — Les recherches de Remak ont
établi que les premiers rudiments hépatiques se montrent
comme de petits diverticules apparaissant sur la paroi ventrale
du duodénum et formés, ainsi que l'intestin, de deux couches,
l'interne épithéliale, l'externe fibro-intestinale.

Chez les mammifères et chez l'homme (troisième semaine), le
diverticule hépatique, double chez les oiseaux, serait d'abord
unique (Kölliker). De ce *premier canal primitif* partirait un
second canal comparable au *canal hépatique primitif droit*
du poulet et se terminant par la vésicule biliaire. Au moment
où paraît ce second canal, les *premiers cylindres hépatiques
pleins* de Remak se montrent sur le canal gauche comme de
courts bourgeons. Dans la troisième semaine, chez l'homme
(His), on trouve déjà un beau réseau de cylindres hépatiques
épithéliaux.

Au cours du second mois, le foie s'accroît très rapidement,
acquiert un volume énorme qui fait qu'au troisième mois il
remplit une grande partie de la cavité abdominale. Dans la
seconde moitié de la grossesse, ses dimensions relatives diminuent un peu, et à la naissance, il est encore proportionnellement plus développé que chez l'adulte.

Les modifications que subit le foie embryonnaire pour passer
de l'état de diverticule intestinal simple ou double à l'état définitif sont les suivantes :

Les bourgeons pleins *épithéliaux* naissent des canaux hépa-

même que sur les autres organes abdominaux est re-couvert par une couche endothéliale. Cette membrane est formée de tissu cellulaire. Au niveau du hile ou pédicule du foie, ce tissu cellulaire se continue dans l'intérieur de l'organe et se confond avec le tissu cellulaire de la *capsule de Glisson*, ou le tissu interlobulaire ou des canaux portes. Ce tissu est dense et plus ou moins lamelleux ; il subdivise la substance du foie

tiques primitifs par prolifération intime de leur épithélium ; ces bourgeons pénètrent dans une masse fibreuse épaisse entourant l'artère omphalo-mésentérique et ses divisions, et dérivant d'un épaississement de la couche fibro-intestinale des *canalicules primitifs*.

Ce n'est que graduellement que l'élément épithélial refoule cette trame d'abord prédominante, destinée à former ultérieurement la trame du foie et la capsule enveloppante, pour occuper sa place relative.

Pour ce qui est des bourgeons épithéliaux ou *cylindres hépatiques*, ils ne restent que très peu de temps indépendants se terminant par des extrémités libres. Très rapidement, ils s'anastomosent les uns avec les autres, de manière à former un réseau.

D'après Toldt et Zuckerkandl, les *cylindres hépatiques* en réseau seraient tubulés dans le principe ; on les observerait à cet état pendant toute la vie fœtale, et on retrouverait même des vestiges de cet aspect sur des foies d'enfants de quatre à cinq ans. Kölliker considère les *cylindres hépatiques* comme pleins chez le lapin, mais il admet qu'ils doivent se creuser plus tard, à partir des canalicules biliaires, pour donner naissance à toutes les ramifications des canaux hépatiques jusqu'aux canalicules biliaires interlobulaires.

Les vaisseaux sanguins hépatiques se développent concurremment avec les *cylindres hépatiques* réticulés, aux dépens des veines omphalo-mésentériques, une pour chaque lobe. Ce n'est que vers le sixième mois que, chez l'homme, la disposition du système vasculaire et le groupement des éléments épithéliaux permettent de distinguer dans le foie l'aspect lobulaire.

en nombreux lobules ou acini (FIG. 123) plus ou moins polyédriques, chacun ayant un peu plus d'un millimètre de diamètre. — Suivant que le tissu interlobulaire forme ou non des cloisons complètes, les

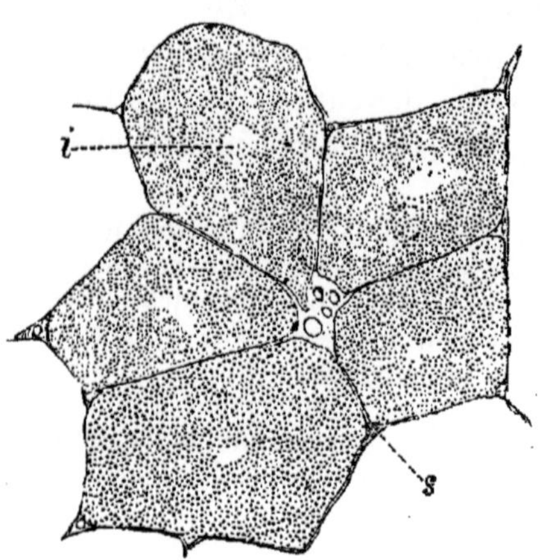

FIG. 123. — Coupe au travers du foie du porc, cinq lobules sont visibles. Ils sont bien séparés les uns des autres par du tissu interlobulaire.

s, tissu connectif interlobulaire, contenant les vaisseaux sanguins interlobulaires ; — *i, e,* les branches de l'artère hépatique et de la veine-porte et les conduits biliaires intralobulaires ; — *i,* veine centrale ou intralobulaire.

acini semblent bien distincts les uns des autres (porc, ours) ou plus ou moins fusionnés (homme, aminaux carnivores et rongeurs). Dans chaque acinus, il n'y a qu'une très petite quantité de tissu cellulaire représenté par des faisceaux extrêmement minces et des cellules aplaties. Parfois, et spécialement dans le foie des jeunes sujets, on voit des cellules migratrices dans les acini et dans le tissu qui les sépare.

279. La veine-porte, après sa pénétration dans le hile, abandonne rapidement de nombreux rameaux qui cheminent dans le tissu interlobulaire, et qui finissent par former de riches plexus autour de chaque acini : ce sont les veines interlobulaires (FIG. 124). De

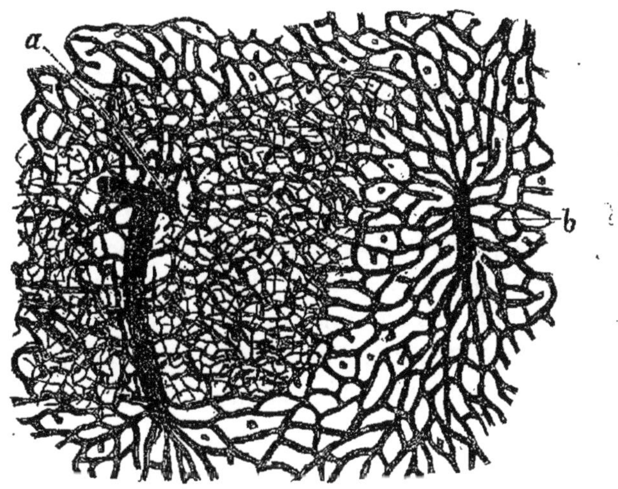

FIG. 124. — Coupe verticale au travers du foie du lapin ; les vaisseaux sanguins et les vaisseaux biliaires sont injectés.

a, veines interlobulaires entourées par les conduits biliaires interlobulaires ; ces derniers reçoivent un réseau de délicats capillaires biliaires intralobulaires ; les mailles de ce réseau correspondent aux cellules du foie ; — *b*, la veine centrale ou intralobulaire.

nombreux capillaires sanguins dérivent de ces veines. Ces capillaires pénètrent dans une direction radiée jusqu'au centre de l'acinus, et, en même temps, ils s'anastomosent les uns avec les autres, par de nombreuses branches transversales. Au centre de l'acinus, les capillaires convergent à une large veine, la veine

19.

centrale ou intralobulaire. Les veines intralobulaires de plusieurs acini voisins se réunissent de manière à former les *veines sub-lobulaires* qui, à leur tour, aboutissent dans les veines efférentes du foie, ou *veines sus-hépatiques*, lesquelles se jettent finalement dans la veine-cave inférieure.

280. La substance de chaque acinus, c'est-à-dire le tissu interposé aux vaisseaux capillaires sanguins se compose de cellules épithéliales protoplasmiques polygonales, uniformes, d'un diamètre de deux à trois centièmes de millimètre : ce sont les *cellules du foie*.

En raison de l'arrangement spécial des capillaires plus ou moins radiés, les cellules du foie semblent former des colonnes ou cylindres plus ou moins radiés aussi, de la périphérie vers le centre de l'acinus. Quelquefois les cellules du foie contiennent de petits granules du pigment.

Chaque cellule du foie présente un protoplasme réticulé plus ou moins fibrillaire (Kupfer) et dans le centre, un noyau sphérique également réticulé, généralement avec un ou plusieurs nucléoles. Pendant l'état d'activité, les cellules du foie sont plus larges et plus granuleuses qu'après la sécrétion.

Les cellules du foie sont unies les unes aux autres par une substance cémentaire albumineuse dans laquelle cheminent de fins canalicules; ce sont les *capillaires biliaires* ou *vaisseaux biliaires intralobulaires* (FIG. 125). Dans une préparation heureusement injectée, les cellules du foie se montrent partout séparées les unes des autres par un capillaire biliaire;

*ces capillaires forment, pour l'acinus entier, un réseau
inter-communiquant continu* de canalicules. Là où les
cellules du foie sont en contact avec un vaisseau
capillaire sanguin, il n'existe naturellement pas de

capillaire biliaire,
puisque ceux-ci sont
en contact immédiat
avec les cellules du
foie.

281. A la limite de
l'acinus, les capil-
laires biliaires sont
en connexion avec
d'autres fins ca-
naux ; ceux-ci pos-
sèdent une mem-
brane propre et une
lumière limitée par
une couche unique
de cellules épithé-
liales transparentes,

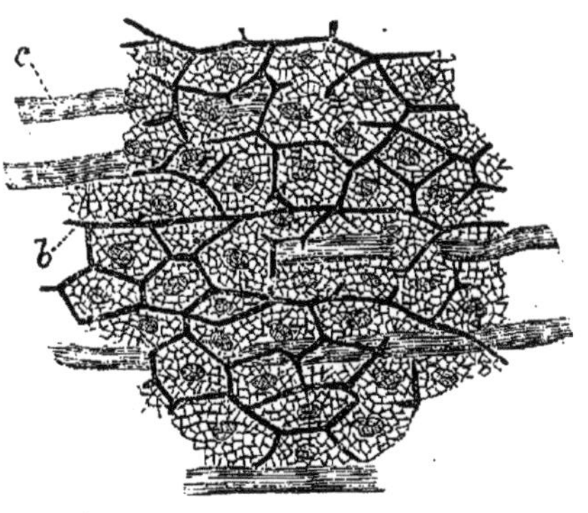

Fig. 125. — Coupe d'un lobule du
foie du lapin, dont les vaisseaux
sanguins et biliaires ont été injectés.
(Fig. 24 très grossie.)

b, capillaires biliaires entre les cellules du
foie ; les cellules sont bien visiblement des
cellules polygonales nucléées, chacune avec un
réticulum distinct ; — *c*, vaisseaux capillaires
sanguins.

polyédriques : ce sont les petits canaux biliaires
interlobulaires (FIG. 124). Leurs cellules épithétiales
sont, en réalité, continues avec les cellules du foie.
Ces derniers conduits s'unissent entre eux de manière à former des conduits biliaires interlobulaires
plus grands qui sont tapissés par un épithélium plus
ou moins prismatique. La première portion du conduit biliaire, revêtue de cellules polyédriques, correspond à la portion *intermédiaire* des conduits des

glandes salivaires. Les canaux biliaires interlobulaires forment des réseaux dans le tissu interlobulaire.
Vers le hile, ces canaux offrent un grand diamètre et
leur paroi est formée de tissu fibreux avec un peu de
tissu musculaire lisse. De petites glandes à sécrétion
muqueuse sont placées dans leur paroi, et s'ouvrent
dans leur cavité.

La paroi du canal hépatique et de la vésicule
biliaire présente la même structure un peu exagérée[1].

282. L'artère hépatique suit, dans ses ramifications,
les veines interlobulaires. Les branches artérielles
forment des plexus dans le tissu interlobulaire, et
elles fournissent les vaisseaux capillaires sanguins du
tissu interlobulaire, et spécialement des canaux biliaires. Les vaisseaux capillaires sanguins des canaux
biliaires s'unissent entre eux, de manière à former de
petites veines qui finalement se déversent dans les
veines interlobulaires. Les anastomoses des vaisseaux
capillaires sanguins qui dérivent des rameaux artériels, se faisant directement avec les vaisseaux
capillaires des acini, sont insignifiantes (Cohnheim et
Litten). L'enveloppe séreuse du foie contient des
branches artérielles spéciales, les rameaux capsulaires.
Des réseaux lymphatiques profonds se rencontrent
dans le tissu connectif interlobulaire; ils forment des

---

[1] Pour ce qui concerne la musculature et l'innervation des
voies biliaires extra hépatiques, voir in *Journal d'anatomie.*
1882. *Des nerfs des voies biliaires extra hépatiques*, par G,
Variot, avec une planche photographique représentant les
plexus nerveux ganglionnaires de la vésicule du cobaye.

plexus autour des vaisseaux sanguins interlobulaires et des canaux biliaires, et parfois ils forment une gaîne lymphatique périvasculaire, autour d'une branche de la veine hépatique. Dans l'acinus, les lymphatiques sont seulement représentés par des espaces et des fentes existant entre les cellules du foie et les vaisseaux capillaires sanguins, ce sont les lymphatiques intralobulaires (Macgillivry, Frey et autres). Ils s'anastomosent à la limite de l'acinus avec les lymphatiques interlobulaires.

Dans la capsule du foie, il existe un réseau spécial de lymphatiques appelé les lymphatiques superficiels. De nombreux rameaux communiquants s'étendent de ce réseau aux réseaux lymphatiques interlobulaires profonds.

CHAPITRE XXVIII

LES ORGANES DE LA RESPIRATION[1]

283. I. Le *larynx*. — La charpente de soutènement
du larynx est formée par du cartilage. Dans l'épiglotte, le cartilage est élastique et réticulé. Les cartilages de Santorini et de Wrisberg, les premiers fixés
au sommet des cartilages arythénoïdes, les derniers

[1] *Développement des poumons.* — D'après Kölliker, le premier
rudiment trachéo-pulmonaire chez les mammifères (lapin dix
jours) apparaît comme un segment du *proentéron*. En ce point,
l'intestin antérieur deviendrait aplati latéralement et se subdivi-
serait graduellement en deux portions, l'une ventrale (rudiment
trachéo-pulmonaire), l'autre dorsale (œsophage). La portion
ventrale encore en connexion avec la portion dorsale, en se dilatant de chaque côté donnerait naissance aux rudiments pulmonaires proprement dits qui ne seraient alors que des diverticules peu profonds. Les jours qui suivent, la séparation entre
la trachée et l'œsophage s'effectue complètement.

Coste a observé chez un embryon humain de vingt-cinq à
vingt-huit jours les poumons représentés par deux petits sacs
piriformes en connexion avec le pharynx par un court canal.
La subdivision en lobes est apparente vers la huitième semaine.
A cette époque, les poumons sont situés près de l'œsophage et
de l'estomac en arrière du cœur, qui occupe toute la cavité
thoracique. Ce n'est que vers le troisième mois que, la cavité
thoracique s'étant développée, les poumons semblent remonter
et prennent leur place en arrière et sur les côtés du cœur.

Pour ce qui concerne les modifications intimes qui se passent

placés dans l'épaisseur des ligaments arythéno-épiglottiques, sont aussi élastiques. Les cartilages thyroïde, cricoïde et arythénoïde sont hyalins. Ils sont recouverts comme d'habitude par un périchondre.

Un petit nodule de cartilage élastique est renfermé à l'intérieur de la vraie corde vocale, c'est le cartilage de Luschka.

La membrane muqueuse recouvrant la cavité du larynx (FIG. 126) a la structure suivante :

L'épithélium tapissant la surface libre est un épithélium cylindrique, cilié, stratifié — c'est-à-dire que la couche la plus superficielle est formée de cellules

dans les poumons pendant leur évolution embryonnaire, on peut dire que, d'une façon générale, les bronches et bronchioies se forment par un bourgeonnement continu de la paroi épithéliale tubulée dérivant originairement du procutéron, suivant un processus qui ne diffère que peu de celui du développement des glandes en grappe. L'enveloppe fibreuse (mésodermique) prolifère en même temps que se forment les diverticules ou bourgeons épithéliaux arborescents correspondants aux bronches. Vers la fin du deuxième mois, les bronches se terminent par des renflements ampullaires superficiels, les *vésicules pulmonaires primitives*. Les vésicules pulmonaires proprement dites (alvéoles) ne commencent à apparaître que vers le sixième mois, jusqu'à la naissance. Suivant Kölliker, elles se produiraient de la façon suivante : une extrémité bronchique ampullaire pousserait des bourgeonnements qui n'arriveraient plus à se séparer comme antérieurement pour les ramuscules bronchiques, mais resteraient unis entre eux pour s'ouvrir dans une cavité commune.

Stiéda a vu les premiers vestiges des muscles de Reiseissen sur des embryons de mouton de 12 centimètres ; il n'a pas retrouvé l'épithélium cubique de Kuettner existant avant la naissance dans les alvéoles. Sur des embryons de mouton de 25 centimètres, l'épithélium des alvéoles et des canalicules alvéolaires est tout à fait plat (Stiéda).

coniques pourvues de cils ; entre les extrémités profondes de ces cellules sont enclavées des cellules fusiformes et des cellules coniques renversées.

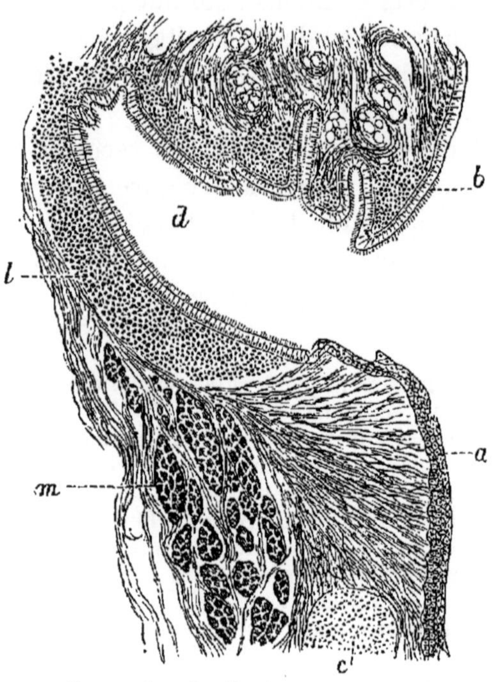

Fig. 126. — Coupe longitudinale au travers du ventricule du larynx d'un enfant.

a, vraie corde vocale ; — *b*, fausse corde vocale ; — *c*, un nodule de cartilage élastique (cartilage de Luschka) ; — *d*, ventricule ; — *l*, tissu lymphatique ; — *m*, faisceaux du muscle thyro-arythénoïdien, vus en coupe transversale.

On observe de nombreuses cellules caliciformes parmi les cellules superficielles. Les deux faces de l'épiglotte et de la vraie corde vocale sont recouvertes d'*épithélium pavimenteux stratifié*. Au-dessous de l'épithélium est une membrane de soutènement établissant la limite de la membrane muqueuse propre.

284. La membrane muqueuse est formée d'un tissu cellulaire délicat,. avec de nombreux corpuscules lymphatiques. Au niveau de la surface postérieure de l'épiglotte, dans l'épaisseur de la corde vocale supérieure et dans la muqueuse du larynx située un peu plus bas, spécialement dans le ventricule, cette infiltration d'éléments lymphatiques détermine l'apparence d'un tissu adénoïde diffus et même, par points, se condense en de véritables follicules lymphatiques. Sur les deux faces de l'épiglotte et de la vraie corde vocale, la muqueuse se prolonge dans l'épaisseur de l'épithélium pavimenteux stratifié sous forme de petites papilles.

A la partie inférieure du larynx, la membrane muqueuse contient des faisceaux de fibres élastiques réunis en réseaux et courant dans une direction longitudinale. On trouve spécialement ces fibres élastiques dans les parties superficielles de la membrane muqueuse. Dans la vraie corde vocale, le chorion muqueux est entièrement formé de fibres élastiques qui s'étendent suivant la direction de la corde vocale.

285. La partie plus profonde de la membrane muqueuse offre une texture lâche qui correspond à la sous-muqueuse. Dans cette zone sont situées de nombreuses *glandes muqueuses* dont les conduits excréteurs passant à travers le chorion, viennent s'ouvrir à la surface libre. Les alvéoles des glandes présentent la

disposition des alvéoles muqueux, c'est-à-dire une cavité assez large, limitée par une couche de cellules caliciformes. On observe cependant aussi des alvéoles tapissés par des cellules prismatiques albumineuses; ces deux espèces d'alvéoles peuvent se trouver côte à côte, comme dans le cas de la glande sublinguale du chien. L'épithélium *cilié* superficiel pénètre aussi, en quelques points, dans les conduits excréteurs à une certaine distance. Les vraies cordes vocales n'ont pas de glandes sous-muqueuses.

Les vaisseaux sanguins se terminent par un réseau capillaire dans la couche superficielle, c'est-à-dire sous-épithéliale de la muqueuse. Là où existent des papilles, dans l'épiglotte et la vraie corde vocale, ces papilles sont pourvues d'une anse de capillaires sanguins. Les vaisseaux lymphatiques forment des réseaux superficiels de canaux très fins et un réseau sous-muqueux profond de vaisseaux plus larges. Ces derniers sont d'une largeur et d'une dimension considérables dans la muqueuse qui tapisse la face antérieure de l'épiglotte. Les nerfs à leur terminaison, forment des plexus superficiels de fibres sans myéline. Là, selon Luschka et Boldyrew, on observerait des bulbes terminaux. Des *bourgeons gustatifs* ont été trouvés sur la surface externe de l'épiglotte (Verson, Schofield, Davis) et aussi dans les parties plus profondes du larynx (Davis).

286. II. La *trachée* offre une structure très semblable à la partie inférieure du larynx; elle en diffère seulement parce qu'elle possède des anneaux de

cartilage hyalin et parce que, dans sa partie postérieure ou membraneuse, elle contient des faisceaux
de tissu musculaire lisse s'étendant pourainsi dire
entre les extrémités des anneaux.

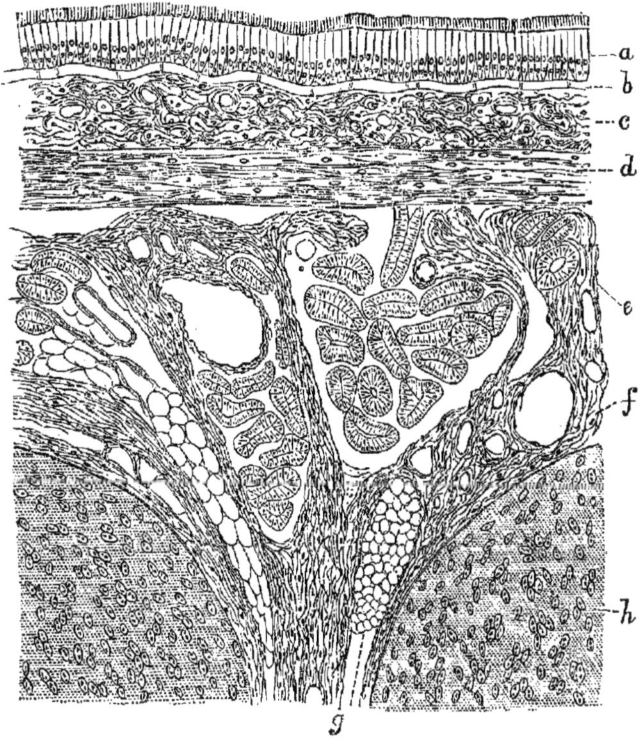

FIG. 127. — Coupe longitudinale au travers de la trachée
d'un enfant.

a, épithélium cilié, prismatique stratifié de la surface libre ; — *b*, le basement membrane ; — *c*, la muqueuse ; — *d*, les réseaux de fibres élastiques
longitudinales ; les noyaux ovales entre ces réseaux indiquent les corpuscules
du tissu connectif ; — *e*, le tissu sous-muqueux contenant les glandes
muqueuses ; — *f*, larges vaisseaux sanguins ; — *g*, cellules graisseuses ;
— *h*, cartilage hyalin des anneaux de la trachée.

Les parties constituantes de la trachée sont :
(FIG. 127).

(*a*) Un épithélium prismatique stratifié, cilié ;

(*b*) Un basement membrane ;

(*c*) Une muqueuse avec des réseaux terminaux de vaisseaux capillaires sanguins et un chorion de tissu adénoïde ;

(*d*) Une couche de fibres élastiques longitudinales;

(*e*) Un tissu sous-muqueux de texture lâche contenant de larges vaisseaux, des nerfs et de petites glandesmuqueuses. Parfois, les glandes ou leurs conduits sont englobés dans un follicule lymphatique.

287. III. Les *bronches* et le *poumon*. Les bronches se ramifient dans l'intérieur du poumon en tubes de plus en plus petits, l'arbre bronchique. Les branches les plus fines sont les bronches terminales. Dans les bronches on rencontre au lieu des anneaux de cartilage hyalin comme dans la trachée, des lames oblongues ou irrégulières, de dimensions variables, formées de cartilage hyalin et distribuées plus ou moins uniformément dans la circonférence de la paroi. Dans les petites bronches microscopiques, les nodules cartilagineux diminuent graduellement de volume et de nombre. L'épithélium, le basement membrane, le chorion sous-épithélial et la couche longitudinale de fibres élastiques restent les mêmes que dans la trachée. Le tissu sous-muqueux contient de petites glandes muqueuses.

288. Entre le chorion sous-épithélial et la sous-muqueuse existe une couche continue circulaire, de

tissu musculaire lisse. Dans les bronches microscopiques plus petites, cette couche est une des plus
apparentes. Par suite de la contraction de la tunique
musculaire circulaire, la muqueuse se trouve plissée
longitudinalement. L'état de contraction ou de relâ-
chement des petites bronches détermine une modification importante dans la disposition de l'épithélium
qui apparaît comme une couche unique de cellules
cylindriques dans la bronchiole dilatée, et comme un
épithélium stratifié lorsque la bronchiole est resserrée.

La distribution des vaisseaux est la même que dans
la trachée. Des follicules lymphatiques se rencontrent
dans la paroi bronchique chez l'homme et chez les
animaux.

Les réseaux lymphatiques de la muqueuse bronchique sont très apparents. Ceux du tissu sous-muqueux, c'est-à-dire les lymphatiques péribronchiques,
s'anastomosent avec ceux qui entourent les vaisseaux
sanguins pulmonaires. Du pigment et de petites particules peuvent aisément traverser la substance cémentaire de l'épithélium, pénétrer dans les radicelles
lymphatiques superficielles, d'où ils passent facilement
dans les lymphatiques péribronchiques plus larges.

En connexion avec les rameaux nerveux dans la
paroi bronchique, on trouve de petits ganglions.

289. Chaque bronche terminale se ramifie en plusieurs canaux plus larges appelés les *conduits alvéolaires ou infundibula*; chacun de ces conduits alvéolaires se subdivise encore en plusieurs conduits semblables. Tous les conduits ou infundibula sont entou-

rés à leur périphérie de vésicules sphériques, ou bien de vésicules polygonales par pression réciproque, ce sont les cellules aériennes ou alvéoles, qui s'ouvrent par un large orifice dans le conduit alvéolaire ou infundibulum, mais sans communiquer les uns avec les autres. Les infundibula sont beaucoup plus larges que les bronchioles terminales et plus larges aussi que les alvéoles.

290. Tous les infundibula avec leurs cellules aériennes, appartenant à une bronchiole terminale, représentent une petite masse conique dont le sommet est formé par la bronche terminale. Cette masse conique est un lobule du poumon et le parenchyme du poumon tout entier est formé de lobules semblables étroitement juxtaposés et arrangés en lobes. Les lobules sont séparés les uns des autres par un tissu cellulaire délicat; ce tissu est en continuité avec le tissu cellulaire accompagnant les rameaux bronchiques et les rameaux vasculaires, et peut être suivi jusqu'au hile. D'autre part, le tissu cellulaire interlobulaire des parties superficielles du poumon se continue avec le tissu de la plèvre pulmonaire. Cette membrane (la plèvre) contient de nombreuses fibres élastiques et, sur sa surface libre, est recouverte d'une couche endothéliale.

Dans quelques cas, chez le cobaye, la plèvre pulmonaire contient des faisceaux de tissu musculaire lisse. Les lobes du poumon sont séparés les uns des autres par de larges cloisons de tissu cellulaire, les replis pleureux.

291. Les *bronches terminales* ne contiennent pas de cartilage ni de glandes muqueuses dans leur paroi. Cette paroi se compose de trois tuniques : (*a*) d'un épithélium mince formé d'une couche unique de petites cellules polyédriques finement granuleuses ; (*b*) d'une couche circulaire de tissu musculaire lisse ; (*c*) d'une couche adventice mince de fibres élastiques disposées surtout en réseaux longitudinaux.

292. En passant de la bronche terminale dans les infundibula et les alvéoles (FIG. 128, on trouve les changements suivants : (*a*) Les cellules épithéliales polyédriques, d'apparence granuleuse, formant un revêtement continu à la bronche terminale, peuvent être suivies dans l'infundibulum sous l'aspect de groupes disséminés, plus ou moins étendus ; entre les groupes de petites cellules polyédriques granuleuses, on aperçoit de larges cellules épithéliales, aplaties, transparentes, homogènes, nucléées.

Plus on s'éloigne de la bronchiole terminale, plus les groupes de cellules polyédriques, granuleuses sont rares. Dans tout l'infundibulum, les cellules plates transparentes forment la partie essentielle du revêtement. Cette disposition est encore plus marquée dans les cellules aériennes. Là, les petites cellules polyédriques, granuleuses sont aperçues isolées, ou par groupes de deux ou trois (Elens), le reste de la cavité des cellules aériennes est tapissé par de larges cellules plates transparentes.

Dans l'état fœtal, toutes les cellules revêtant les infundibula et les cellules aériennes appartiennent à

la variété des petites cellules polyédriques granuleuses
(Küttner). Lors de l'ampliation des poumons pendant
les premières inspirations, un certain nombre de ces

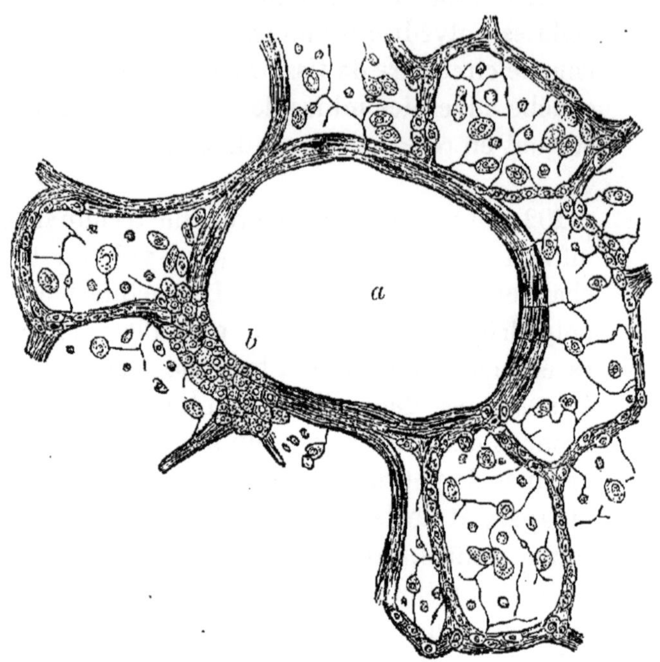

Fig. 128. — Coupe transversale du poumon du chat imprégné
au nitrate d'argent.

a, Un infundibulum ou conduit alvéolaire, en coupe transversale ; — b,
groupes de cellules polyédriques doublant une partie de l'infundibulum,
le reste est doublé par des squames épithéliales, transparentes, aplaties ; —
c, les alvéoles doublés par des squames épithéliales aplaties; çà et là
entre elles, on voit une cellule épithétiale, granuleuse, polyédrique.

cellules se transforment en larges cellules plates,
transparentes, de manière à déterminer une augmentation de la surface. Un poumon, à son maximum

d'expansion, montre beaucoup moins, ou même ne présente plus de petites cellules polyédriques, tandis qu'un poumon affaissé présente ces cellules en groupes dans les infundibula, et isolées ou associées par deux ou par trois dans les alvéoles.

293. (*b*) La tunique circulaire de tissu musculaire lisse de la bronchiole terminale se continue comme une couche circulaire, mais un peu plus mince sur les conduits alvéolaires ou infundibula dans toute leur étendue, mais elle ne les dépasse pas ; elle ne s'étend pas dans les cellules aériennes.

(*c*) La couche adventice de réseaux élastiques se continue dans les infundibula et, de là, dans les cellules aériennes, où elle constitue la partie essentielle de la paroi alvéolaire, la charpente. Dans le réseau de fibres élastiques formant la paroi des alvéoles est un réseau de cellules ramifiées du tissu cellulaire contenues, comme à l'ordinaire, dans des lacunes ramifiées de même forme qui représentent les radicules des vaisseaux lymphatiques.

294. Les *vaisseaux sanguins* et *lymphatiques*. Les rameaux de l'artère et des veines pulmonaires sont contenus dans le tissu cellulaire séparant les lobes et lobules ; on peut les suivre de là, dans leurs ramifications plus fines vers les infundibula et les cellules aériennes. Chacune de ces dernières est entourée par un réseau de vaisseaux capillaires sanguins disposés en mailles serrées (FIG. 129). Les réseaux capillaires des alvéoles adjacents sont continus les uns avec les

autres et sont en communication d'une part avec une branche de l'artère pulmonaire et, d'autre part, avec les rameaux des veines pulmonaires.

Les rameaux de l'artère bronchique[1] appartiennent aux parois bronchiques qui sont ainsi pourvues de

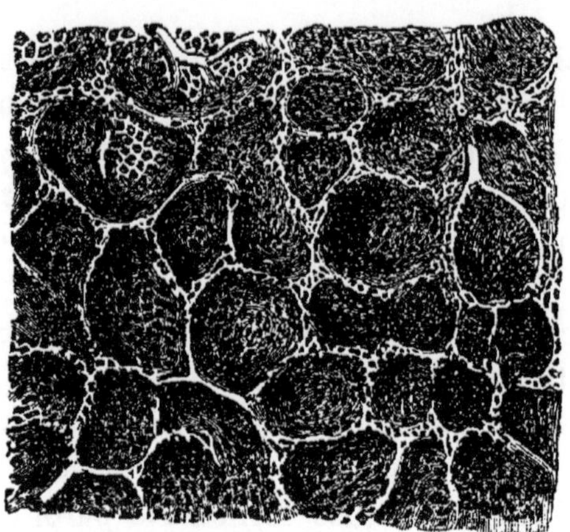

FIG. 129. — Réseaux de vaisseaux capillaires sanguins entourant les alvéoles du poumon humain.

réseaux capillaires. Les lacunes et canalicules de la paroi alvéolaire mentionnés ci-dessus, sont les radicules des vaisseaux lymphatiques qui accompagnent

[1] *Vaisseaux sanguins du poumon.* — D'après Ch. Robin, les bronches reçoivent leurs vaisseaux capillaires des *artères bronchiques* contenant du sang rouge et appartenant à la grande circulation. Les rameaux de l'artère bronchique disparaissent dans les bronchioles qui n'ont plus que un millimètre de diamètre, là où cessent les noyaux cartilagineux. A partir de ce point, la bronche intralobulaire reçoit du sang noir apporté par les branches de *l'artère pulmonaire*, de même que les alvéoles eux-mêmes. Il n'y a pas d'anastomose entre les branches de l'artère pulmonaire et les rameaux de l'artère

les vaisseaux sanguins pulmonaires et forment un
un réseau autour d'eux ; ces derniers sont les lymphatiques profonds ou *lymphatiques périvasculaires.*
Ils sont en connexion avec les réseaux des lymphatiques entourant les bronches, les lymphatiques *péribronchiques.* Les radicules lymphatiques des cellules
aériennes superficielles aboutissent au plexus lymphatique sous-pleural, contenant de larges vaisseaux
pourvus de valvules. Tous ces lymphatiques convergent par de larges troncs dans les glandes lymphatiques bronchiques.

295. Entre les cellules épithéliales plates, transparentes tapissant les alvéoles, on observe de petites
ouvertures, les *stomates* (FIG. 128), établissant une communication entre la cavité des cellules aériennes et les
lacunes lymphatiques de la paroi alvéolaire. Ces stomates sont plus apparents pendant l'expansion des
poumons, à l'état d'inspiration, que dans l'état d'affais-
sement. L'inspiration en dilatant les poumons et con-
séquemment aussi les lymphatiques, favorise considérablement l'absorption. A travers ces stomates et
aussi à travers la substance cémentaire interstitielle de

bronchique ; ou, pour mieux dire, les anastomoses ne se font
qu'au niveau des réseaux capillaires.

Cette indépendance de la circulation bronchique et de la circulation pulmonaire se retrouve à l'état pathologique ; rien de
plus fréquent que la délimitation des phénomènes de l'inflammation dans le territoire de l'artère bronchique (*bronchites*),
d'une part, et la localisation du même processus dans les
réseaux à sang noir de l'artère pulmonaire, d'autre part, (*pneu-
monies*).

l'épithélium de revêtement, de petites particules,
comme des granules de charbon, dans une atmosphère
fumeuse, du pigment inhalé avec l'air, des éléments
cellulaires comme des corpuscules muqueux puru-
lents qui ont été apportés des bronches dans les
alvéoles par une inspiration naturelle, des corpuscules germes, etc., peuvent pénétrer dans les radicules des lymphatiques, passer de là dans les lymphatiques périvasculaires et sous-pleuraux et arriver
finalement dans les glandes bronchiques.

CHAPITRE XXIX

LA RATE

296. La *capsule* enveloppant la rate est une membrane séreuse, le péritoine. C'est une membrane de

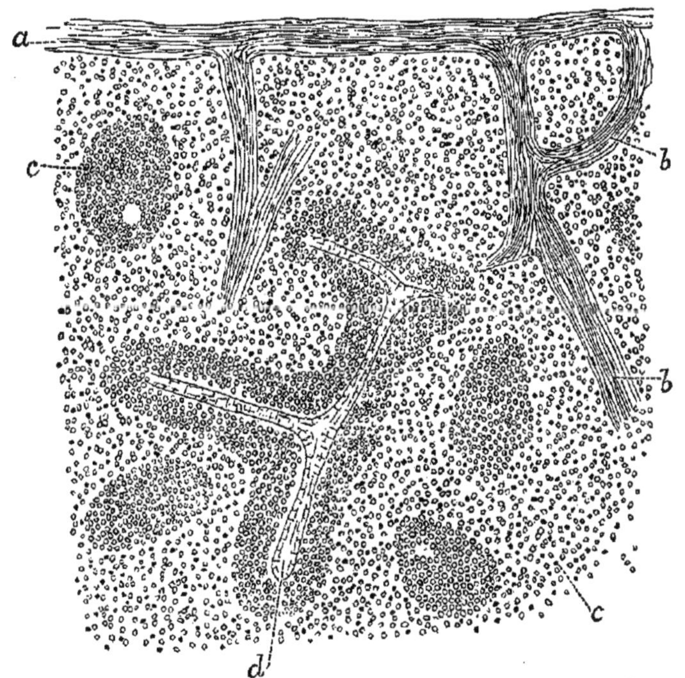

FIG. 130. — Coupe verticale au travers de la rate du singe.

a, la capsule ; — *b*, les trabécules ; — *c*, corpuscules Malpighiens ; — *d*, artère engaînée dans un corpuscule Malpighien ; — *e*, tissu pulpeux.

tissu cellulaire avec des réseaux de fibres élastiques, recouverte sur sa surface libre par un endothélium. La partie profonde de la capsule contient des faisceaux de tissu musculaire lisse formant des plexus. Chez l'homme, les faisceaux sont relativement minces, mais chez quelques mammifères, tels que le chien, le porc, le cheval, ce sont des masses continues disposées quelquefois sur deux couches, l'une profonde longitudinale, l'autre superficielle circulaire. En connexion avec la capsule sont les *trabécules* (FIG. 130). Ce sont des bandes cylindriques, microscopiques plus ou moins épaisses, se ramifiant et s'anastomosant, de manière à former une charpente dans laquelle le tissu de la rate est contenu. Au voisinage du hile, les trabécules sont plus larges et sont en continuité avec le tissu cellulaire du hile. Ces trabécules servent de vecteurs aux gros rameaux vasculaires. Dans la rate humaine, les trabécules sont surtout formées de tissu fibreux avec intrication de tissu musculaire lisse disposé longitudinalement. Cette structure musculaire est plus prononcée chez le chien,

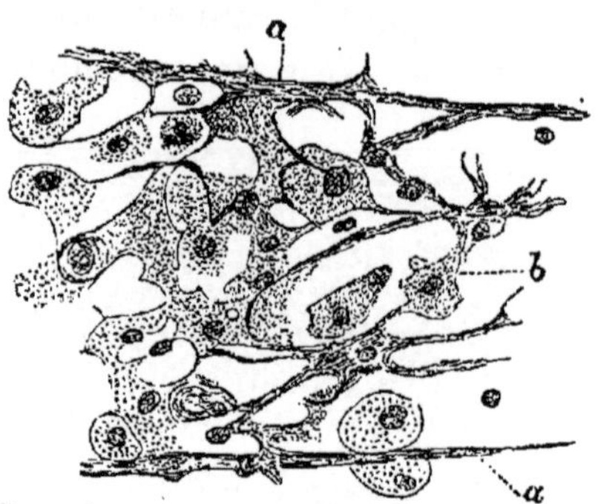

FIG. 131. — Coupe au travers de la rate du porc.

a, Dernières subdivisions des trabécules musculaires; — *b*, les cellules aplaties formant la substance criblée de trous de la pulpe; dans les mailles de cette substance sont contenues des cellules lymphoïdes de différentes dimensions.

le porc, le cheval, le cobaye, chez lesquels les trabécules se composent en grande partie de tissu musculaire lisse.

En suivant une petite trabécule qui s'est détachée d'une plus large, on voit qu'elle se ramifie encore en d'autres plus petites qui, finalement, se perdent parmi les éléments de cette partie du tissu de la rate, appelée *pulpe splénique* (FIG. 131). Les mailles du réseau des trabécules sont remplies par ce parenchyme. Celui-ci consiste en deux espèces de tissu : (*a*) les corpuscules de Malpighi et (*b*) le pulpe splénique.

297. Les *corpuscules de Malpighi* sont des masses de tissu adénoïde en connexion avec les rameaux de l'artère splénique. En suivant les troncs artériels principaux, lorsqu'ils passent des grosses trabécules dans l'intérieur de la rate, on les voit abandonner de nombreuses branches plus petites au parenchyme splénique. Ces branches sont enveloppées par des masses de *tissu adénoïde* qui se présentent soit, sous l'aspect d'un renflement cylindrique de forme irrégulière, ou, dans quelques places, sous forme d'élargissements ovales ou sphériques. Ces gaînes de tissu adénoïde peuvent être suivies jusqu'à l'extrémité d'une branche artérielle, et dans toute cette étendue, le tissu adénoïde constituant le corpuscule malpighien est pourvu par son artère d'un réseau de capillaires sanguins.

298. Le reste du parenchyme splénique constitue la *pulpe*. La charpente de celle-ci est un réseau spon-

gieux composé de fibres et septa formés par les prolongements et les corps de cellules endothélioïdes,
larges, aplaties, chacune avec un noyau ovale. Chez
les animaux jeunes spécialement, quelques-unes de

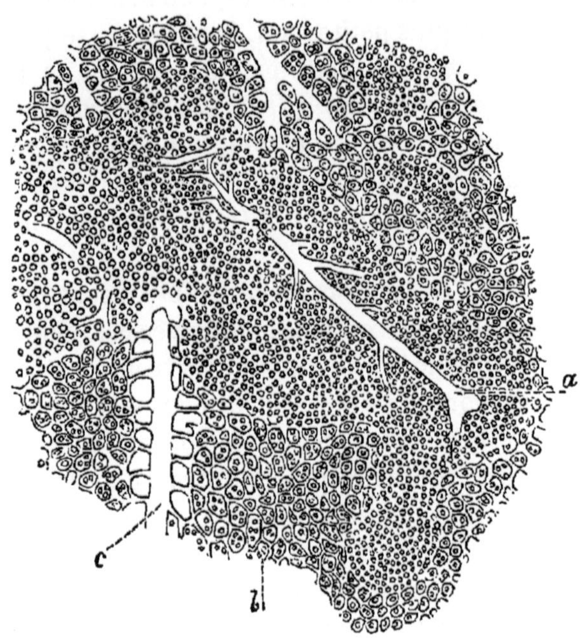

Fig. 132. — Coupe transversale de la rate du cobaye ; les
vaisseaux sanguins ont été injectés : (l'injection n'est pas
visible dans la figure).

a, artère d'un corpuscule de Malpighi ; — b, pulpe ; entre ses cellules sont
situés les fins vaisseaux sanguins s'ouvrant dans c, les radicules des veines.

ces cellules sont énormes et multinucléées. Les espaces de ce tissu criblé de trous, sont de différents
diamètres ; quelques-uns ne sont pas plus larges qu'un
corpuscule du sang, d'autres le sont assez pour en

contenir plusieurs. Tous les espaces forment un système intercommuniquant.

Les espaces contiennent des corpuscules lymphatiques nucléés, plus ou moins solidement unis avec les lames cellulaires de la charpente et dérivés d'elles. Mais les corpuscules lymphatiques ne remplissent pas entièrement les espaces, de sorte qu'il subsiste un passage suffisant pour les globules du sang. Les espaces de la charpente splénique sont en communication, d'une part, avec les extrémités des capillaires sanguins des corpuscules malpighiens et, d'autre part, ils s'ouvrent dans les radicules veineuses ou *sinus* (FIG. 132), représentées par des espaces allongés, tapissés par une couche de cellules endothéliales plus ou moins polyédriques. Ces sinus veineux forment des réseaux et aboutissent dans de larges rameaux veineux qui se rendent au hile en suivant les trabécules. Les sinus veineux, chez l'homme et chez le singe, possèdent une adventice spéciale formée de fibres élastiques circulaires [1].

[1] Voici quelques détails sur la question si controversée de la circulation splénique :

Les branches de division de l'artère splénique se subdivisent dichotomiquement à mesure qu'elles pénètrent dans l'épaisseur de la pulpe. — Ces artérioles s'épanouissent à leur terminaison en une touffe de vaisseaux assez fins (*penicilli*).

Autour de ces rameaux artériels règnent des gaînes lymphatiques dans l'intérieur desquelles MM. Robin et Legros ont signalé un revêtement complet d'épithélium plat. En connexion avec cette gaîne lymphatique et superposés aux artères de moyen calibre, on rencontre des grains glandulaires qui ne sont autres que les corpuscules de Malpighi dans lesquels Kölliker a reconnu la même structure et le même mode de vascularisation que dans les follicules de Peyer. Voir aussi Sappey, *Ana-*

Toutes les branches artérielles ne sont pas enveloppées par des corpuscules malpighiens. Quelques-unes
des artérioles les plus fines s'ouvrent directement dans
les espaces de la charpente pulpeuse. Ces artérioles
sont enveloppées concentriquement par un tissu cellulaire réticulé spécial, mais non adénoïde. Ce sont les
gaînes capillaires de Schweigger-Seidel.

299. Le sang passe des branches artérielles dans les
corpuscules malpighiens, d'où il pénètre dans le laby-

tomie *déscriptive*, t. II, 1876, pour les lymphatiques, et la *Mono-
graphie des lymphatiques* (Paris, in-folio 1880-1882) de ce
savant anatomiste.

Les veines spléniques contenues dans la même gaîne lymphatique que les artères se subdivisent d'abord, puis se résolvent
en un véritable treillis veineux limité par une seule couche épithéliale. Lorsque ce réseau particulier est distendu par une
masse à injection il prend l'aspect de cellules closes, d'où le
nom de cellules de la rate. — Des rameaux veineux très courts
sont les intermédiaires entre ce réseau et les canaux de la
pulpe.

La discussion est encore ouverte sur le mode de constitution
des canaux pulpaires dans lesquels passent le sang. — Pour
Müller, Frey la circulation serait lacunaire, il n'y aurait pas là
de véritable paroi vasculaire. Les hématies se fraieraient un
chemin à travers les éléments lymphatiques et seraient directement en contact avec eux. — Dans la rate des plagiostomes
cette circulation lacunaire a été aussi observée par M. Pouchet.
(Voy. *Bulletins de la Société de Biologie*, 1878.)

Pour MM. Robin et Legros les veinules et les artérioles seraient unies par un système de canalicules dans lequel on dis-
tinguerait la transition de l'épithélium artériel à l'épithélium
si caractéristique de la veine splénique.

Grâce à leur méthode d'injection des voies lymphatiques,
MM. Dubar et Remy ont obtenu des préparations de rate dans
lesquels la continuité de l'épithélium vasculaire coloré par imprégnation est absolument incontestable.

rinthe des petits espaces de la charpente pulpeuse; il
arrive dans les sinus veineux et finalement dans les
troncs veineux. Le cours du sang, par le fait de son
passage à travers le tissu de la pulpe, est extrêmement
retardé. Dans ces conditions on peut voir de nombreux corpuscules rouges du sang être en quelque
sorte absorbés par les cellules de la pulpe; aussi, quelques-unes d'entre elles en contiennent plusieurs dans
leur intérieur. Ainsi enveloppés, les globules sanguins
de dissolvent graduellement et, finalement, il ne reste
dans les cellules de la pulpe que des granules et de
petites masses de pigment sanguin. C'est ainsi que
doit être expliquée, dans les corpuscules de la pulpe,
la présence du pigment; aussi on a pu dire que le
tissu de la pulpe est destructeur des globules rouges
du sang. Le tissu de la pulpe est probablement un lieu
d'origine des corpuscules blancs du sang; et, selon
Bizzozero et Salvioli, il est aussi le lieu d'origine des
globules rouges du sang[1]. Les *lymphatiques* forment des

---

[1] *Du rôle hématopoïétique de la rate.* — Les analogies plus ou
moins évidentes avec les leucocytes, de certains éléments de la
pulpe et de ceux qui entrent dans la constitution des follicules
de Malpighi firent penser aux premiers observateurs que ces
éléments pourraient bien être entraînés par le courant sanguin
loin de leur foyer générateur. Cette manière de voir trouva
un appui dans la constatation formelle (Donné, cours de mi-
croscopie, 1844, p. 99), de la prédominance des leucocytes dans
le sang veineux splénique. Ce fait vérifié par Hirtl, Vierordt et
Malassez, à l'aide de procédés de numération plus exacts, est
incontestable; le nombre des globules blancs est trois ou
quatre fois plus élevé dans le sang veineux qui sort de la
rate que dans le sang artériel qui y pénètre.
On a noté de même une augmentation notable des hématies
dans le sang recueilli au sortir de la rate, Donné, Kölliker,

plexus dans la capsule (Tomsa Kyber) ; ces plexus sont continus avec les plexus lymphatiques des trabécules, et aussi avec le plexus lymphatique placé dans l'adventice des troncs artériels.

Des fibres nerveuses sans myéline ont été suivies le long des rameaux artériels.

Funk, ont même décrit les phases intermédiaires de transformation des leucocytes ou des éléments de la pulpe en globules rouges « mais il est difficile d'admettre que cette production soit aussi compliquée que l indiquent les descriptions qu'on en donne et si différente de celle qu'on observe sur les embryons ».

Il est probable, comme le dit M. le professeur Robin, que le plasma sanguin, par suite de son contact médiat avec le parenchyme splénique inter-vasculaire, subit des modifications qui favorisent la production des leucocytes aussi bien que des hématies. La stagnation du sang doit être également considérée comme une condition adjuvante.

(Voy. article *Rate, Dictionnaire encyclopédique des sciences médicales*, Robin et Legros.)

CHAPITRE XXX

LE REIN, L'URETÈRE, LA VESSIE

300. A. *La charpente* [1]. Le rein possède une mince capsule enveloppante composée de tissu fibreux plus ou moins lamellaire. Des faisceaux de tissu fibreux se détachant de la capsule pénètrent, avec des vaisseaux sanguins, dans la partie périphérique du parenchyme. Selon Eberth un plexus de cellules musculaires lisses est situé au-dessous de la capsule.

[1] *Développement du rein*. — Les corps de Wolf ou reins primitifs sont des organes transitoires ayant une structure et des fonctions analogues aux reins définitifs, ayant par rapport au rein, chez l'embryon, un rôle analogue à celui des branchies par rapport aux poumons chez les batraciens (G. Pouchet). A l'état de complet développement, le corps de Wolf représente une glande pectinée composée d'un tube excréteur s'étendant parallèlement au grand axe de l'embryon (le canal de Wolf) ; sur ce tube viennent s'aboucher en dehors une série de tubes transversaux d'abord droits et parallèles, plus tard flexueux, pourvus à leur extrémité libre d'un glomérule semblable aux glomérules de Malpighi du rein définitif.

Le *canal de Wolf* apparaît le premier et est d'abord indépendant des tubes transversaux. — Il se montre chez le poulet dans la seconde moitié du deuxième jour, chez le lapin au commencement du neuvième, commençant dans la région des protovertèbres antérieures, se développant rapidement en arrière pour venir s'ouvrir dans le *sinus ura-génital*. Il se détache

L'*uretère*, entrant dans le hile, s'élargit pour former le bassinet du rein, et se subdivise en prolongements constituant les calices (qui coiffent les papilles du rein). Le bassinet et les calices sont limités par une paroi qui est une continuation directe de l'uretère. La surface interne de ces parties est tapissée par un épithélium mixte stratifié. Au-dessous de l'épithélium est une membrane de tissu cellulaire (la muqueus e), contenant des réseaux de capillaires sanguins et des fibres nerveuses fines. En dehors de la muqueuse et se confondant insensiblement avec elle, on trouve la sous-muqueuse de texture lâche, et contenant des groupes de cellules graisseuses. Il y a, dans la sous-muqueuse, des faisceaux de tissu musculaire lisse en continuité avec ceux de l'uretère et disposés suivant une direction longitudinale et transversale. Dans le bassinet du rein, chez le cheval, de petites glandes en tubes

d'une masse cellulaire des lames latérales près des protovertèbres (Kölliker). Les tubes transversaux ne se développent que le troisième et le quatrième jour chez le poulet, le neuvième et le dixième jour chez le lapin.

Le canal de Wolf, d'abord formé par un cordon plein, s'excave, et les tubes transversaux, nés des lames moyennes (Egli, Kölliker), viennent s'ouvrir graduellement de haut en bas dans le canal de Wolf.

(Voy. le *corps de Wolf*. Thèse d'agrégation de Viault, Paris, 1880).

Les reins définitifs naissent du canal de Wolf tout près de son abouchement dans le cloaque (Kupffer, Kölliker). Ils sont représentés d'abord par un bourgeon tubulé partant de ce canal, et se terminant en cul-de-sac (cinquième jour chez le poulet).

Au bout de vingt ou vingt-quatre heures, le bourgeon rénal se sépare du corps de Wolf et vient s'ouvrir directement dans le cloaque. Remak a démontré que, d'une manière générale, le développement des reins se faisait par des proliférations succes-

simples ou ramifiés, tapissées par une couche unique,
de cellules épithéliales, prismatiques, ont été observées
par Paladino, Sertoli et Egli. Ce dernier mentionne
aussi, dans le bassinet du rein de l'homme, des tubes
glandulaires d'une structure semblable aux follicules
sébacés.

301. De larges troncs vasculaires pénètrent dans le
parenchyme du rein, et se ramifient entre la substance
corticale et la substance médullaire ; ils sont accompagnés par des faisceaux de tissu fibreux, et çà et là on
rencontre quelques faisceaux longitudinaux de tissu
musculaire lisse.

Dans le parenchyme on observe une petite quantité
de tissu cellulaire, surtout autour des corpuscules de
Malpighi et autour des vaisseaux artériels, spécialement dans le rein jeune. Dans les papilles, on trouve
une quantité relativement considérable de tissu cellulaire. A la surface des papilles (faisant face aux ca-

sives de bourgeons tubulés dans un stroma, d'une manière
analogue à ce que l'on observe pour le poumon.

Le canal rénal primitif, en s'allongeant, devient l'uretère qui
exécute, en poussant en haut, un mouvement de torsion autour
du canal de Wolf. L'extrémité du canal rénal se renfle en vésicule correspondant au bassinet. Du bassinet, naissent par bourgeonnement des culs-de-sac larges ou ampoules, les rudiments
des calices ou des conduits papillaires. Chaque ampoule donne
naissance, à son extrémité, à deux bourgeons creux. Ces divisions se continuent jusqu'au moment où les tubes urinifères
sont entièrement constitués.

(Voy. pour plus de détails et spécialement pour le mode de
développement des glomérules de Malpighi, Kölliker, *Traité
d'embryologie*, p. 985-992).

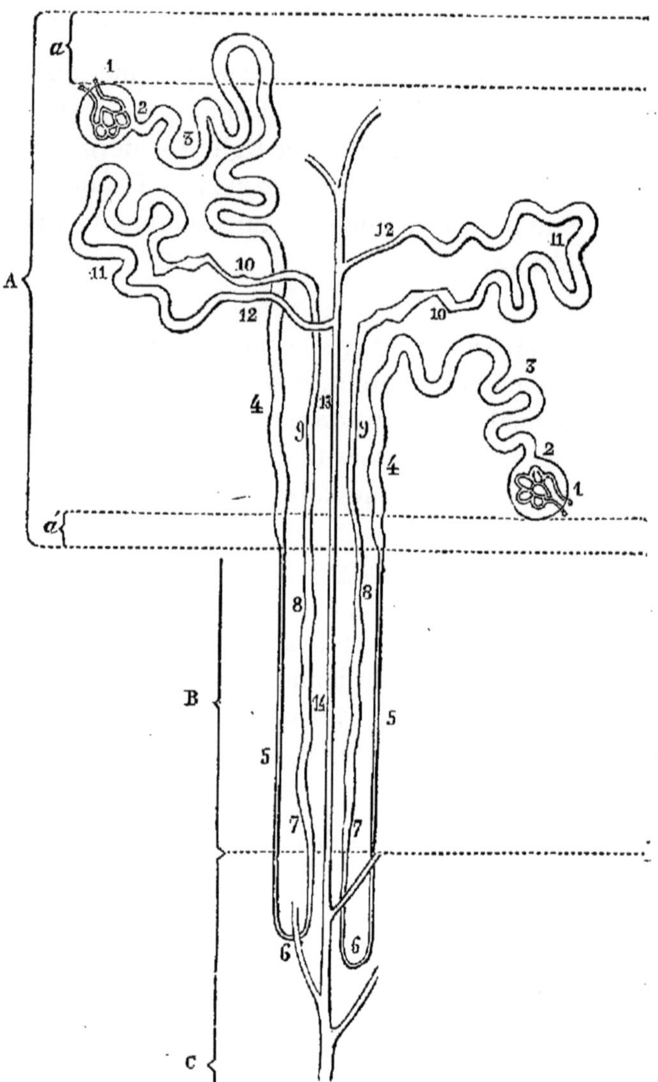

FIG. 133. — Diagramme montrant les tubules urinaires dans les différentes parties du cortex et de la substance médullaire.

(La description de la figure 133 se trouve à la page suivante.)

lices), il y a une couche continue de tissu fibreux tapissée par un épithélium mixte stratifié.

Le parenchyme du rein est composé entièrement de tubes urinaires et de vaisseaux sanguins intertubulaires ; on y trouve, en outre, une charpente de tissu cellulaire intertubulaire ou interstitielle, sous forme de membrane hyaline, criblée de trous, avec des cellules aplaties, nucléées, ramifiées ou fusiformes. Les mailles de ce tissu aréolaire sont les espaces qui logent les tubes urinaires et les vaisseaux sanguins.

302. *B. Le parenchyme.* I. *Les tubes urinaires* (FIG. 133). Sur une coupe transversale ou longitudinale au travers du rein, on voit la *couche corticale*, la *couche limitante de Ludwig* et les *portions papillaires* ; ces dernières étant les terminaisons coniques des papilles dans la cavité des calices. — La couche limitante et la portion papillaire forment la *substance médullaire*. Une papille avec la portion papillaire et la couche limitante continue avec la première, constitue une pyramide de Malpighi. La proportion relative de l'épaisseur des trois parties est d'environ 3,5 pour l'écorce, 2,5 pour la couche limitante et 4 pour la portion papillaire.

A, Cortex limité sur sa surface libre par la capsule ; — *a*, couche sous-capsulaire ne contenant pas de corpuscules malpighiens ; *à*, stratum interne du cortex sans corpuscules malpighiens ; — *B*, couche limitante ; — *C*, portion papillaire ; — 1, capsule de Bowmann ; — 2, collet de la capsule ; — 3, tube proximal enroulé ; — 4, portion spirale ; — 5, portion descendante du tube en anse de Henle ; — 6, l'anse elle-même ; — 7, 8 et 9, portion ascendante du tube en anse de Henle ; — 10, le tubule irrégulier ; — 11, le tubule distal enroulé ; — 12, la première partie du tube collecteur ; — 13 et 14, le tube collecteur plus large ; dans la papille elle-même non représentée ici, le tube collecteur s'unit aux autres et forme le conduit excréteur.

303. L'*écorce* est formée d'un grand nombre de tubes enroulés ayant une origine en cœcum, le *corpuscule de Malpighi*. Le labyrinthe est séparé en divisions verticales d'égale largeur par des stries droites, disposées verticalement avec régularité. Ces stries prennent leur origine à une courte distance de la capsule externe, et rayonnent vers la limitante dans laquelle elles pénètrent. — Chacune de ces stries est un faisceau de tubules droits et représente un rayon médullaire. La *couche limitante* offre une striation uniforme, longitudinale dans laquelle les stries opaques et transparentes alternent l'une avec l'autre. Les stries opaques sont la continuation des rayons médullaires, les stries transparentes sont dues à des faisceaux de vaisseaux sanguins.

La portion papillaire est striée uniformément et longitudinalement.

En suivant un rayon médullaire de la couche limitante dans la couche corticale, on voit que sa largeur diminue graduellement et qu'il disparaît tout à fait à une courte distance de la capsule externe. Il résulte de là qu'un rayon médullaire est de forme conique avec un sommet situé à la périphérie de l'écorce et une base dans la couche limitante ; ce cône est appelé la *pyramide de Ferrein*.

304. Tous les tubes urinaires prennent leur origine non dans les rayons médullaires, mais dans la partie de l'écorce nommée le labyrinthe, par un renflement terminal en cœcum, appelé le corpuscule de Malpighi ; puis, après s'être préalablement abouchés dans des conduits de plus en plus larges conjointement avec d'autres petits tubes semblables, ils se terminent par l'un des nombreux orifices du sommet de la papille. Dans leur trajet, ces tubes changent plusieurs fois de dimension et de nature.

De son origine, à sa terminaison, le tube urinaire est pourvu d'une fine membrane propre continue, formant la paroi limitante, et cette membrane propre est doublée d'une couche unique de cellules épithéliales différant, suivant les places, de dimension, de forme et de structure. Dans le centre du tube est une lumière dont le calibre est en rapport avec la dimension du tube.

305. (1) Chaque corpuscule de Malpighi (FIG. 134) se compose de la capsule — la capsule de Bowman, — et du glomérule de Malpighi ou touffe de capillaires sanguins.

La capsule de Bowman est une membrane hyaline propre, soutenue, comme cela a été mentionné ci-dessus, par une petite quantité de tissu cellulaire.

Sur la surface interne, on trouve une couche continue de cellules épithéliales nucléées, de forme polyédrique à l'état jeune et squameuse à l'état adulte.

Le glomérule est un réseau de vaisseaux capillaires sanguins enroulés, séparés les uns des autres par du tissu cellulaire peu abondant, se présentant spécialement sous la forme de corps fibro-plastiques. Les capillaires sont groupés ensemble en deux ou plusieurs lobules. La surface entière du glomérule est doublée par une membrane délicate et une couche propre continue de cellules épithéliales polyédriques ou même prismatiques à l'état jeune et aplaties à l'état adulte. La membrane propre et l'épithélium s'enfonçant entre les lobules du glomérule représente, en réalité, le feuillet viscéral de la capsule du corpuscule de Mal-

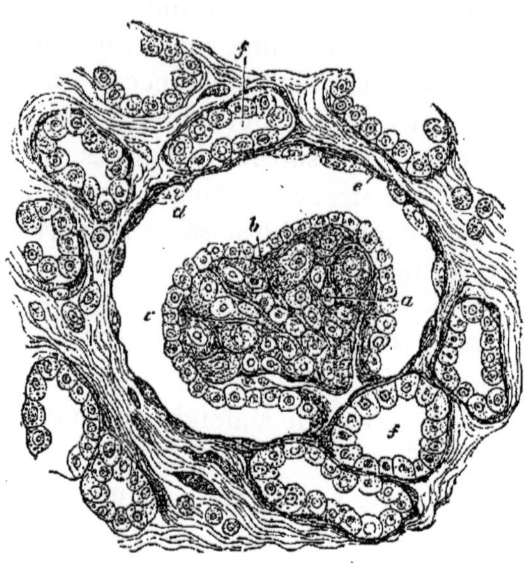

Fig. 134. — Coupe au travers de la substance corticale du rein d'un fœtus humain, montrant un corpuscule malpighien.

a, glomérule; — *b*, tissu du glomérule; — *c*, épithélium couvrant le glomérule; — *d*, épithélium aplati doublant la capsule de Bowman; — *e*, la capsule elle-même; — *f*, tubules urinaires en coupe transversale.

pighi, la capsule de Bowman en étant le feuillet pariétal. Le glomérule est en connexion, à l'un de ses pôles, avec un vaisseau artériel afférent et un efférent, le premier plus large que l'autre. Entre la capsule de Bowman et le glomérule est un espace libre, dont la dimension varie suivant l'état de sécrétion et est en rapport avec la quantité de fluide qu'il contient.

Les corpuscules de Malpighi sont distribués dans le labyrinthe seulement, sauf une mince couche périphérique près de la capsule externe et une zone plus mince encore près de la couche limitante.

Les corpuscules de Malpighi sont plus larges près de la couche limitante, plus petits près de la périphérie. Dans le rein humain, leur diamètre moyen est d'environ deux dixièmes de millimètre.

306. Sur le pôle opposé à celui où les vaisseaux afférents et efférents pénètrent dans le glomérule, la capsule de Bowman se continue par un collet étroit avec un petit tube urinaire cylindrique, de telle sorte que la membrane propre et l'épithélium de la capsule sont continus respectivement avec la membrane propre et l'épithélium de revêtement du tube. L'espace entre la capsule de Bowman et le glomérule devient la cavité ou lumière du petit tube urinaire.

307. (2) Après le collet, le petit tube urinaire s'enroule; c'est le *tubule enroulé proximal* (FIG. 135). Il est d'une longueur considérable et situé dans le labyrinthe. Il présente une lumière distincte, et son épithélium est une couche unique de cellules polyédriques ou cubiques, prismatiques ou angulaires ou en massue chacune avec un noyau sphérique. Ces cellules n'apparaissent généralement qu'au niveau du collet; mais chez quelques animaux, par exemple chez la souris, elles commencent toujours, à se montrer dans le corpuscule

de Malpighi. La portion externe du protoplasme cellulaire, celle tournée vers la membrane propre, est striée distinctement. Cette apparence est due à la présence de fibrilles en forme de bâtonnets (Heidenhain) arrangées verticalement. La partie interne de la substance cellulaire, c'est-à-dire celle située entre le noyau et la lumière, est granuleuse. Le protoplasme de ces cellules épithéliales possède donc des fibrilles en bâtonnets; ces cellules fibrillaires seront décrites plus tard.

Le tube proximal enroulé se montre quelquefois plus épais à un moment qu'à un autre; dans le premier cas, la lumière est plus étroite, et les cellules épithéliales de revêtement sont manifestement prismatiques. Cet état est probablement en rapport avec l'état de sécrétion.

308. (3) Le tube enroulé se continue avec le *tubule spiral* (Schachowa). Celui-ci diffère du premier en ce qu'il n'est pas situé dans le labyrinthe, mais bien dans le rayon médullaire dans lequel il forme un élément distinct; il n'est pas enroulé, mais plus ou moins droit, légèrement ondulé et en spirale. Sa largeur et sa lumière sont à peu près les mêmes que celles du tube proximal; son épithélium est une couche unique de cellules polyédriques avec apparence de fibrillation très nette.

309 (4) Précisément à la ligne de jonction de l'écorce et de la couche limitante, le tube spiral devient subitement extrêmement mince et en même temps très

transparent ; sa lumière est distincte ; sa membrane propre est tapissée d'une couche unique de cellules aplaties chacune avec un noyau ovale aplati. Ce petit tube modifié est le tube de l'anse descendante de Henle, et il poursuit son cours dans la couche limitante comme un petit tube droit situé dans la continuité du rayon médullaire.

Par son aspect et sa dimension, cette partie du tubule urinaire ressemble à un vaisseau capillaire sanguin ; mais il en diffère surtout en ce que, en outre de la couche limitante des cellules épithéliales, il possède une membrane propre.

310. (5) Le tube formant l'anse descendante de Henle, se continue dans la couche limitante et la portion papillaire, et, ayant pénétré dans cette dernière, dans laquelle il poursuit sa marche pendant un certain temps, il se replie brusquement en haut formant l'anse de Henle, et il revient vers la couche limitante ; précisément, en ce point, il s'élargit soudainement. Jusqu'à cet endroit, la structure et la dimension de l'anse sont exactement les mêmes que celles du tube descendant.

311. (6) Ayant pénétré dans la couche limitante, le tube poursuit son trajet dans cette dernière vers l'écorce, suivant une direction plus ou moins rectiligne, dans le rayon médullaire où il constitue la branche ascendante de l'anse de Henle. D'ailleurs cette portion est plus large que la branche descendante et que l'anse ; sa lumière est comparativement

plus étroite, et l'épithélium de revêtement est une couche de cellules polyédriques distinctement fibrillées. Le tube n'a pas tout à fait la même épaisseur

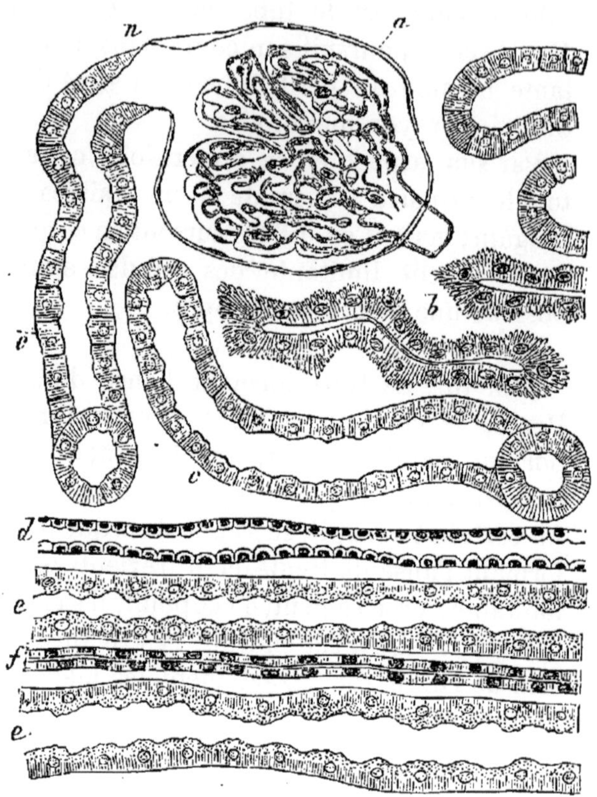

FIG. 135. — Coupe verticale au travers du rein d'un chien montrant une portion du labyrinthe et le rayon médullaire adjacent.

a, la capsule de Bowman ; les capillaires du glomérule sont arrangés en lobules ; — *n*, collet de la capsule ; — *b*, tubule irrégulier ; — *c*, tubules proximataux enroulés ; — *d*, un tube collecteur ; — *e*, portion du tubule en spirale; — *f*, portion ascendante du tube en anse de Henle ; — *d*, *e*, *f*, ils forment le rayon médullaire.

tout le long de la couche limitante, mais il est plus large dans sa moitié interne que dans sa moitié externe ; de plus, le tube n'est pas tout à fait rectiligne, mais légèrement ondulé ou en spirale.

(7) Après avoir gagné l'écorce, ce tube forme la portion corticale de la branche ascendante de l'anse, il fait partie du rayon médullaire ; dans ce nouveau trajet, il est plus étroit que dans la couche limitante et plus ou moins ondulé. Sa lumière est très petite, et les cellules de revêtement sont de forme polyédrique, aplatie, avec un petit noyau aplati ; en outre, ces cellules sont vaguement fibrillées (FIG. 135).

(8) A une distance variable de son trajet dans l'écorce, cette portion de la branche ascendante quitte le rayon médullaire pour entrer dans le labyrinthe où elle se contourne entre les tubes enroulés comme un petit tube angulaire irrégulier. Sa forme est très irrégulière, sa largeur varie de place en place, sa lumière est très petite et son épithélium est une couche de cellules polyédriques, pyramidales ou cylindriques, selon l'épaisseur du tube ; chaque cellule possède un noyau aplati, ovale, rapproché de la lumière, et un protoplasme fibrillé très grossièrement et d'une manière très apparente.

312. (9) Ce petit tube irrégulier se continue avec le tube enroulé *distal* ou tube intercalaire de Schweigger Seidel. Celui-ci forme un des tubes enroulés du labyrinthe et pour la dimension, l'aspect et la structure est identique avec le tube proximal enroulé.

(10) Le tube distal enroulé est en continuité avec un

petit tube collecteur court, mince, plus ou moins recourbé ou ondulé; ce tube est recouvert par une
couche de cellules transparentes, polyédriques, aplaties. Ce tube est encore contenu dans le labyrinthe.

(11) Ce dernier tube aboutit dans un tube collecteur
droit, un peu plus large, recouvert par une couche
de cellules polyédriques transparentes limitant une
lumière distincte. Ce tube fait partie d'un rayon
médullaire et, dans son trajet vers la couche limitante,
reçoit les nombreux petits tubes collecteurs enroulés
du labyrinthe.

(12) Il se continue alors tel quel, comme un tube
collecteur droit à travers la couche limitante dans la
substance papillaire.

313. (13) Dans cette région, les tubes se réunissent sous des angles aigus et, par suite, s'élargissent
graduellement. Ils courent dans une direction rectiligne vers le sommet de la papille près de laquelle
ils deviennent plus rares et plus volumineux. Ce sont
les conduits ou tubes de Bellini. Ils s'ouvrent finalement au sommet de la papille dans un calice. La
lumière des tubes et la dimension des cellules épithéliales de revêtement, qui sont plus ou moins prismatiques, sont dans un rapport direct avec la dimension
du tube collecteur. La substance des cellules épithéliales est un protoplasme transparent, et le noyau est
plus ou moins ovale.

314. En plusieurs places des cellules nucléées,
fusiformes ou ramifiées, peuvent être observées entre
la membrane propre du tube et l'épithélium de revê-

tement; dans quelques cas, une délicate membrane nucléée peut être aperçue doublant la surface épithéliale du côté de la lumière. Chez la grenouille, l'épithélium tapissant les corpuscules de Malpighi et le collet extrêmement long du tube urinaire, possède de longs cils filamenteux qui se meuvent rapidement pendant la vie. Dans le collet de quelques-uns des tubes urinaires des mammifères, on peut noter aussi un indice de cette disposition ciliée.

Heidenhain a montré que l'indigo-sulfate de soude injecté dans le sang circulant du chien et du lapin est excrété au travers de certaines parties des tubes urinaires, et seulemeut dans les régions qui sont tapissées par de l'épithélium *fibrillé*. Il soutient que cette excrétion s'effectue au travers de la substance cellulaire. Mais si l'on emploie le carmin comme matière pigmentaire, on ne voit pas l'excrétion se faire à travers la substance des cellules épithéliales, mais bien le pigment passer à travers la substance homogène, interstitielle, ou substance cémentaire *entre* les cellules épithéliales.

315. II. *Les vaisseaux sanguins* (FIG. 136). Les larges rameaux de l'artère et de la veine rénale sont situés dans le tissu sous-muqueux du bassinet. Ils pénètrent dans la substance des papilles et forment des arcades artérielles et veineuses à la jonction de l'écorce et de la couche limitante. Ces arcades, plus ou moins horizontales, émettent ou reçoivent de petits rameaux destinés à l'écorce ou à la substance médullaire.

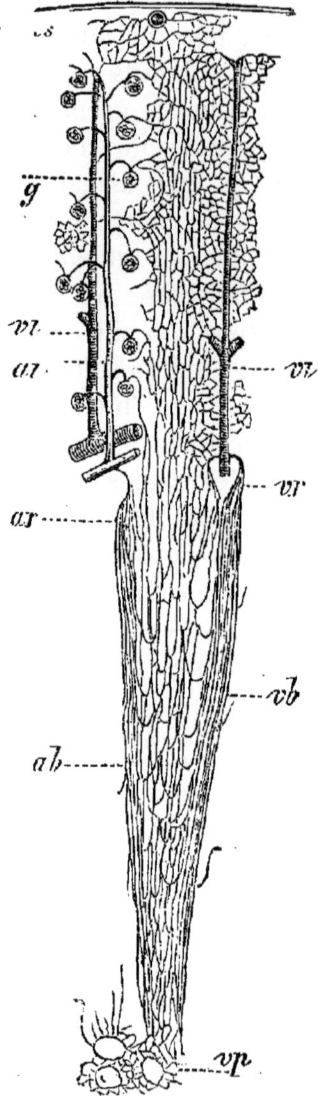

FIG. 136. — Diagramme des vaisseaux du rein.

(1) Dans l'écorce, les troncs artériels abandonnent de petites branches corticales qui entrent dans le labyrinthe, suivant une direction verticale à la surface du rein. Ce sont les artères interlobulaires; chacune d'elles, dans son trajet vers la capsule externe du rein, émet sur tous les points de sa circonférence, des rameaux latéraux plus ou moins longs; ce sont les artérioles afférentes pour les corpuscules de Malpighi; chacune d'elles pénètre dans un corpuscule de Malpighi et se résout dans les capillaires du glomérule.

Dans leur trajet vers la

ai, artère interlobulaire; — vi, veine interlobulaire; — g, glomérule du corpuscule Malpighien; — vs, veine stellée; — ar, artères droites; — vr, veines droites; — ab, faisceau d'artères droites; — vb, faisceau de veines droites; — vp, réseau de vaisseaux autour de l'orifice des conduits excréteurs au sommet des papilles

capsule externe, les artères interlobulaires deviennent extrêmement grêles et finalement aboutissent au réseau capillaire de la partie la plus périphérique de l'écorce ; mais quelques-unes de ces artérioles peuvent être suivies dans la capsule externe, où elles sont en connexion avec les vaisseaux capillaires de cette dernière.

Le vaisseau efférent d'un glomérule de Malpighi se résout immédiatement en un dense réseau de vaisseaux capillaires sanguins qui s'entrelacent dans toutes les directions possibles entre les tubes urinaires du labyrinthe. Ce réseau est en continuité avec celui des capillaires des rayons médullaires ; là, les mailles sont allongées et les vaisseaux capillaires sanguins parallèles au tube ont plutôt une disposition rectiligne. Les capillaires de toute l'écorce forment un réseau continu.

316. Les veines qui rapportent le sang de ce réseau sont disposées de la manière suivante : ce sont des vaisseaux prenant leur origine au-dessous de la capsule par de petites radicules rayonnées, en connexion avec les capillaires de la partie la plus périphérique de l'écorce ; ce sont les *veines stellatæ* (étoiles de Verheyen) ; elles passent dans le labyrinthe, où elles suivent une direction verticale parallèle aux artères interlobulaires. Dans ce trajet, elles communiquent avec les capillaires du labyrinthe, et plus tard aboutissent dans les larges branches en arcades, situées entre l'écorce et la couche limitante.

317. (2) Dans la substance médullaire, de petits rameaux se détachent des larges troncs artériels, entrent dans la couche limitante et se divisent là en un faisceau de petites artérioles qui passent, suivant une direction rectiligne verticale, à travers la couche limitante dans la portion papillaire; ce sont les *artères droites* (FIG. 136). Le nombre des vaisseaux de chaque faisceau vasculaire est grossi par le vaisseau efférent des corpuscules de Malpighi les plus rapprochés de la couche limitante. Dans leur trajet à travers la couche limitante et à travers la substance papillaire, ces artérioles abandonnent un réseau capillaire pour les tubes urinaires de ces parties; ce réseau, pour des raisons évidentes, présente des mailles allongées parallèles aux tubes.

De petites veines tirent leur origine de ce réseau. Elles augmentent de nombre et de dimension en se rapprochant de l'écorce; elles forment aussi des faisceaux de vaisseaux droits, — *veines droites* — et finalement aboutissent dans les troncs veineux situés entre la couche limitante et l'écorce.

Les faisceaux des artères droites et des veines droites forment séparément dans la couche limitante les stries transparentes mentionnées plus haut, qui alternent avec les stries opaques représentées par les faisceaux de tubes urinaires.

Au sommet de chaque papille, il y a un réseau capillaire autour de l'orifice de chaque conduit excréteur.

318. La capsule externe du rein contient un réseau de capillaires sanguins. Les branches artérielles qui y

aboutissent sont dérivées de deux sources : (*a*) de la partie corticale des artères interlobulaires de l'écorce, et (*b*) des artères extra-rénales. Les veines sont en connexion (*a*) avec les veines stellatæ (*b*) et avec les veines extra-rénales.

Les vaisseaux *lymphatiques* forment un plexus dans la capsule du rein. Ils sont en connexion avec les espaces lymphatiques situés entre les tubes urinaires de l'écorce. Les larges vaisseaux sanguins sont entourés par un plexus de lymphatiques qui tirent leur origine des espaces lymphatiques entre les tubes urinaires de l'écorce et de la couche limitante.

319. L'*uretère* est tapissé par un épithélium mixte stratifié. Au-dessous de cette couche est la muqueuse, membrane de tissu cellulaire avec des vaisseaux capillaires sanguins.

La sous-muqueuse est formée de tissu cellulaire lâche. Extérieurement est une tunique musculaire composée de tissu musculaire lisse et disposée en une couche interne et externe longitudinales et une couche moyenne circulaire. Plus en dehors est une fine tunique limitante, fibreuse ou adventice. Dans cette dernière, on a observé de petits ganglions en connexion avec des branches nerveuses.

320. La vessie offre une structure semblable, mais la membrane muqueuse et la tunique musculaire sont beaucoup plus épaisses. Dans la dernière qui est constituée par des fibres musculaires lisses, on distingue un stratum interne circulaire, un moyen oblique et

un externe longitudinal. Ce dernier est plus développé au niveau du bas fond.

De nombreux ganglions du sympathique, de dimensions variées, en connexion avec des branches nerveuses se rencontrent au-dessous de l'adventice (enveloppe péritonéale); on en rencontre également dans la tunique musculaire (F. Darwin). — L'épithélium tapissant la vessie est stratifié mixte, et les cellules offrent de grandes variétés dans leur forme et leur stratification, selon l'état d'expansion de la vessie.

CHAPITRE XXXI

LES ORGANES GÉNITAUX MALES

321. (1) Le testicule de l'homme et des mammifères est enveloppé dans une capsule de tissu fibreux blanc, *la tunique adventice*, c'est le feuillet viscéral de la tunique vaginale. Comme le feuillet pariétal, c'est une membrane séreuse; elle est aussi recouverte par un endothélium. De petites villosités se rencontrent parfois comme des prolongements de cette membrane dans la cavité de la tunique vaginale. Ces villosités sont généralement recouvertes par un endothélium germinatif (voir § 33). Au dedans de la *tunique* adventice, et fortement unie à elle, est la tunique *albuginée*, membrane de tissu fibreux, de structure lamellaire. Vers le bord postérieur du testicule de l'homme, l'albuginée augmente d'épaisseur et forme un amas spécial, qui, sur une coupe transversale, présente une figure conique, à base postérieure; c'est le médiastin du testicule ou corps d'Highmor.

Entre la tunique adventice et la tunique albuginée est un riche plexus de lymphatiques, qui, d'un côté, recueille les lymphatiques profonds de l'organe, et de l'autre, aboutit aux vaisseaux efférents qui accompagnent le canal déférent.

Le corps d'Highmor est central dans le testicule du chien, du chat, du lapin, du taureau, du porc, etc., celui de la taupe, du hérisson, de la chauve-souris, est périphérique ; tandis qu'il manque chez le rat et la souris (Messing).

322. *La charpente.* Du bord antérieur du corps d'Highmor partent de nombreux septa de tissu cellulaire qui se dirigent, suivant une direction radiée, vers l'albuginée, avec laquelle ils se continuent et subdivisent ainsi le testicule en un grand nombre de loges ou de compartiments allongés et coniques ou lobules, dont la base est située près de l'albuginée, et le sommet touche au corps d'Highmor : Kölliker mentionne quelques éléments musculaires lisses dans ces septa.

De ces septa se détachent de fines lamelles de tissu cellulaire pénétrant dans les lobules, et formant le tissu de soutènement pour les vaisseaux sanguins et le tissu cellulaire interstitiel entre les tubes séminifères.

Le tissu interlobulaire ou interstitiel est distinctement lamellé, les lamelles étant de différente épaisseur et consistant en faisceaux fins de tissu cellulaire ; ceux-ci sont plus ou moins régulièrement disposés en membranes fenêtrées, tapissées à leur surface de cellules connectives endothélioïdes. Entre les lamelles, il existe des espaces ou fentes, qui forment avec les fenêtres ou trous des lamelles un système intercommuniquant d'espaces lymphatiques ; ce sont là, en fait, les origines des lymphatiques (Ludwig et Tomsa) :

A l'intérieur des lamelles, on trouve des cellules particulières qui sont beaucoup plus larges que les cellules lymphatiques, et qui, dans quelques cas, par exemple chez le cobaye, renferment des granules pigmentaires. Elles contiennent un noyau sphérique. Chez l'homme, le chien, le chat, le mouton, et spécialement chez le porc, ces cellules forment des groupes larges et continus, aplatis ou cylindriques ; ces cellules, en outre, sont polyédriques et exactement semblables aux cellules épithéliales. Elles sont séparées l'une de l'autre dans ces groupes par une substance cémentaire interstitielle mince ; leur ressemblance avec l'épithélium est complète. Ce sont les restes des masses épithéliales du corps de Wolf du fœtus.

323. *Les tubes séminifères* (FIG. 137). Dans chaque lobule ci-dessus mentionné, sont situés de nombreux tubes séminifères enroulés de plusieurs manières et s'étendant de la périphérie vers le corps d'Highmor. Ces tubes à l'ordinaire sont rarement ramifiés, mais à l'état jeune et spécialement vers la périphérie, les ramifications ne sont pas rares. Chaque tube séminifère présente une membrane propre, un épithélium de revêtement et une lumière. La membrane propre est une membrane hyaline renfermant des noyaux ovales à intervalles réguliers. Chez l'homme, elle est épaisse et lamellée : ce sont plusieurs membranes nucléées, superposées l'une sur l'autre. La lumière,

dans tous les tubes, est très distincte et relativement large. L'épithélium de revêtement ou les cellules séminales diffèrent chez l'adulte dans les différents tubes, et même dans les différentes parties d'un même tube, selon l'état de sécrétion.

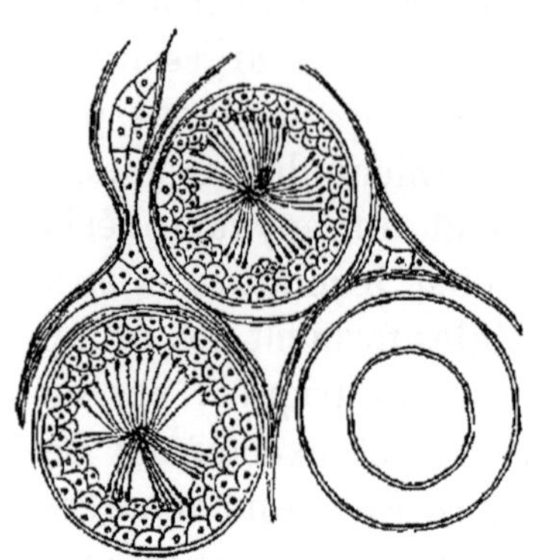

FIG. 137. — Coupe au travers du testicule du chien.

Montrant trois tubes séminifères en coupe transversale. — Dans deux d'entre eux l'épithélium de revêtement — cellules séminales, — est visible, et les faisceaux de spermatozoïdes se projettent dans la lumière des tubes. Entre les tubes est situé le tissu connectif contenant les groupes de cellules polyédriques, épithéliales.

324. Avant la puberté, tous les tubes sont uniformes à cet égard, chacun étant recouvert par deux ou trois couches de cellules épithéliales polyédriques avec un noyau sphérique. Après la puberté, on peut distinguer plusieurs types différents :

(*a*) Les tubes ou segments de tubes sont semblables à ceux de l'état jeune, c'est-à-dire formés de plusieurs couches de cellules épithéliales polyédriques doublant la membrane propre : celles-ci sont considérées comme (*a*) les cellules séminales externes et (*b*) les cellules séminales internes. Les premières sont situées près de la membrane propre; elles sont de forme polyédrique, transparentes, et le noyau de quelques-unes d'entre elles présente le processus de karyokinesis ou de division indirecte (voir § 8); d'autres renferment un noyau transparent ovale. Les cellules séminales internes forment généralement deux ou trois couches et sont unies moins étroitement les unes aux autres que les cellules séminales externes ; elles possèdent aussi une apparence plus arrondie. Entre elles, un réticulum nucléé de fibres fines est quelquefois appréciable , le *réticulum-germe* de von Ebner. Mais ce réticulum est simplement un tissu de soutènement et n'a rien à faire avec la germination des cellules ou les spermatozoïdes (Merkel). Les cellules internes, séminales, présentent très fréquemment le processus de division indirecte ou karyokinesis; presque toutes sont vues à l'une des phases de ce processus.

325. Par suite, de nombreuses petites cellules filles sont formées; celles-ci sont situées très près de la lumière et sont très lâchement unies les unes aux autres. Ce sont elles qui sont transformées en spermatozoïdes et qui peuvent être spécialement appelées les *spermatoblastes* (FIG. 137).

Parmi les cellules séminales, spécialement chez le chat et le chien, on trouve parfois, mais rarement, de larges cellules multinucléées dont les noyaux sont aussi dans l'un ou l'autre stade de karyokinesis.

(*b*) Les cellules les plus intérieures, c'est-à-dire, les spermatoblastes deviennent piriformes, le noyau étant situé à l'extrémité la plus mince et devenant en même temps aplati et homogène (FIG. 138). L'allongement des spermatoblastes s'effectue graduellement, et par suite, on trouve de nombreux spermatoblastes allongés, sous forme de massue, chacun avec un noyau aplati à l'extrémité la plus mince, ce sont les jeunes spermatozoïdes, l'extrémité nucléée représente la tête.

(*c*) A ce moment, ces jeunes spermatozoïdes sont groupés en faisceaux ayant la forme d'éventails par une substance granuleuse interstitielle; dans ces groupes, la tête, c'est-à-dire l'extrémité mince,

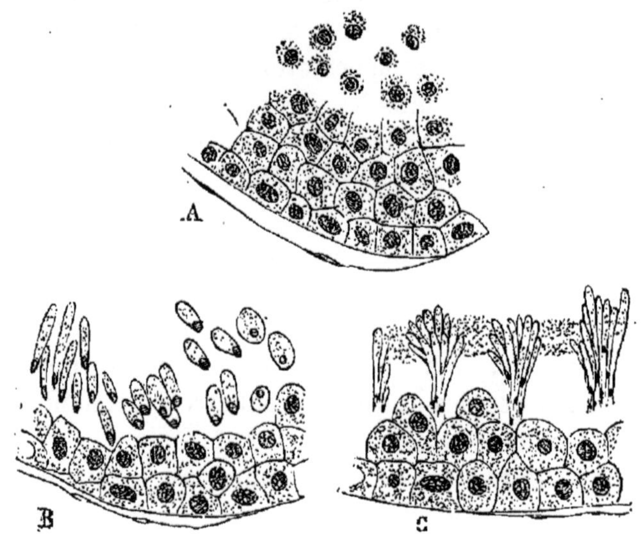

Fig. 138. — Coupe au travers du testicule du chien montrant des fragments de trois tubes séminifères.

A, cellules épithéliales séminales avec de nombreuses petites cellules espacées; — *B*, les petites cellules ou spermatoblastes se convertissent en spermatozoïdes; — *C*, groupes de ceux-ci à un degré plus avancé de développement.

contenant le noyau homogène aplati, est dirigée vers les cellules séminales internes, tandis que l'extrémité opposée regarde la lumière du tube. En même temps, les cellules séminales internes continuent à se diviser, et ainsi les groupes de jeunes spermatozoïdes sont pour ainsi dire enfouis entre elles.

326. Le corps cellulaire originel des spermatoblastes continue de s'allonger jusqu'à ce que son protoplasma soit presque, mais non complètement, employé à former la pièce moyenne, en forme de bâtonnet (Schweigger Seidel), des spermatozoïdes; de l'extrémité distale de cette pièce médiane, part un mince et long filament, comme un fin cheveu, appelé la queue, et qui s'accroît au-dehors. Dans le point de jonction de la pièce moyenne avec le filament caudal, on peut observer souvent, quelque temps après cette phase du développement, un dernier reste du corps cellulaire granuleux du spermatoblaste originel. Quand la substance granuleuse interstitielle unissant ensemble les spermatozoïdes d'un groupe est dissociée, les spermatozoïdes sont isolés. Pendant que ce développement des spermatozoïdes continue, les cellules séminales internes continuent à produire des spermatoblastes qui à leur tour se convertissent en spermatozoïdes.

327. *Les spermatozoïdes* (FIG. **139**) entièrement développés de l'homme et des mammifères consistent en *une tête* légèrement convexo-concave, homogène, aplatie (c'est le noyau du spermatoblaste originel), en une partie moyenne en forme de bâtonnet dérivée directement du corps cellulaire du spermatoblaste, et en une longue queue filiforme. Tout le

temps qu'ils sont vivants, les spermatozoïdes présentent un très rapide mouvement oscillatoire et de locomotion, la queue s'agitant comme un flagellum ou comme un cil ; ces mouvements se font suivant une spirale.

Chez le lézard, il existe un mince filament en spiral, attaché à l'extrémité de la tête qui est longue, courbée

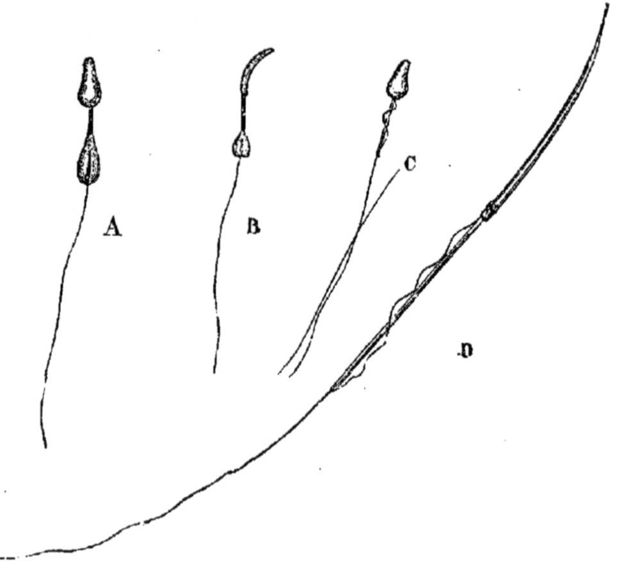

Fig. 139. — Différentes espèces de spermatozoïdes.

A, spermatozoïde du cobaye incomplètement développé ; — *B*, le même vu de côté, la tête du spermatozoïde est aplatie d'un côté à l'autre ; — *C*, un spermatozoïde du cheval ; — *D*, un spermatozoïde dn petit lézard.

et en forme de lance ; ce filament est également fixé par une membrane hyaline à la pièce moyenne ; il s'étend au-delà de cette pièce comme une longue queue mince. Dans les spermatozoïdes des mammi-

fères et de l'homme, on a également observé un filament semblable en spirale, étroitement attaché à la
partie moyenne et se terminant comme une petite
queue (Gibbes).

328. Les tubes séminifères de chaque lobule
aboutissent eux-mêmes dans un tube plus ou moins
rectiligne, le vas rectum. Celui-ci est plus étroit que
le tube séminal et est tapissé par une seule couche
de cellules épithéliales polyédriques ou cylindriques
courtes. Les vasa recta forment dans le corps d'Highmor un réseau dense de canaux tubulaires d'un
diamètre irrégulier, par places consistant en fentes
étroites, en d'autres en véritables tubes, mais n'étant
jamais aussi larges que les tubes séminifères. Ce
réseau de canaux est le rete testis.

329. (2) L'*épididyme*. Du rete testis nous arrivons
au vasa efferentia ; chacun d'eux est un tube plus
large que ceux du rete testis, et aboutit dans un
réseau conique de tubes repliés en rond ; ceux-ci sont
les *cônes efférents*. La totalité des cônes efférents
forme le renflement antérieur, ou tête de l'épididyme.

330. Les vasa efferentia et les cônes efférents sont
à peu près de la dimension des tubes séminifères,
mais ils diffèrent de ceux-ci en ce qu'ils sont recouverts par une couche de belles cellules épithéliales
prismatiques pourvues de cils (FIG. 140). En dehors
d'elles, il y a généralement une couche plus ou moins

continue de petites cellules polyédriques. La substance des cellules prismatiques est distinctement fibrillée longitudinalement. La membrane propre des tubes est épaissie par la présence d'une couche circulaire de fibres musculaires lisses. Le reste de l'épididyme, c'est-à-dire le renflement postérieur ou queue, est formé par une continuation des tubes de la tête qui diminuent graduellement de nombre en se fusionnant et, par suite, deviennent en même temps plus larges. Les cellules épithéliales prismatiques, faisant face à la lumière des tubes de la queue de l'épididyme, sont pourvues de cils d'une longueur inusitée.

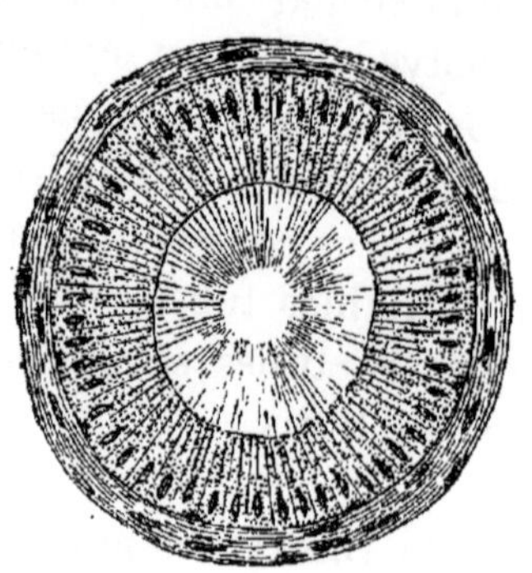

Fig. 140. — Un tube de l'épididyme en coupe transversale.

La paroi du tube est formée d'une couche épaisse de tissu musculaire lisse, arrangé concentriquement, une couche de cellules épithéliales prismatiques avec des cils extraordinairement longs, se projetant dans la lumière du tube.

Les tubes de l'épididyme sont séparés les uns des autres par une plus grande quantité de tissu cellulaire que ceux du testicule.

Les tubes de l'*organe de Giraldés*, situés à l'origine du cordon spermatique, sont tapissés par un épithélium cylindrique cilié. Il en est de même pour l'hydatide pédiculée de Morgagni qui est aussi attachée à la tête de l'épididyme.

331. Les tubes séminifères et les tubes de l'épididyme
sont entrelacés avec un riche réseau de vaisseaux
capillaires sanguins. Entre les tubes du testicule et
de l'épididyme sont des espaces lymphatiques,
formant un système intercommuniquant, aboutissant
eux-mêmes dans les réseaux superficiels de lymphatiques, c'est-à-dire ceux de l'albuginée; l'arrangement de ces réseaux est un peu différent dans le
testicule et l'épididyme.

332. (3) *Le canal déférent et les vésicules séminales*. Les tubes de la queue de l'épididyme s'ouvrent
dans le canal déférent. Ce dernier est naturellement
beaucoup plus large que les premiers et est recouvert
par un épithélium cylindrique stratifié. Au-dessous
de cette couche, est une muqueuse composée de tissu
cellulaire dense, contenant un riche réseau de vaisseaux capillaires sanguins. Sous cette muqueuse on
trouve un mince tissu sous-muqueux qui, dans l'ampoule, est plus développé que dans les autres parties
et permet ainsi à la muqueuse de se plisser. En dehors
du tissu sous-muqueux est la tunique musculaire
formée de tissu musculaire lisse et disposée en deux
couches, l'une interne circulaire et l'autre externe
longitudinale. A l'origine du canal déférent il y a, en
outre, une couche interne longitudinale. Enfin, l'adventice est formée de tissu fibreux. Celle-ci contient
des faisceaux longitudinaux de tissu musculaire lisse,
connus sous le nom de cremaster interne (Henle).
Un riche plexus veineux, plexus pampiniforme, et
un riche plexus de troncs lymphatiques, sont situés

dans le tissu cellulaire du cordon spermatique. Le plexus nerveux spermatique se compose de rameaux plus ou moins larges, avec lesquels de petits groupes de cellules ganglionnaires et aussi des ganglions plus volumineux sont en connexion.

333. Dans les *vésicules séminales* nous trouvons exactement les mêmes couches constituantes que dans la paroi du canal déférent, mais elles sont plus minces. Cette analogie concerne spécialement la muqueuse et la tunique musculaire. La première est disposée en plis nombreux, la dernière consiste en un stratum interne et externe longitudinal et un stratum moyen circulaire. Les ganglions en connexion avec les troncs nerveux, dans l'adventice, sont très nombreux.

334. Dans les *conduits éjaculateurs*, on rencontre une couche de cellules épithéliales prismatiques en dehors de laquelle sont une muqueuse délicate et une tunique musculaire. Cette dernière est formée d'un stratum interne plus épais longitudinal et d'un stratum externe plus mince circulaire de tissu musculaire lisse.

En passant dans l'utricule prostatique, l'épithélium prismatique est peu à peu remplacé par un épithélium pavimenteux stratifié.

335. (4) La *prostate*. Comme les autres glandes, la prostate consiste en une charpente et en un tissu glandulaire ou parenchyme. La charpente, différente

de celle des autres glandes, est essentiellement musculaire, composée de faisceaux de tissu musculaire
lisse, avec adjonction d'une petite quantité de tissu
cellulaire. Ce dernier tissu est surtout limité à la
capsule externe, et a de minces septa pénétrant à
l'intérieur, tandis que le tissu musculaire lisse entoure et sépare les alvéoles glandulaires individuels.

336. Le *parenchyme* consiste en conduits principaux
venant s'ouvrir à la base et près du verumontanum,
et en conduits secondaires, ramifications des premiers
qui plus tard aboutissent dans les alvéoles. Ces derniers sont des tubes enroulés plus ou moins longs,
ondulés, avec de nombreux culs-de-sac, ou divisions
en forme de massue. Les alvéoles et les conduits sont
limités par une membrane propre, ils ont une lumière
distincte et sont pourvus d'un épithélium prismatique.

Dans les alvéoles il n'y a qu'une seule couche dé belles
cellules épithéliales prismatiques dont la substance
est distinctement et longitudinalement striée. Dans
les conduits il existe une couche interne de cellules
prismatiques courtes, et une couche externe de cellules petites, cubiques, polyédriques ou fusiformes. Au
niveau de l'orifice, l'épithélium pavimenteux stratifié
de la portion postérieure de l'urèthre pénètre à une
petite distance dans le conduit. Les alvéoles sont entourés par des réseaux denses de vaisseaux capillaires
sanguins. Dans la portion périphérique de la glande,
de nombreux ganglions sont interposés dans un riche
plexus nerveux. On y trouve aussi des corpuscules de
Pacini.

337. (5) *L'urèthre*. La membrane muqueuse de l'urèthre mâle est recouverte par une couche unique d'épithélium cylindrique, sauf au commencement — portion prostatique —et à la fin — la fosse naviculaire — où l'on rencontre un épithélium pavimenteux stratifié. La membrane muqueuse est formée de tissu fibreux avec de *très nombreuses fibres élastiques*. En dehors se trouve une tunique musculaire composée de tissu musculaire lisse, et disposée suivant un plan interne circulaire et un plan externe longitudinal, excepté dans la portion prostatique et dans la portion membraneuse où les fibres musculaires sont surtout longitudinales. Dans la dernière portion, les faisceaux musculaires passent aussi dans la membrane muqueuse, suivant un trajet longitudinal entre les larges veines arrangées en un plexus longitudinal. Ces veines se déversent elles-mêmes dans de petites veines extérieures. Ce plexus de larges veines avec du tissu musculaire interposé représente un rudiment de tissu caverneux (Henle).

La membrane muqueuse forme des plis spéciaux entourant les lacunes de Morgagni. Ce sont de petites glandes muqueuses tapissées par un épithélium cylindrique; elles s'ouvrent dans le canal de l'urèthre et sont connues sous le nom de glandes de Littré [1].

---

[1] Voir pour la structure du chorion et la description complète des glandes uréthrales le remarquable travail de MM. Robin et Cadiat, in *Journal d'anatomie* et l'article *Muqueux* du *Dictionnaire encyclopédique des sciences médicales* (Robin).

338. (6) *Les glandes de Cowper*. Chaque glande de
Cowper est une large glande en tube composée qui,
par la disposition et la structure des conduits et des
alvéoles, ressemble à une glande muqueuse. La paroi
des conduits principaux possède une grande quantité
de tissu musculaire lisse dont les éléments sont arrangés longitudinalement. L'épithélium de revêtement
des conduits se compose de cellules prismatiques. Les
alvéoles possèdent une large lumière et sont recouverts par des cellules cylindriques muqueuses dont la
portion externe est distinctement striée (Langerhans).
Dans la cellule, un réticulum est aussi distinct. A
cet égard, les alvéoles ressemblent complètement à
ceux de la sous-maxillaire du chien; mais il n'existe
pas de véritables croissants dans les alvéoles de la
glande de Cowper.

339. (7) Le *corps spongieux*. Le corps spongieux de
l'urèthre est une continuation du tissu caverneux rudimentaire ci-dessus mentionné, en connexion avec la
portion membraneuse de l'urethre. Il est essentiellement constitué par un plexus de larges veines offrant
surtout un arrangement longitudinal et conduisant
dans de petites veines efférentes. Entre les larges
veines sont des faisceaux de tissu musculaire lisse.
Les vaisseaux capillaires sanguins de la membrane
muqueuse de l'urèthre s'ouvrent dans les veines du
plexus. La partie externe du corps spongieux, renfermant le bulbe de l'urèthre contient cependant de nombreux sinus veineux formant de vraies cavernes dans
lesquelles s'ouvrent des vaisseaux capillaires sanguins.

340. Le *gland du pénis* a exactement la même structure que le corps spongieux. La surface externe est recouverte par une membrane muqueuse portant de petites papilles qui s'étendent dans l'épithélium pavimenteux stratifié. A la couronne du gland, il existe de petits follicules sébacés, les glandes de Tyson[1]; elles se continuent dans la lame interne du prépuce où elles abondent. Les papilles du gland contiennent des mailles de vaisseaux capillaires sanguins. Des plexus de fibres nerveuses sans myéline se rencontrent au-dessous de l'épithélium de la surface du gland. Les bulbes terminaux, décrits dans un chapitre précédent comme corpuscules terminaux nerveux génitaux, sont en connexion avec ce plexus.

341. (8) *Les corps caverneux du penis*[2]. Chaque corps caverneux est enveloppé dans une capsule fibreuse, l'albuginée, formée de lamelles de tissu fibreux. On rencontre de nombreux corpuscules de Pacini autour de cette membrane. La charpente du corps caverneux est composée de trabécules de tissu fibreux dans lesquelles passent dans toutes les directions des faisceaux de tissu musculaire lisse. D'innombrables cavernes ou sinus intercommuniquants se rencontrent dans ce tissu

[1] Ces glandes n'existent pas d'après M. Robin. Chez l'homme ce que l'on a pris pour des glandes, n'est simplement que l'apparence des saillies papillaires du derme avec un épithélium épaissi à la surface contenant ou non des globes épidermiques.

[2] Consulter : Du système érectile et du tissu érectile. (*Programme du cours d'histologie*, p. 294-295, Robin). — Charles Legros, sur le tissu érectile et l'érectilité (*Journal de l'anatomie et de la physiologie*, 1868.

qui est susceptible de se laisser distendre de telle sorte
qu'au plus haut degré de réplétion, les sinus sont
presque en contact, et les trabécules comprimées ne
sont plus que des septa minces.

Les sinus sont tapissés par une couche unique de
lames endothéliales aplaties, et leurs cloisons sont ren-
forcées par places par des faisceaux de tissu musculaire
lisse. Les sinus pendant l'érection sont remplis de
sang; ils se continuent directement avec les vaisseaux
capillaires sanguins. Ces derniers proviennent de
branches artérielles qui courent dans les trabécules
de la charpente. Le sang passe des sinus dans de
petites veines efférentes; mais le sang passe aussi
directement des capillaires dans les veines efférentes,
et, à l'état passif, c'est même cette direction seule que
suit le sang, tandis que, pendant l'érection, il passe
surtout dans les sinus ci-dessus mentionnés.

342. Dans la partie périphérique du corps caverneux, il existe une communication directe entre les
sinus et les petites artérioles (Langer), mais dans tout
le reste de ces organes les artères ne communiquent
avec les sinus que par l'intermédiaire des vaisseaux
capillaires sanguins. Dans l'état passif du corps caverneux, les trabécules musculaires faisant partie de la
charpente sont contractées et les petites branches artérielles contenues dans les travées sont très flexueuses;
ce sont les artères hélicines.

CHAPITRE XXXII

LES ORGANES GÉNITAUX FEMELLES

343. (1) *L'ovaire* (FIG. 141). Dans l'ovaire, comme dans les autres glandes, il faut distinguer la charpente du parenchyme. Dans la portion de l'ovaire située près du hile, il existe de nombreux vaisseaux sanguins plongés dans un tissu cellulaire lâche, entremêlé de faisceaux musculaires lisses qui sont une continuation directe du tissu musculaire du ligament large. Cette portion de l'ovaire est la zone vasculaire (Waldeyer). Toutes les parties de la zone vasculaire, c'est-à-dire les faisceaux de tissu cellulaire, les vaisseaux sanguins et les faisceaux de tissu musculaire lisse se prolongent dans le parenchyme.

Le *stroma du parenchyme* est formé de cellules transparentes fusiformes, plus ou moins longues, ayant chacune un noyau ovale. Ces cellules fusiformes disposées en faisceaux forment, en s'entrecroisant et s'entrelaçant, un tissu assez dense dans lequel sont plongés, avec un arrangement spécial, les follicules de de Graaf. Autour des plus grands follicules, les cellules fusiformes forment des couches plus ou moins concentriques. Dans l'ovaire humain, on rencontre entremêlés avec ces cellules des faisceaux de tissu fibreux.

Les cellules fusiformes représentent probablement l'état jeune du tissu cellulaire. Entre ces faisceaux de cellules fusiformes apparaissent des traînées ou groupes cylindriques ou irréguliers de cellules polyédriques, chacune avec un noyau sphérique. Elles correspondent aux cellules épithéliales interstitielles mentionnées dans le testicule, représentant des restes du corps de Wolf.

344. Suivant la distribution des follicules de de Graaf, on peut distinguer les couches suivantes dans l'ovaire:

(a) L'*albuginée*, c'est la couche la plus périphérique ne

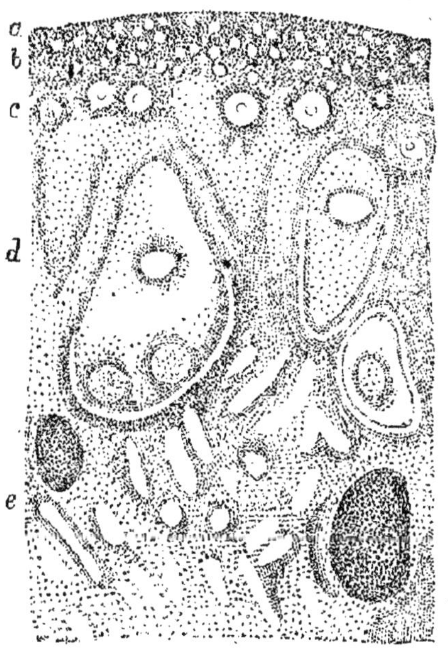

Fig. 141. — Coupe verticale au travers de l'ovaire d'une chatte à un état de développement moyen.

a, l'albuginée, l'épithélium germinatif n'est pas visible à cause du faible grossissement; — *b,* la couche des plus petits follicules de de Graaf; — *c,* les follicules de moyenne taille; — *d,* la couche des grands follicules: — *e,* la zone vasculaire.

contenant pas de follicules de de Graaf. Elle est composée de faisceaux de cellules fusiformes intimement entrelacés. Chez l'homme, une couche externe et une interne longitudinales et une couche circulaire moyenne peuvent être distinguées (Henle). Chez quelques mammifères, on distingue dans l'albuginée une couche externe longitudinale, une interne circulaire ou légèrement oblique. La surface libre de l'albuginée est recouverte par une couche unique de cellules épithéliales polyédriques ou cylindriques courtes granuleuses, l'*épithélium germinatif* (Waldeyer). Cet épithélium, par sa forme et son aspect, forme un contraste manifeste avec les lames endothéliales aplaties recouvrant le ligament large.

345. (*b*) *La couche corticale* (Schrön). C'est une couche contenant les plus petits follicules de de Graaf soit agrégés en une couche plus ou moins continue (chat et lapin), soit disposés en petits groupes (femme) séparés par le stroma. Ces follicules sont sphériques ou légèrement ovales, de $0^{mm}02$ de diamètre environ, et chacun d'eux est limité par une fine *membrane propre*. En dedans de cette membrane propre est une couche de cellules épithéliales aplaties, transparentes, chacune avec un noyau ovale, aplati, c'est la *membrane granuleuse*. L'intérieur du follicule est occupé par une cellule sphérique qui le remplit, l'*ovule*. Celui-ci se compose d'un protoplasma granulaire contenant un gros noyau sphérique ou légèrement ovale, la *vésicule germinative*. La substance de cette vésicule est un réticulum fin, limité par une délicate membrane avec un ou plusieurs nucléoles ou taches germinatives ; ce noyau peut-être

dans une des phases de la division indirecte ou karyokinesis annonçant ainsi la segmentation de l'ovule.

346. (*c*) Dans l'espace compris entre la zone corticale et la zone vasculaire on rencontre, plongés
dans le stroma, des follicules de
de Graaf isolés, de dimensions
variées, et s'accroissant à mesure
qu'on se rapproche de la profondeur. Les plusgros follicules me-
surent environ 1^{mm}5. Ceux des
couches intermédiaires sont de
dimension moyenne (FIG. 142).
Dans ces follicules on trouve, en
dedans de la membrane propre,
la zone granuleuse formée d'une
couche unique du cellules épithéliales transparentes prismatiques.

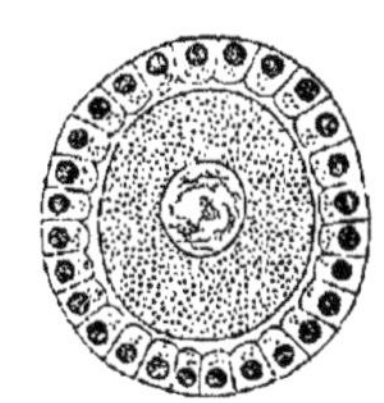

FIG. 142. — Un petit
follicule grâafien de
l'ovaire de chatte.

Le follicule est recou-
vert par une couche de
cellules épithéliales, prismatiques, la membrane
granuleuse. L'ovule rem-
plit la cavité du folli-
cule; l'ovule est entouré
par une mince membrane
et renferme une vésicule
germinative ou noyau
avec le réticulum intra-
nucléaire.

L'ovule, plus large que dans les
petits follicules corticaux, remplit
la cavité du follicule et est limité
par une mince cuticule hyaline la *zone pellucide*. Celle-
ci apparaît comme une sécrétion des cellules de la
membrane granuleuse. Le protoplasme de l'ovule
est fibrillé. La partie entourant la vésicule germinative est plus transparente et, se colore tout dif-
féremment avec l'acide osmique que la partie périphérique. Le gros noyau ou vésicule germinative est
limité par une membrane distincte et, en dedans de
cette membrane, on trouve un réticulum contenant

généralement un gros nucléole ou *tache germinative*. Entre ces follicules de moyenne dimension et les petits follicules de la couche corticale, on observe tous les degrés intermédiaires, concernant la taille du follicule et de l'ovule et concernant spécialement la forme des cellules de la membrane granuleuse; les follicules intermédiaires ont leurs dimensions doublées par suite de l'épaisseur du revêtement d'épithélium polyédrique composant la membrane granuleuse.

347. Les follicules plus profonds de de Graaf, c'est-à-dire les gros follicules, *contiennent un ovule*, quelquefois deux ou même trois. Cet ovule est semblable à celui des follicules précédents, sauf qu'il est plus large et que la zone pellucide est plus épaisse. L'ovule ne remplit pas la cavité entière du follicule, puisque, entre l'ovule et la membrane granuleuse, est interposé un fluide albumineux, qui est le rudiment du liquide ovarien.

348. Les plus gros et les plus avancés parmi les follicules sont de grande dimension, aisément visibles à l'œil nu, et contiennent une notable quantité de liquide ovarien (FIG. 143). En fait, l'ovule n'occupe qu'une petite partie de la cavité folliculaire. il est entouré par une épaisse zone pellucide, situé sur un côté, et il est enveloppé par le *disque proligère*. Ce disque est formé de couches de cellules polyédriques, à l'exception des cellules qui touchent à la membrane pellucide et qui sont prismatiques. L'ovule avec son disque proligère est uni à la membrane granuleuse ; cette dernière est composée par un *épithélium pavimenteux*

stratifié formant une enveloppe complète au follicule. La couche la plus externe de cellules est prismatique. La membrane propre de ces gros follicules est renforcée par des couches concentriques de cellules du stroma qui représentent *la tunique fibreuse* (Henle) ou

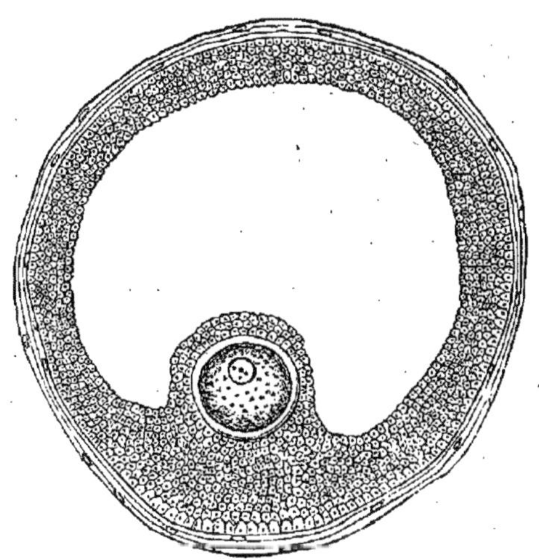

FIG. 143. — Un large follicule grâafien de l'ovaire de chatte.

Le follicule est limité par une capsule, la tunique du follicule ; la membrane granuleuse est composée de plusieurs couches de cellules épithéliales. L'ovule avec sa zone pellucide, hyaline, distincte est enveloppé dans les cellules épithéliales du disque proligère. La cavité du follicule est remplie par le liquide ovarien.

tunique externe du follicule ; de nombreux capillaires sanguins forment un réseau entourant les gros follicules. Dans les follicules contenant une quantité plus ou moins grande de liquide ovarien, on observe, en suspension dans ce liquide, un nombre variable de cellules granuleuses détachées, à différents stades de vacuolation, de macération et de désintégration.

349. En connexion avec les follicules moyens et les gros follicules de de Graaf, on voit parfois des bourgeons plus ou moins grands, pleins, cylindriques ou de forme irrégulière, constitués par la membrane granuleuse et la membrane propre; ces bourgeons sont l'indice d'une formation nouvelle de follicules de de Graaf. Quelques-uns contiennent un nouvel ovule.

Lorsque ces bourgeons nouveaux, par une active croissance, se convertissent en follicules plus larges, ils restent en continuité avec le follicule originel, mais peuvent aussi en être séparés. Dans le premier cas, on trouve un large follicule avec deux ou trois ovules, suivant que le follicule originel a donné naissance à un ou deux nouveaux bourgeons. Entre les cellules épithéliales constituant la membrane granuleuse stratifiée des follicules arrivés à maturité, on observe un réticulum nucléé. Plusieurs follicules atteignent la maturité, en ce qui concerne leurs dimensions et leurs éléments constituants, longtemps avant la puberté, et, dans ce cas, ils peuvent être le siége d'un processus de dégénération. Ce même processus est parfois observé pour des follicules moins développés.

350. Avant la menstruation, généralement un follicule, parfois même deux ou plusieurs arrivés à maturité, deviennent le siège d'une hypérémie très intense. Ces follicules, par suite, grandissent rapidement; le liquide ovarien s'accroît à mesure que le follicule se rapproche de la surface de l'ovaire. Enfin, pendant la menstruation, ils se rompent au point le

plus superficiel, et l'ovule avec son disque proligère
est chassé et porté dans le pavillon de la trompe. La
cavité du follicule s'affaisse, et une certaine quantité
de sang provenant des capillaires rompus de la paroi
se répand dans cette cavité. Le follicule est converti
en un corps jaune par une multiplication active des
cellules de la membrane granuleuse. De nouveaux
capillaires, avec des cellules du tissu cellulaire déri
vant de l'enveloppe externe du follicule se développent graduellement dans son intérieur, c'est-à-dire
entre les cellules de la zone granuleuse. Cette prolifération remplit graduellement le follicule, à l'exception
du centre, qui contient du pigment sanguin sous forme
de granules inclus surtout dans de larges cellules;
ce pigment est le reste du sang répandu d'abord dans
le follicule. Mais, plus tard, le pigment disparaît tout
à fait, et une sorte de tissu gélatineux occupe le
centre du corps jaune, tandis que la périphérie,
c'est-à-dire la plus grande partie du follicule est
constituée par la zone granuleuse hypertrophiée, avec
de nouveaux vaisseaux capillaires sanguins entre ses
cellules. Les cellules granuleuses subissent la dégénération graisseuse, elles se remplissent de petits granules graisseux qui, graduellement, deviennent confluents en un seul globule. Dans cet état, le corps
jaune est complet et il a atteint l'apogée de son développement. A partir de ce moment, ce tissu se résorbe
peu à peu et il reste du tissu cicatriciel; quand celui-
ci se rétracte, il produit un rétrécissement du corps
jaune. Tel est le dernier stade de l'évolution du follicule de de Graaf. Dans les follicules dont l'ovule a été

fécondé, le corps jaune atteint une dimension beaucoup plus grande que dans les conditions ordinaires, la membrane granuleuse est le siège d'un travail de prolifération et d'accroissement extrêmement actif.

351. *Développement de l'ovaire et des follicules de de Graaf.* L'épithélium germinatif de la surface de l'ovaire embryonnaire, au stade primitif, est le siège d'une multiplication rapide qui a pour conséquence un notable épaississement de l'épithélium. Le stroma vasculaire de l'ovaire s'accroît en même temps et pénètre dans l'épithélium germinatif. Les deux tissus (épithélial et cellulaire) présentent en fait un accroissement parallèle, ce qui est habituel dans le développement de toutes les glandes. La partie épithéliale ou glandulaire s'accroît en même temps que le stroma de tissu connectif vasculaire.

Pour ce qui est de l'ovaire, des îlots ou nids plus ou moins larges (Balfour) de cellules épithéliales se différencient ainsi graduellement de l'épithélium superficiel. Les plus larges îlots sont dans la profondeur, les plus petits près de la surface. Ils restent en connexion les uns avec les autres et avec la surface pendant un laps de temps considérable. Peu après la naissance même, un certain nombre de ces îlots superficiels unis les uns aux autres sont encore en connexion avec l'épithélium de la surface. (FIG. 143 A.) Ces îlots correspondent aux tubes ovariens (Pflüger). Tandis que chez le lapin, ces nids épithéliaux sont des cordons pleins, ils prennent souvent chez le chien un aspect tubulaire (Pflüger et Schäfer). Les cellules constituant les îlots se multiplient par karyo-kinésis, par suite, ces îlots s'agrandissent et même peuvent comprimer les îlots nouvellement déve-loppés.

352. Aux derniers stades, on voit dans l'épithélium germinatif quelques-unes des cellules présenter un élargissement de leur corps cellulaire et spécialement de leur noyau : ces cellules représentent les *ovules primordiaux*. Quand l'épithélium germinatif subit l'épaississement ci-dessus mentionné, et pendant que l'épithélium épaissi se différencie en nids ou tubes ovariens, il se fait une formation continue d'ovules primitifs, c'est-à-dire que les cellules des îlots pré-sentent cet élargissement du corps cellulaire et du noyau qui fait qu'elles se convertissent en ovules pri-mordiaux. De même que les autres cellules épithé-liales, les ovules primitifs des nids et tubes ovariens peuvent se diviser en deux ou même plusieurs autres ovules primitifs d'après le mode de karyokinésis (Balfour); ainsi chaque îlot contient une série d'ovules.

353. Les petites cellules épithéliales ordinaires, des nids et des tubes ovariens servent à former la mem-brane granuleuse des follicules de de Graaf. Suivant le nombre des ovules contenus dans les nids ou tubes ovariens, il se fait par places des subdivisions dans ces derniers. Chaque subdivision de ces tubes, devient un follicule contenant un ovule avec un revêtement plus ou moins complet de petites cellules épithéliales, consti-tuant la membrane granuleuse. Le cloisonnement est

dû surtout à l'accroissement du stroma qui pénètre dans les îlots.

Les nids superficiels (FIG. 143) étant les plus petits, comme cela a été établi plus haut, forment la couche corticale des petits follicules de dè Graaf ; les nids

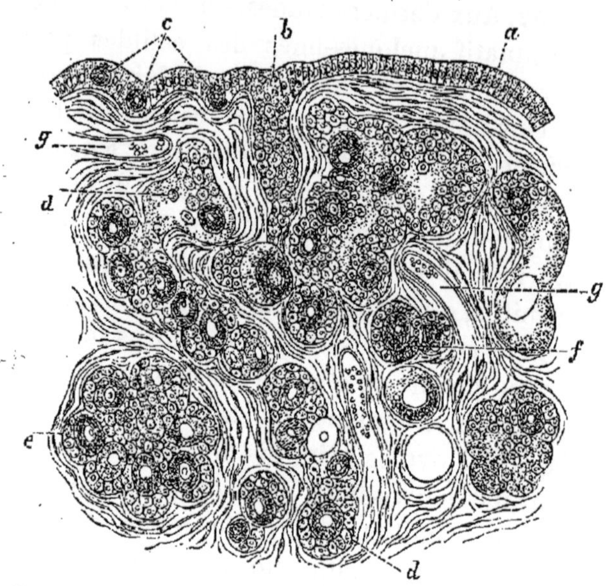

FIG. 143 A. — Coupe verticale de l'ovaire d'un enfant nouveau-né.

a, épithélium germinatif ; — b, tube ovarien ; — c, ovule primordial ; — d, tubes plus longs étranglés, de manière à indiquer plusieurs follicules graafiens ; — e, larges nids ; — f, follicules de de Graaf isolés et développés ; — g, vaisseaux sanguins.

plus profonds sont l'origine de follicules plus larges. Ainsi nous voyons que l'ovule et les cellules de la membrane granuleuse sont dérivés de l'épithélium germinatif primitif ; toutes les autres parties : mem-

brane propre, capsule, stroma et vaisseaux dérivent
du stroma embryonnaire.

On peut démontrer d'une façon évidente que les
ovules et les follicules de de Graaf se reproduisent,
en règle générale, après la naissance (Pflüger, Kölliker), bien que d'autres observateurs (Bischoff et Waldeyer) aient des idées opposées sur ce sujet.

354. (2) *L'oviducte*. L'oviducte se compose d'un épithélium de revêtement, d'une membrane muqueuse,
d'une tunique musculaire et d'une tunique fibreuse
externe — l'enveloppe séreuse ou péritonéale. L'épithélium est prismatique et cilié. La membrane muqueuse est très plissée, c'est une membrane de tissu
cellulaire avec des réseaux de capillaires sanguins.

Chez l'homme et les mammifères on ne rencontre
pas de glandes propres, bien que, sur les coupes, on
croit apercevoir de courts tubes glandulaires ; mais
ces apparences sont expliquées par l'aspect des plis de
la membrane muqueuse vus en coupe. La tunique
musculaire se compose de tissu musculaire lisse arrangé surtout circulairement. Dans la couche externe
il y a quelques faisceaux obliques ou longitudinaux.
L'enveloppe séreuse contient de nombreuses fibres
élastiques dans une trame de tissu cellulaire.

355. (3) *L'utérus*. L'épithélium tapissant la cavité
utérine est une couche unique de cellules cylindriques
chacune avec un faisceau de cils à sa surface libre.
Ces cils se détachent très facilement, de là la difficulté de les retrouver sur les pièces durcies et conser-
vées. Mais dans l'utérus humain frais et bien conservé

(Friedländer), aussi bien que chez les mammifères, les cellules sont distinctement ciliées. Le canal entier du col est aussi tapissé par un épithélium cilié, mais chez l'enfant, selon Lott, il ne commence à présenter des cils qu'à partir de la partie moyenne. La surface de la partie vaginale de l'utérus, comme celle du vagin, est recouverte par un épithélium pavimenteux stratifié.

356. La membrane muqueuse du col est différente de celle du corps. La première est constituée par un tissu cellulaire présentant des plis permanents — l'arbre de vie. — Quelques minces faisceaux de tissu musculaire lisse pénètrent de la tunique musculaire externe dans la membrane muqueuse. Entre les plis de l'arbre de vie sont les orifices de petits tubes glandulaires plus ou moins cylindriques. Ces tubes possèdent une membrane propre et une lumière distincte, limitée par une couche unique de cellules épithéliales prismatiques, qui, selon quelques auteurs, seraient ciliées chez l'enfant nouveau-né ; mais, selon Friedländer, ces cellules ne sont pas ciliées. On rencontre des cellules caliciformes dans l'épithélium de revêtement. Plusieurs observateurs (Kölliker, Hennig, Tyler Smith et autres) affirment l'existence de petites papilles vasculaires longues et minces s'élevant au-dessus de la membrane muqueuse, dans la portion inférieure du col. Ces apparences de papilles sont dues en réalité à des sections transversales des plis de la membrane muqueuse.

La membrane muqueuse du corps de l'utérus est un tissu mou de faisceaux fins de tissu cellulaire

recouverts ou tapissés respectivement par de nombreuses petites lames endothéliales, chacune avec un
noyau ovale aplati. Les espaces de ce tissu spongieux
sont les espaces lymphatiques et contiennent des
glandes et des vaisseaux sanguins (Léopold).

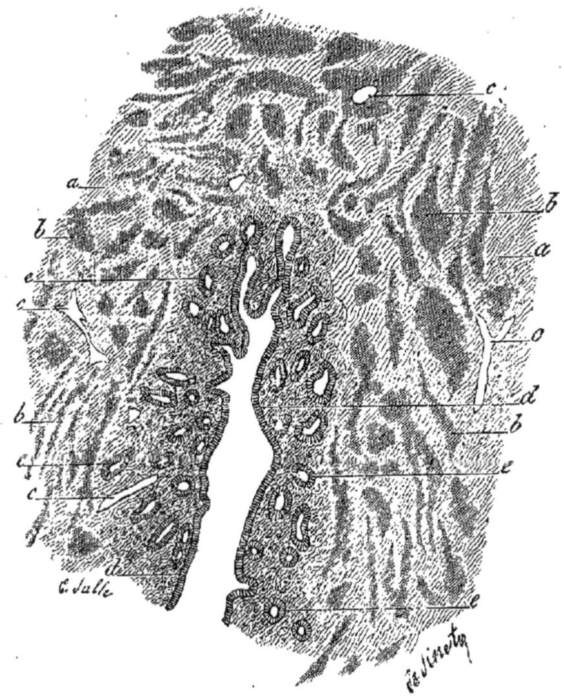

Fig. 143 *bis*. — Coupe de la muqueuse du corps de l'utérus
   en dehors de la période menstruelle (gross. de 40 diam.).
   (D'après Sinéty : *Traité de Gynécologie*).

a a, tissu conjonctif ; — *c c*, coupes des vaisseaux ; — *d d*, revêtement
épithélial ; — *b b*, faisceaux de fibres musculaires lisses coupés en différent
sens ; — *e e*, coupes des glandes.

357. Les *glandes utérines* (FIG. 143 *bis*) sont des

glandes en tubes courtes. Elles apparaissent chez l'enfant nouveau-né d'abord et surtout sur les côtés. Pendant la puberté, leur nombre et leur dimension s'accroissent considérablement; de nouvelles glandes se forment par des bourgeons de l'épithélium superficiel pénétrant dans la membrane muqueuse (Kundrat et Engelmann). Pendant la menstruation, et spécialement pendant la grossesse, ces glandes augmentent beaucoup de longueur : elles sont plus ou moins flexueuses et ramifiées au niveau de leur fond. Une membrane mince forme la paroi propre du tube au centre duquel est une lumière distincte, limitée par une couche unique de cellules cylindriques ciliées (Allen Thomson, Nylànder, Friedländer et autres).

358. Pendant la menstruation, (FIG. 143 *ter)* l'épaisseur de la membrane muqueuse s'accroît; puis l'épithélium de la surface et la plus grande partie des glandes sont détruits par dégénération graisseuse et, finalement complètement éliminés. La restauration de l'épithélium se fait aux dépens des éléments épithéliaux qui restent dans la profondeur des glandes. Mais, selon J. Williams et Wyder, la plus grande partie de la muqueuse avec son épithélium, serait détruite pendant la menstruation.

La tunique musculaire forme la partie la plus épaisse de la paroi de l'utérus, et se compose entièrement de fibres musculaires lisses. Dans les cornes utérines des mammifères, la tunique musculaire est généralement composée d'un stratum interne circulaire plus épais, et d'un stratum externe longitudinal plus mince, quelques faisceaux obliques passant de l'un à l'autre. Dans l'utérus humain, la tunique musculaire se compose de faisceaux externes, minces, longitudinaux, d'une couche moyenne épaisse de faisceaux circulaires, et d'une cou-

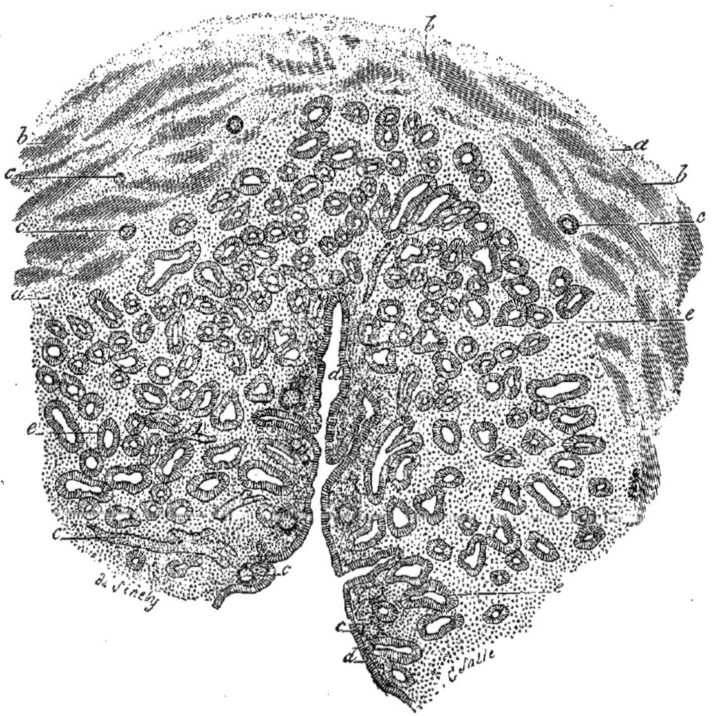

FIG. 143 (*ter*). — Coupe de la muqueuse du corps de l'utérus au début de la période menstruelle (gross. de 40 diam.). (D'après Sinéty : *Traité de Gynécologie*).

a a, tissu conjonctif infiltré d'éléments embryonnaires ; — *b b*, faisceaux de fibres musculaires lisses coupés en différents sens ; — *c c*, coupe des vaisseaux ; — *d*, revêtement épithélial ; — *e e*, coupe des glandes.

che interne épaisse de faisceaux obliques et circulaires ; dans ces couches les faisceaux forment des plexus.

359. Les *artérioles du col* et les capillaires qui en dérivent sont remarquables par la grande épaisseur de leur paroi. La membrane muqueuse contient des réseaux capillaires. Ceux-ci déversent leur sang dans les veines situées dans la tunique musculaire. Là, les veines sont très nombreuses et disposées en plexus denses ; celles qui sont contenues dans l'épaisseur des stratum interne et externe sont plus petites que celles du stratum moyen où elles correspondent à de vastes sinus irréguliers, renforcés par les faisceaux de tissu musculaire de la tunique musculaire. Aussi le plexus de sinus veineux du stratum moyen représente une sorte de tissu caverneux.

360. Les *lymphatiques* sont très nombreux ; dans le tissu cellulaire inter-musculaire de la tunique musculaire, se montrent des sinus lymphatiques et des fentes lymphatiques formant un système intercommuniquant ; ils reçoivent, d'une part, les sinus lymphatiques de la membrane muqueuse, et d'autre part, ils aboutissent dans un plexus de vaisseaux lymphatiques pourvus de valvules et placés dans le tissu cellulaire sous-séreux.

Les *nerfs* pénétrant dans la membrane muqueuse sont en connexion avec des ganglions. Selon Lindgren, il y aurait dans la membrane muqueuse un plexus de fibres nerveuses sans myéline, qui, arrivées près de l'épithélium, se résoudraient en leurs fibrilles primitives constituantes.

361. (1) *Le vagin*. L'épithélium recouvrant la membrane muqueuse est un épithélium pavimenteux

stratifié, épais. La partie superficielle de la muqueuse,
c'est-à-dire le chorion, est un tissu cellulaire dense
avec de nombreux réseaux de fibres élastiques; de
nombreuses papilles s'élèvent du chorion dans l'épithélium, ces papilles sont longues, simples ou composées chacune avec une ou plusieurs anses de
vaisseaux capillaires sanguins. La muqueuse avec
son épithélium de revêtement, s'étend sur toute la surface sous forme de plis permanents, plus ou moins
longs, coniques ou irréguliers, aplatis ou arrondis —
les *rugæ*; ceux-ci contiennent un plexus de larges
veines entre lesquelles sont des faisceaux de tissu
musculaire lisse, d'où leur analogie avec le tissu
caverneux.

En dehors de la muqueuse, est la sous-muqueuse,
de texture lâche, contenant un second plexus veineux
dont les mailles sont allongées et parallèles au grand
axe du vagin. En dehors du tissu sous-muqueux est
la tunique musculaire, consistant en une couche
interne circulaire et une couche externe longitudinale
de tissu musculaire lisse. Des faisceaux obliques
passent d'une couche dans l'autre. Des faisceaux de
la couche circulaire peuvent être suivis dans la sous-
muqueuse et dans la muqueuse. Une couche de tissu
fibreux forme l'enveloppe externe de la paroi du
vagin et, dans cette couche, est un plexus veineux
très apparent, le plexus veineux vaginal. Ce plexus
contient aussi des faisceaux de tissu musculaire lisse,
ce qui le fait ressembler à un tissu caverneux (Gus-
senbaur). Il n'est pas absolument sûr qu'il y ait
des glandes sécrétantes dans la membrane mu-

queuse du vagin. Von Preuschen et Henning ont décrit des glandes tubulaires dans la partie supérieure du fornix et de l'introitus.

Les lymphatiques forment des plexus dans la muqueuse, dans la sous-muqueuse et dans la tunique musculaire. Dans la première, les vaisseaux sont petits ; les vaisseaux sont plus larges dans la seconde que dans la troisième et possèdent des valvules. Les vaisseaux efférents forment un riche plexus de larges troncs avec des dilatations sacciformes dans la tunique fibreuse externe.

Il y a dans la muqueuse des follicules lymphatiques et du tissu adénoïde (Lœvenstein). De nombreux ganglions sont contenus dans le plexus nerveux appartenant à la tunique musculaire.

Des bulbes terminaux en connexion avec les fibres nerveuses de la muqueuse ont été mentionnés au chapitre XV.

362 (5) *L'urèthre*. La structure de l'urèthre de la femelle est semblable à celle de l'urèthre du mâle; cependant l'épithélium de revêtement est une sorte d'épithélium mixte stratifié dont les cellules superficielles sont courtes, prismatiques en forme de massue ; au-dessous de cette couche superficielle, il y a plusieurs rangées de cellules polyédriques ou cubiques. Près de l'orifice externe l'épithélium devient pavimenteux stratifié. La tunique musculaire se compose d'une couche interne longitudinale, et d'une couche externe circulaire de tissu musculaire lisse.

363. (6) *Les nymphes, le clitoris et le vestibule.* —
Ces parties sont recouvertes par un épithélium stratifié, épais; au-dessous est une membrane muqueuse
de tissu fibreux, présentant des prolongements
papillaires cylindriques, avec des anses vasculaires,
et des corpuscules nerveux terminaux. Les nymphes
contiennent de larges follicules sébacés, mais ne contiennent pas de poils.

Les nymphes renferment un plexus de larges veines,
avec des faisceaux de tissu musculaire lisse; d'où
l'apparence d'un tissu caverneux (Gassenbaur). Les
corps caverneux du clitoris, le gland du clitoris et le
bulbe du vestibule correspondent aux parties homo-
logues du pénis chez le mâle. Les glandes de Bar-
tholin présentent la même structure que celle des
glandes de Cowper chez le mâle.

CHAPITRE XXXIII

LA GLANDE MAMMAIRE

364. La mamelle, comme les autres glandes, se
compose d'une trame et d'un parenchyme. La trame
ou charpente est formée d'un tissu fibreux lamellaire,
subdivisant le parenchyme en lobes et lobules et contenant une certaine quantité de fibres élastiques. Chez
quelques animaux (lapin, cobaye), on trouve aussi
dans la charpente de petits faisceaux de tissu musculaire lisse. Des septa interlobulaires partent de minces
faisceaux de tissu cellulaire, avec des corps fibro-plastiques ramifiés, qui pénètrent entre les alvéoles de la
substance glandulaire. La quantité de tissu interalvéolaire varie dans les différentes places, mais cette
quantité, dans l'état d'activité de la glande, est relativement minime.

On rencontre dans le tissu cellulaire interalvéolaire
de la glande, à l'état d'activité et à l'état de repos,
des corpuscules lymphatiques ou migrateurs. Ils sont
plus nombreux dans l'état de repos que dans l'état
d'activité. Selon Creighton, ces corpuscules dérivent,
à l'état de repos, de l'épithélium des alvéoles glandulaires. De larges cellules nucléées, granuleuses, infil-

trées de pigment jaune, apparaissent dans le tissu
cellulaire et aussi dans les alvéoles de la glande à
l'état de repos. Creighton considère ces éléments
comme identiques avec l'épithélium alvéolaire et en
dérivant. D'après cet auteur, la production de ces
cellules constituerait la principale fonction de la
glande à l'état de repos.

Les larges conduits excréteurs, en passant de la
glande dans le mamelon, acquièrent une enveloppe
épaisse contenant des faisceaux de tissu musculaire
lisse. Ces faisceaux dérivent des faisceaux de tissu
musculaire lisse qu'on trouve dans la peau du mamelon.

Les petits conduits, dans les lobules du tissu glandulaire, possèdent une membrane propre et un revêtement consistant en une couche unique de cellules
épithéliales prismatiques plus ou moins longues. Les
branches terminales des conduits, avant l'abouchement dans les alvéoles, sont revêtues d'une couche
unique de cellules épithéliales pavimenteuses, aplaties. C'est une disposition analogue à celle de la portion intermédiaire des conduits des glandes salivaires.
(Voir chap. XXII.)

365. Chacune de ces branches terminales se subdivise et se rend à plusieurs alvéoles. (FIG. 144.) Ceux-
ci sont des tubes flexueux terminés en culs-de-sac ou
en forme de flacon. Les alvéoles ont un diamètre plus
large que les conduits intralobulaires. Chaque alvéole,
dans la glande à l'état d'activité, a une cavité relativement large variant dans les différents alvéoles. Cette

cavité est recouverte par une couche unique de cellules polyédriques, granuleuses, ou de cellules prismatiques, courtes avec un noyau sphérique; une membrane propre forme la paroi externe. Cette membrane propre, comme celle des glandes salivaires,

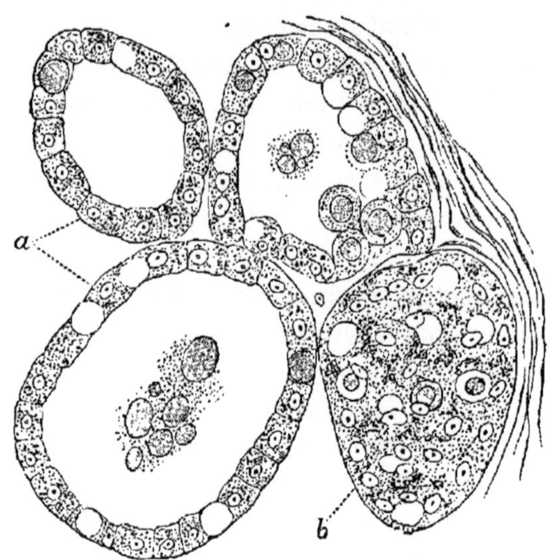

Fig. 144. — Coupe transversale d'une glande mammaire de chatte à un degré avancé de gravidité.

a, les cellules épithéliales doublant les alvéoles vues de profil ; — *b*, les mêmes vues de face. Plusieurs cellules épithéliales contiennent un globule d'huile. Dans la cavité de quelques-uns des alvéoles il y a des globules lactés et de la substance granuleuse.

lacrymales et autres, est composée par un entrelacement de cellules ramifiées.

Dans l'état d'activité de la glande, chaque cellule épithéliale devient capable de fabriquer dans son intérieur un ou plusieurs globules huileux. Ces globules

peuvent devenir et deviennent habituellement confluents, refoulent le noyau vers un côté de la cellule
qui prend ainsi l'apparence d'une cellule graisseuse,
Ces globules huileux sont finalement rejetés par le
protoplasme cellulaire dans la lumière de l'alvéole
et représentent alors les globules du lait. La cellule
reprend son caractère solide primitif et le protoplasme recommence à fabriquer des globules huileux.
Les cellules épithéliales, tant que dure la sécrétion
lactée, fabriquent incessamment des globules d'huile,
de la manière qui a été décrite, sans jamais se détruire
elles-mêmes (Langer). Ces globules lactés, quand ils
sont dans la lumière de l'alvéole, sont enveloppés
d'une cuticule délicate, la membrane albumineuse de
Ascherson. Ils reçoivent cette membrane du protoplasme cellulaire.

Selon l'état de sécrétion, la plupart des cellules
épithéliales recouvrant un alvéole, ou seulement
quelques-unes d'entre elles sont dans les conditions
voulues pour fabriquer des globules du lait. Suivant la
rapidité avec laquelle les globules du lait sont fabri-
qués et éliminés, les alvéoles contiennent un nombre
variable de globules du lait. Selon Schmid, les cellules
épithéliales, lorsqu'elles ont sécrété pendant longtemps les globules du lait, se détruisent finalement
et sont remplacées par de nouvelles cellules épithéliales provenant de la division de cellules épithéliales
encore actives.

366. La glande à l'état de repos, c'est-à-dire la
glande d'une femelle non fécondée, contient relative-

ment peu d'alvéoles et beaucoup de tissu fibreux : les alvéoles sont tous des cylindres solides renfermant, dans la membrane limitante propre, des masses de cellules épithéliales, polyédriques, granuleuses. Pendant la grossesse, ces alvéoles solides subissent une rapide multiplication, un allongement et un épaississement dus à la rapide division des cellules épithéliales incluses. Finalement, lorsque la sécrétion lactée s'établit, les cellules occupant la partie centrale de l'alvéole, sont le siège d'une dégénération graisseuse exactement semblable à celle des cellules périphériques, mais ces cellules centrales sont éliminées tandis que les autres demeurent en place.

Ces cellules centrales sont les corpuscules du colostrum que l'on rencontre dans le lait, mais seulement dans les premiers jours de la lactation.

367. Le lait ne contient pas ordinairement de corpuscules du colostrum, mais seulement des globules lactés de dimensions variées, depuis celle d'un petit granule jusqu'à celle d'un globule plusieurs fois aussi volumineux qu'une cellule épithéliale d'un alvéole de la mamelle. Ces larges gouttes sont produites par la fusion de plusieurs petits globules sortant des alvéoles. Chaque globule lacté est un globule d'huile entouré, comme on l'a dit précédemment, par une mince enveloppe albumineuse, la membrane d'Ascherson. Les petits fragments de substance granuleuse qu'on rencontre çà et là, sont probablement les restes du protoplasme désagrégé des cellules épithéliales.

368. Chaque alvéole glandulaire est entouré par un réseau dense de vaisseaux capillaires sanguins. Les alvéoles sont entourés par des espaces lymphatiques comme ceux des glandes salivaires (Coyne), et ces espaces aboutissent dans des réseaux de vaisseaux lymphatiques situés dans le tissu conjonctif interlobulaire.

CHAPITRE XXXIV

LA PEAU

369. La peau se compose des couches suivantes (FIG. 145) : 1° l'épiderme ; 2° le chorion ou vraie peau avec les papilles ; 3° le tissu sous-cutané avec la couche adipeuse ou panicule adipeux.

370. (1) L'*épiderme* (FIG. 14) a été minutieusement décrit au chapitre III. Son épaisseur varie dans les différentes parties, et dépend principalement de l'épaisseur variable de la couche cornée. Cette couche est d'une grande épaisseur à la paume de la main et à la plante du pied. Le stratum de Malpighi s'enfonce dans les dépressions entre les papilles du chorion, formant les prolongements interpapillaires. La présence de cellules crénelées, de granules pigmentaires et de cellules nucléées, interstitielles, ramifiées, a été mentionnée dans le chapitre III.

On rencontre dans le stratum de Malpighi des cellules migratrices d'aspect granulaire; elles semblent pénétrer de la couche papillaire du chorion dans le stratum malpighien (Biesiadecki).

371. (2) Le *chorion* est un tissu feutré, dense, formé de faisceaux de tissu cellulaire avec adjonction d'un réseau de fibres élastiques. De la surface du chorion s'élèvent de petites papilles coniques ou cylindriques. Celles-ci sont plus développées dans les parties où la peau est épaisse, par exemple à la paume des mains

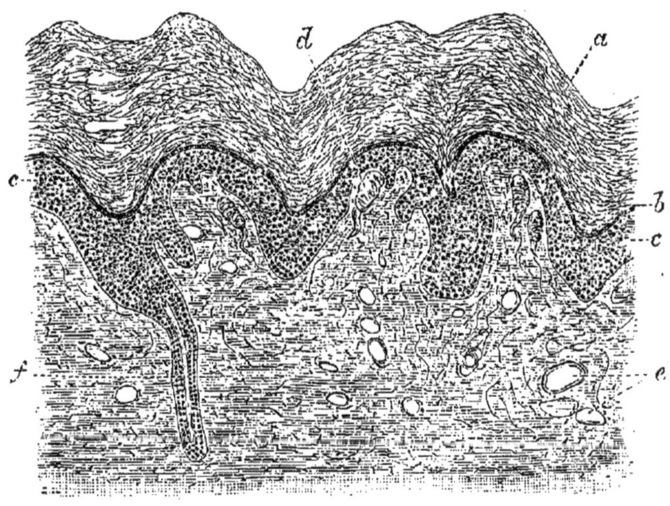

FIG. 145. — Coupe verticale de la peau d'un doigt humain.

a, stratum corneum ; — *b*, stratum lucidum ; — *c*, stratum malpighien ; — — *d*, corpuscules de Meissner ou corpuscules tactiles ; — *e*, vaisseaux sanguins coupés transversalement ; — *f*, un canal sudorifère.

et des pieds, à la peau du cuir chevelu, des lèvres et de la bouche, etc. Entre la surface du chorion et l'épiderme existe un *basement membrane*. Des cellules migratrices, avec ou sans granules pigmentés dans leur intérieur se rencontrent dans la partie superficielle du chorion, en même temps que les cellules ramifiées du tissu cellulaire et les vaisseaux et nerfs, situés dans les espaces interfasciculaires.

372. (3) La partie superficielle du tissu sous-cutané se confond insensiblement avec la partie profonde du chorion ; elle se compose de faisceaux de tissu fibreux réunis en trabécules, s'entrecroisant les uns avec les autres, et s'entrelaçant d'une manière complexe. De nombreuses fibres élastiques sont annexées à ces trabécules. Dans les espaces limités par ces trabécules, sont des groupes de cellules graisseuses, disposés, en plusieurs endroits, en lobules plus ou moins continus de tissu graisseux formant le *stratum adiposum*. Ces lobules sont séparés par des cloisons de tissu fibreux; leur structure et leur développement, ainsi que la disposition des vaisseaux sanguins parmi les cellules adipeuses ont été décrits au paragraphe 45. La partie profonde de tissu sous-cutané est de texture lâche, et contient de larges troncs vasculaires et de gros rameaux nerveux.

373. La partie superficielle du tissu sous-cutané ou, comme quelques-uns l'ont dit, la partie profonde du chorion, contient les *glandes sudoripares* ou glandes de la sueur. Chaque glande est un tube simple, enroulé en un glomérule d'environ $0^{mm}04$ de diamètre; dans quelques endroits, comme dans l'aisselle, chaque glande atteint six fois ce diamètre environ. De chaque glande se détache un conduit, le conduit sudorifère, qui, passant à travers le chorion, suit une direction verticale, mais un peu sinueuse, du côté de l'épiderme. Ce

conduit pénètre plus ou moins en spirale dans les processus interpapillaires du corps muqueux et dans le reste de l'épiderme, et se termine, par un petit orifice à la surface libre de la peau.

Le nombre total des glandes sudoripares dans la peau de l'homme, d'après les calculs de Krause, serait de plus de deux millions; mais ce nombre varie beaucoup dans les différentes parties du corps ; très abondantes à la paume des mains, elles le sont déjà moins à la plante des pieds, moins encore à la face dorsale des mains et des pieds, et elles se réduisent au minimum dans la peau du dos.

374. Le canal sudorifère et le tube enroulé présentent une lumière distincte ; celle-ci est limitée par une cuticule délicate, plus apparente dans le canal sudorifère et dans le commencement du tube enroulé. Dans l'épiderme, le canal sudorifère n'est constitué que par la lumière limitée par cette cuticule. Ce canal reçoit un prolongement et de la couche moyenne du stratum de Malpighi et du basement membrane. Le premier prolongement forme l'épithélium de revêtement, le second forme la membrane propre limitante du canal sudorifère. L'épithélium consiste en deux ou trois couches de petites cellules polyédriques, chacune avec un noyau sphérique ou ovale.

375. Le canal sudorifère présente donc, au point de vue de sa structure, une membrane propre limitante, un épithélium composé de deux ou trois couches de cellules polyédriques, la délicate cuticule

interne, et enfin la cavité centrale ou lumière. La première partie, c'est-à-dire environ le tiers ou le quart du tube enroulé (FIG. 146) offre la même structure que le canal sudorifère, avec lequel il est directement continu et dont il présente les mêmes dimensions. Le reste du tube enroulé, c'est-à-dire la partie distale,

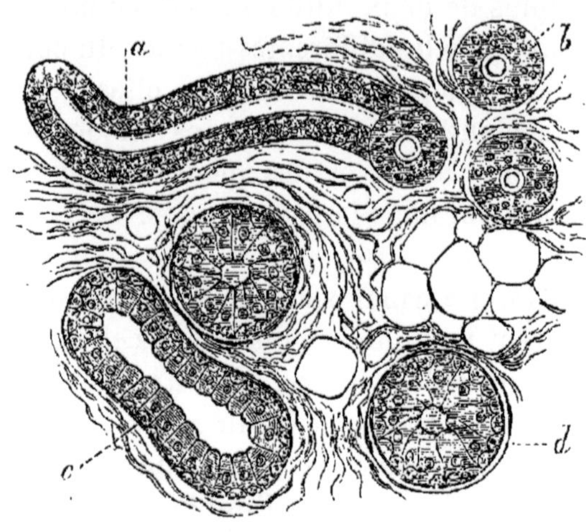

FIG. 146. — Coupe transversale de la peau humaine montrant les tubes glandulaires sudoripares coupés dans des directions variées.

a, première portion du tube enroulé vue en coupe longitudinale ; — *b*, la même vue en coupe transversale ; — *c*, la portion distale vue en coupe longitudinale ; — *d*, la même vue en coupe transversale.

offre un diamètre plus large, et diffère du segment tubulaire précédent, en ce que l'épithélium n'est représenté que par une couche unique de cellules prismatiques transparentes, et qu'entre cette couche et la membrane limitante propre, il existe un stratum de fibres musculaires lisses (Kölliker) ; ces fibres lisses sont disposées parallèlement au grand axe du tube. En quelques places, comme à la paume des mains et à la plante des pieds, dans le scrotum, dans le mamelon, le péricrâne, et spécialement dans l'aisselle, la portion distale du tube enroulé offre une grande longueur et une grande largeur, et les cellules épithéliales contiennent une quantité variable de granules. A certains égards, ces cellules ressemblent à celles des glandes salivaires séreuses et aux cellules principales des glandes gastriques (Langley), puisque ces cellules produisent dans leur intérieur des granules plus ou moins gros qui disparaissent pendant la sécrétion, de la périphérie vers la lumière.

376. Les *glandes cérumineuses* du conduit auditif externe offrent la même structure que la partie distale que nous venons de décrire, sauf que le protoplasme cellulaire de l'épithélium contient un pigment jaunâtre ou brunâtre qu'on retrouve aussi dans la sécrétion, c'est-à-dire dans le cérumen humain.

Autour de l'anus, on rencontre, dans une zone elliptique de la peau, de larges tubes glandulaires enroulés, les glandes circumanales de A. Gay, qui sont identiques en structure avec la portion distale des glandes sudoripares.

377. Les glandes sudoripares se développent par des bourgeons cylindriques pleins du corps muqueux, bourgeons qui s'allongent graduellement jusqu'à ce qu'ils atteignent la portion superficielle du tissu sous-cutané où ils commencent à s'enrouler. La lumière

du tube apparaît plus tard. La membrane propre
dérive du tissu du derme, mais l'épithélium et la
couche musculaire dérivent du bourgeon originel de
l'épiderme.

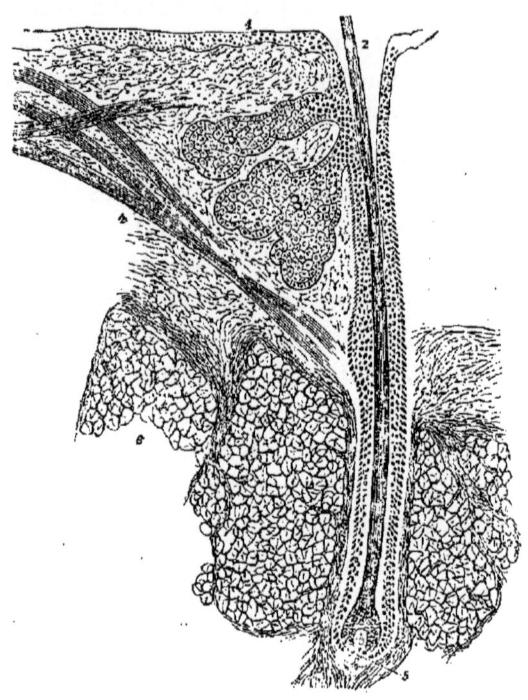

Fig. 147. — Coupe longitudinale d'un cheveu humain.

1, épiderme ; — 2, orifice du follicule pileux ; — 3, follicule sébacé ;
4, muscle arrector pili ; — 5, papille du poil ; — tissu adipeux.

378. *Les follicules pileux* (Fig. 147). La peau contient presque partout des follicules cylindriques,
implantés plus ou moins près les uns des autres, et en
groupes. Dans chacun d'eux est fixée la racine d'un

poil ; la partie du poil qui se projette en dehors
de la surface de la peau est la flèche. Il y a très peu
de places qui ne contiennent pas de follicules pileux,
telles par exemple la paume de la main et la plante
du pied, et la peau du pénis.

Les dimensions des follicules pileux diffèrent suivant les endroits. Ceux du péricrâne, des cils palpé-
braux, les poils de l'aisselle et du pubis, ceux de la
barbe sont gros et épais, tandis que les poils des
autres régions, par exemple ceux de la surface de la
peau des paupières, de la surface moyenne du bras
et de l'avant-bras, sont très ténus ; mais, pour ce
qui concerne leur structure, tous ces poils se ressemblent.

379. Un poil et un follicule pileux complet, c'est-à-
dire le poil papillaire de Unna, présente la structure
suivante :

Le follicule pileux. Chaque follicule pileux commence à la surface libre de la peau par un orifice en
forme d'entonnoir ; il se prolonge, suivant une direction oblique, à travers le chorion, dans le tissu sous-
cutané, jusque dans les couches moyennes, c'est-à-
dire dans le stratum adipeux ; là, il se termine par une
extrémité légèrement élargie, dans laquelle s'invagine,
en quelque sorte, une papille relativement petite, en
forme de champignon. Cette dernière est constituée par
du tissu cellulaire contenant de nombreuses cellules et des anses de vaisseaux capillaires sanguins.

Les follicules des petits poils n'atteignent pas une
profondeur aussi grande que ceux des gros poils ; les

premiers ne s'étendent pas généralement jusque dans la partie profonde du chorion. Les poils imparfaits ou en dégénération (voir plus bas), n'atteignent pas non plus une aussi grande profondeur que les larges follicules pileux parfaits. Chez les individus qui ont les cheveux laineux, par exemple dans la race nègre (Stewart), et chez les animaux à poil laineux, tels que les moutons, l'extrémité profonde du follicule pileux est recourbée, quelquefois même cette courbure dépasse l'extrémité.

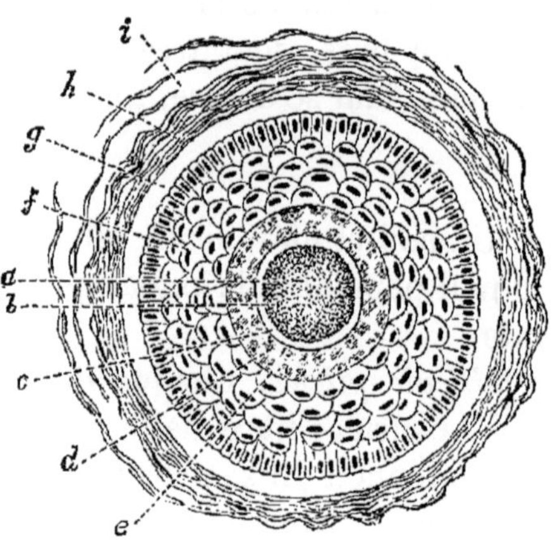

Fig. 148. — Coupe transversale d'un cheveu humain et d'un follicule pileux.

a, moëlle du cheveu ; — b, écorce du cheveu ; — c, cuticule du cheveu ; — d, couche de la gaîne interne de la racine de Huxley ; — e, couche de Henle ; — f, gaîne externe de la racine ; — g, membrane vitreuse ; — h, tunique fibreuse du follicule pileux ; — i, espaces lymphatiques dans cette même tunique.

380. La structure d'un follicule pileux est la suivante (FIG. 148) : une tunique externe, composée de tissu fibreux, c'est la tunique fibreuse du follicule,

constituée simplement par une condensation du
tissu fibreux environnant, qui se continue avec la
papille à l'extrémité du follicule. Vers l'extrémité du
follicule pileux, ou quelquefois même dans le premier quart, on trouve en dedans de cette couche
fibreuse une couche unique, continue de cellules
fusiformes, circulaires ou transversales, chacune avec
un noyau ovale aplati ou en forme de bâtonnet, res-
semblant complètement à des cellules de tissu musculaire lisse, et généralement considérées comme
telles. En dedans de cette couche du follicule est un
basement membrane hyalin, paraissant vitreux, qui
n'est pas distinct dans les poils déliés, mais qui est
très suffisamment appréciable dans les larges follicules pileux adultes. Cette membrane *vitreuse*, ainsi
qu'elle a été appelée, est en continuité directe avec
le basement membrane de la surface du chorion, et
peut être suivie comme une délicate membrane à la
surface de la papille pileuse.

381. En contact avec la membrane vitreuse est la *gaîne
externe de la racine*, partie la plus visible du follicule
pileux. Elle consiste en un épithélium stratifié épais,
ayant exactement la même nature que le stratum de
Malpighi avec lequel il se continue directement, et
aux dépens duquel il se développe. Dans la gaîne externe de la racine, la couche des cellules en contact
avec la membrane vitreuse est prismatique, exactement comme la couche la plus profonde du corps
muqueux : puis viennent intérieurement plusieurs
couches de cellules polyédriques, et enfin des cellules,

aplaties, nucléées, squameuses formant la limite la
plus interne de la gaîne externe de la racine. Le
stratum granulosum du corps muqueux ne se continue pas au-delà du follicule pileux, mais en ce point,
il est généralement très marqué. La gaîne externe de
la racine diminue beaucoup au niveau de la papille;
en fait, elle se continue là avec les cellules constituant le bulbe du poil.

382. Le centre du follicule pileux est occupé par
la racine du poil se terminant par une extrémité
élargie, le *bulbe du poil*, qui étreint la papille en la
coiffant. Le bulbe du poil se compose de cellules épithéliales, polyédriques séparées les unes des autres
par une substance cémentaire, et se continuant avec
les cellules de l'extrémité de la gaîne externe de la
racine dont elles tirent leur origine. Juste à la surface
de la papille, il existe une rangée spéciale de cellules
prismatiques courtes, en état actif de multiplication,
et produisant sans cesse de nouvelles cellules. De
la sorte, un changement graduel s'opère dans les
cellules du bulbe pileux et, au-delà dans la cavité
du follicule, c'est-à-dire dans le poil; mais en même
temps que ces cellules progressent, elles deviennent
allongées, fusiformes, et constituent les cellules de
la substance du poil; il faut faire une exception toute-
fois pour le centre où les cellules demeurent polyédriques pour représenter *les cellules de la moëlle* du
poil, et aussi pour la périphérie, où elles restent plus
ou moins polyédriques pour former la *gaîne interne
de la racine.*

383. La *racine du poil*, excepté au niveau du bulbe pileux, présente les parties suivantes : la *substance du poil*, la *cuticule* et la *gaîne interne de la racine*. La substance du poil se compose de *fibres pileuses*, c'est-à-dire de fibres longues et minces ou longues écailles étroites, composées d'une substance cornée hyaline, à l'intérieur de laquelle on trouve un reste de noyau en forme de bâtonnet. Ces fibres pileuses sont accolées par une certaine quantité de substance cémentaire interstitielle. Vers le bulbe, ces fibres se transforment graduellement en cellules fusiformes qui ont été décrites ci-dessus. Ces fibres peuvent être isolées à l'aide d'acides forts ou d'alcalis. Dans les poils pigmentés se montrent de nombreux granules pigmentaires entre les fibres pileuses, mais il y a aussi du pigment répandu dans leur substance. La même apparence est observée au niveau du bulbe pileux, c'est-à-dire qu'on rencontre des granules pigmentaires dans le ciment intercellulaire et également dans la substance des cellules. Au centre de beaucoup de poils, il y a un espace cylindrique contenant généralement une rangée de cellules polyédriques qui sont distendues par de l'air ; et dans les cheveux pigmentés ces cellules contiennent aussi des granules de pigment.

384. A la surface de la substance du poil, est une mince cuticule constituée par une couche unique de squames hyalines, cornées, dépourvues de noyau ; ces squames sont imbriquées et, suivant le degré d'imbrication, la cuticule présente des prolongements plus ou moins marqués donnant à la circonférence du poil une apparence dentelée, fine.

385. La *gaine interne de la racine*, dans les cheveux épais et bien formés, est très distincte, et se compose d'une cuticule délicate en contact avec la cuticule du poil, puis d'une couche interne, la *couche de Huxley*, formée d'une, et quelquefois, de deux rangées de cellules cubiques ayant chacune un reste de noyau; enfin d'une couche externe, la *couche de Henle* formée d'une seule rangée de cellules cubiques sans noyau.

La *flèche du poil* (FIG. 149), ou la partie saillante à la surface libre de la peau, offre une structure exactement semblable à celle de la racine, sauf qu'elle ne possède pas de gaîne interne de la racine.

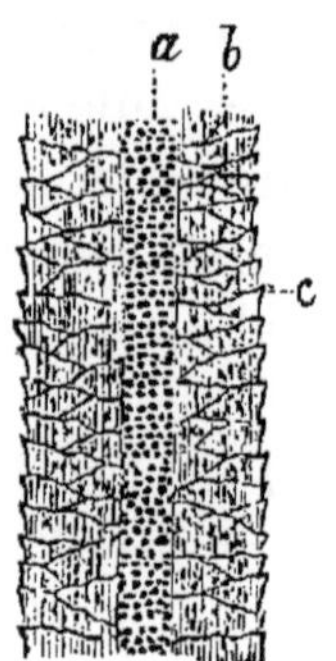

FIG. 149. — Aspect longitudinal de la flèche d'un cheveu humain pigmenté.

a, moëlle du cheveu; — *b*, fibres de la substance pileuse; — *c*, cuticule.

386. Nous avons déjà dit que les cellules polyédriques constituant le bulbe pileux constituent graduellement les différentes parties du poil, c'est-à-dire la substance de la moëlle, la cuticule, la gaîne interne de la racine. La production incessante de cellules sur la papille et leur transformation, détermine un accroissement graduel, en même temps qu'un allongement correspondant de la flèche du poil.

Les poils pigmentés, comme cela a été mentionné,

contiennent des granules pigmentaires dans la substance cémentaire interstitielle en même temps que du pigment est disséminé dans la substance des fibres pileuses. Selon la quantité de pigment, et spécialement de pigment interstitiel (Pincus), la couleur des poils offre une teinte plus ou moins foncée. Dans les poils rouges, il y a surtout du pigment diffus, dans les poils blancs, il n'y a pas de pigment, dans les poils gris, il y a de l'air, au moins dans les couches superficielles de la substance du poil, et le pigment manque.

Les cheveux lisses sont circulaires, les cheveux bouclés sont ovales lorsqu'on les voit sur une couche transversale.

387. *Régénération des poils.* (FIG. 150). Chaque poil, quels que soient son diamètre et sa longueur, dans des conditions normales, n'a qu'une durée limitée, car tôt ou tard le follicule pileux, y compris la papille, dégénère, et une nouvelle papille et un nouveau poil sont formés à sa place. Voici ce qui arrive : — La partie inférieure du follicule pileux comprenant la papille et le follicule pileux dégénère et est résorbée graduellement. Il ne reste que la partie supérieure du follicule, et dans le centre de celui-ci, le reliquat, c'est-à-dire la portion non dégénérée de la racine du poil. Les fibres de cette racine sont effrangées à l'extrémité et comme perdues au milieu des cellules de la gaîne externe du follicule. C'est ce qui représente la *touffe pileuse* (Henle). Alors de la gaîne externe de la racine, part un bourgeon cylindrique de cellules

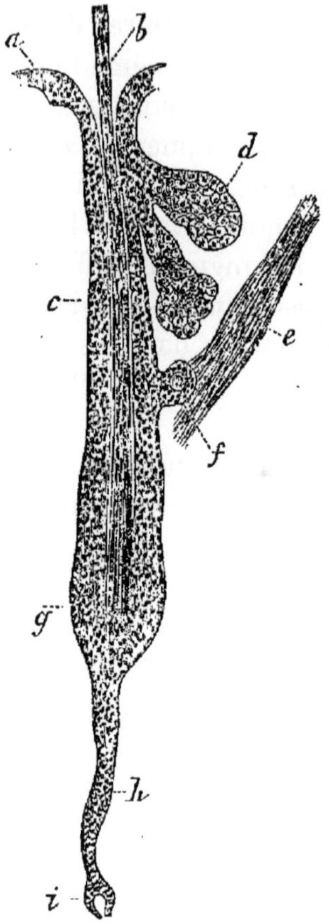

Fig. 150 — Coupe transversale d'un follicule pileux humain montrant un cheveu en dégénérescence.

a, l'épiderme ; — *b*, le cheveu ; — *c*, la gaîne externe de la racine du follicule pileux ; — *d*, le follicule sébacé ; — *e*, le muscle arrector pili ; — *f*, une dilatation kystique en dehors de la tunique externe ; — *g*, la touffe pileuse ; — *h*, nouveau bourgeon de la gaîne externe de la racine ; — *i*, la papille nouvelle.

épithéliales pénétrant dans la profondeur ; en face de l'extrémité de ce bourgeon se forme une nouvelle papille. En connexion avec cette nouvelle papille et dans le centre de ce bourgeon cylindrique, un nouveau poil et un nouveau bulbe pileux se forment ; et, comme ces derniers s'accroissent graduellement en dehors vers la surface, ils repoussent le vieux poil, c'est-à-dire la *touffe pileuse*, hors du follicule. La partie externe du follicule du vieux poil persiste. Ainsi on trouve, dans toutes les parties de la peau où se rencontrent des poils, des poils complets ou papillaires à côté de poils dégénérés et de *touffes pileuses*.

388. *Développement des poils*. Dans l'embryon humain, les follicules pileux font leur première appa-

rition vers la fin du troisième mois, sous forme de
bourgeons pleins, cylindriques, partant de la couche
de Malpighi; c'est le rudiment de la *gaîne radiculaire
externe*. — En même temps que se fait cette involution, le chorion se condense à la périphérie du bourgeon pour former le rudiment du sac du poil, et, au
niveau de l'extrémité, il constitue la papille en
s'accroissant vis-à-vis de la *gaîne radiculaire externe*,
et en s'y invaginant. En connexion avec la papille, on
observe une multiplication rapide des cellules épithéliales de l'extrémité de la *gaîne radiculaire externe*
d'où la formation du bulbe pileux; par la multiplication des cellules de ce dernier, le poil et la *gaîne interne de la racine* sont formés. Comme l'accroissement
et la multiplication procèdent du bulbe pileux, le
nouveau poil, par son extrémité distale aiguë, atteint
graduellement la surface externe. Il ne traverse pas
en une seule fois l'épiderme, mais son accroissement
est lent, et il creuse sa route pendant un certain temps
dans le stratum corné de l'épiderme, suivant une direction plus ou moins horizontale.

389. Chez beaucoup de mammifères, on rencontre,
parmi les poils ordinaires, de grands poils spéciaux
avec de vastes follicules pileux, implantés profondément dans le tissu sous-cutané; tels sont les gros poils
cutanés situés dans les lèvres buccales du chien, du
chat, du lapin, du cobaye, de la souris et du rat. Ce
sont les *poils tactiles*. Leurs follicules pileux possèdent
un sac épais, dans lequel sont contenus de grands sinus
sanguins inter-communiquants les uns avec les autres et

avec le système sanguin. Ces sinus sont séparés par des trabécules de tissu musculaire lisse et représentent un tissu caverneux. La papille est très développée ainsi que toutes les autres parties du poil, la *gaîne radiculaire externe* et la racine. Un grand nombre de fibres nerveuses se distribuent à ces organes et se terminent parmi les cellules de la *gaîne radiculaire externe* (Arnstein).

390. A chaque follicule pileux un ou deux follicules sébacés sont annexés. Ceux-ci consistent en plusieurs alvéoles oblongs, en forme de flacon aboutissant dans un conduit excréteur commun, court, qui s'ouvre dans le follicule pileux, près de la surface, dans la partie appelée le *col* du follicule pileux.

Les alvéoles ont une membrane propre limitante; en contact avec celle-ci est une couche de cellules épithéliales, petites, polyédriques, d'apparence granuleuse, chacune avec un noyau sphérique ou ovale. En dedans de ces cellules, et remplissant tout l'intérieur de l'alvéole sont de larges cellules polyédriques, chacune avec un noyau sphérique. La substance cellulaire est remplie de fins globules huileux, entre lesquels reste une sorte de stroma réticulé comme des rayons de miel. Les cellules les plus rapprochées du centre de l'alvéole sont les plus grandes. Vers le conduit excréteur elles deviennent ratatinées et forment de petites masses amorphes. Le conduit excréteur lui-même est une continuation de la gaîne radiculaire externe. En même temps que la multiplication se continue dans la couche bordante des cellules épithé-

liales, c'est-à-dire celle qui est plus rapprochée
de la membrane propre, les produits de cette multiplication sont graduellement poussés en avant dans le
conduit excréteur qu'ils traversent, et dans le col et
l'orifice du follicule pileux où ils constituent les éléments du *sebum*.

Il y a une disproportion vraiment caractéristique
entre les dimensions du follicule pileux et celles de la
glande sébacée chez l'embryon et le nouveau-né ; la
glande sébacée est si large, qu'elle forme la
partie la plus visible ; les poils petits, (lanugo) sont
encore situés, en quelque sorte, dans le conduit du
follicule sébacé.

391. En connexion avec chaque follicule pileux,
spécialement avec ceux de grande dimension, comme
dans le péricrâne, il existe un faisceau ou plutôt un
groupe de faisceaux de tissu musculaire lisse. C'est le
muscle arrecteur du poil (*arrector pili*). Il est adhérent
au sac pileux, près de la partie renflée du follicule
pileux, et s'étend, dans une direction oblique, vers la
surface du chorion, embrassant, pour ainsi dire, dans
son trajet le follicule sébacé et se terminant près de
a couche papillaire de la surface du chorion. Le
muscle *arrector pili* forme, avec le follicule pileux, un
angle aigu ; le follicule étant implanté dans la peau
dans une direction oblique, comme cela a été mentionné plus haut, le muscle arrecteur en se contractant
a pour effet de soulever le follicule pileux et le poil
(chair de poule), et de faire prendre au poil une direction plus verticale. En même temps, ce muscle com-

prime le follicule sébacé et facilite l'évacuation du
sebum.

392. Le chorion du scrotum, du mamelon, des
grandes lèvres et du pénis, contient un grand nombre
de faisceaux de tissu musculaire lisse indépendants
des poils (Kölliker); ces faisceaux courent dans une
direction oblique et horizontale, et forment des
plexus.

393. *Les ongles* (FIG. 151). — On distingue le corps
de l'ongle; de son bord libre et de sa racine. Le *corps*
est l'ongle à proprement parler, et il est fixé sur le
lit onguéal, tandis que la racine est fixée sur la
matrice onguéale, c'est-à-dire la partie postérieure du
lit de l'ongle. L'ongle est fixé par la plus grande
partie de son bord latéral et postérieur dans le
sillon onguéal, qui représente un repli par lequel
la matrice onguéale se continue avec la peau am-
biante.

394. La substance de l'ongle est formée d'un grand
nombre de couches d'écailles calleuses, homogènes,
les *cellules de l'ongle*, chacune avec un reste de noyau
en forme de bâtonnet. Le chorion du lit de l'ongle
est extrêmement vasculaire. Il est fortement adhérent
au périoste sous-jacent par des bandes résistantes de
tissu fibreux ; ce chorion est recouvert par la couche
de Malpighi offrant ses caractères ordinaires, sauf
que le *stratum granulosum* manque sur la matrice
de l'ongle, mais il existe, à l'état rudimentaire, sur

le reste du lit de l'ongle. L'ongle lui-même représente le stratum lucidum ayant une épaisseur exagérée et situé sur le stratum malpighien du lit de

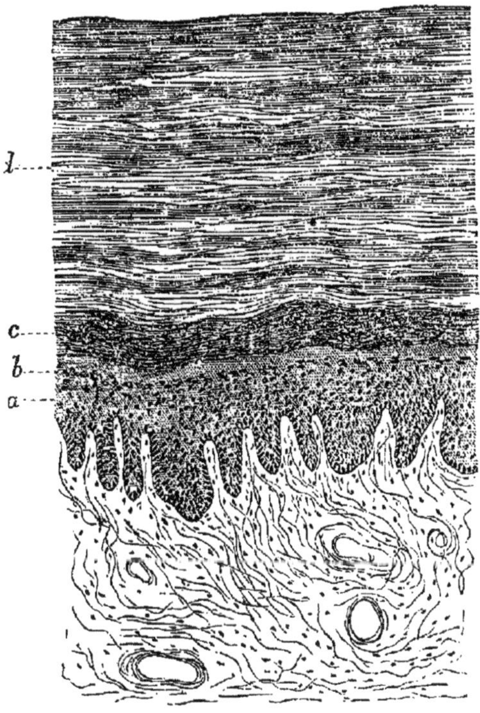

FIG. 151. — Coupe verticale de l'ongle humain et de la racine de l'ongle.

a, stratum malpighien de la racine de l'ongle ; — *b*, stratum granulosum de la racine de l'ongle ; — *c*, les couches profondes de la substance de l'ongle ; les couches superficielles de la même substance.

l'ongle. Il n'y a pas de stratum corné sur l'ongle. Le stratum malpighien et le chorion du lit de l'ongle sont disposés en petits plis permanents, et l'ongle possède à sa surface inférieure des dépressions correspondant à ces plis saillants.

395. Sur le lit de l'ongle de l'embryon, le stratum de Malpighi est recouvert par le *stratum lucidum* ayant un caractère ordinaire, et par le *stratum corné* ; mais le premier est le plus épais. Par suite d'une rapide multiplication des cellules du stratum de Malpighi, et par une transformation des cellules superficielles en cellules écailleuses du *stratum lucidum*, l'ongle fœtal est produit. A cet état primitif, l'ongle est recouvert par le *stratum corné*. A la fin du cinquième mois, le bord du stratum corné se déchire et, au-delà du septième mois, le stratum corné a en grande partie disparu.

396. *Les vaisseaux sanguins de la peau*. Les vaisseaux sanguins sont disposés en plusieurs systèmes pour les différentes parties de la peau (Tomsa).

(*a*) Il existe d'abord le système vasculaire du tissu adipeux qui ne diffère en rien de ce qu'on observe dans le tissu adipeux des autres régions.

(*b*) Puis il existe un système vasculaire pour les follicules pileux. La papille est pourvue d'une anse capillaire ou plutôt d'une fine artériole, d'une anse capillaire, et d'une veine efférente ; le tissu fibreux du sac du follicule possède des capillaires disposés en réseau de mailles allongées, avec une artériole afférente et une veine efférente.

(*c*) Le follicule sébacé a son artériole afférente et sa veine efférente et des réseaux de capillaires entou-

rant les alvéoles de la glande. Le muscle arrector
pili et les autres faisceaux de tissu musculaire lisse
possèdent des réseaux de capillaires avec des mailles
allongées.

(*d*) Les glandes sudoripares ont une artériole afférente d'où part un très riche réseau de vaisseaux
capillaires s'entrelaçant et s'enroulant autour du tube
glandulaire. Le conduit excréteur possède son artériole afférente et ses capillaires formant des mailles
allongées.

(*e*) Les derniers rameaux artériels sont ceux qui
atteignent la surface du chorion et se résolvent là, en
un dense réseau capillaire avec des anses pour les
papilles. En connexion avec ces capillaires est un
riche plexus de veines, dans la couche superficielle
du chorion.

(*f*) Dans le lit de l'ongle, il y a des réseaux denses
de capillaires avec des anses pour les plis ci-dessus
mentionnés.

397. *Les lymphatiques.* Ils consistent en réseaux de
vaisseaux placés dans toutes les couches du chorion.
Les réseaux sont disposés plus ou moins horizontalement avec des rameaux obliques anastomotiques.
La paroi de ces vaisseaux est une couche unique de
cellules endothéliales ; quelques-uns d'entre eux possèdent des valvules. Les lymphatiques de la surface
du chorion reçoivent ceux des papilles. Les lymphatiques sous-cutanés sont les plus larges. Le tissu adipeux, les glandes sudoripares et les follicules pileux
possèdent chacun des fentes lymphatiques et des

sinus. Les espaces interfasciculaires du chorion et du tissu sous-cutané se continuent directement avec les vaisseaux lymphatiques de ces parties.

398. *Les nerfs*. Les rameaux nerveux se résolvent en un plexus dense de fibres fines. Dans la couche superficielle du chorion, ce plexus s'étend horizontalement et abandonne de nombreuses fibrilles élémentaires au stratum de Malpighi, dans lequel il pénètre verticalement et d'une manière plus ou moins flexueuse, en se rapprochant du stratum lucidum (Langerhans, Podkopaeff, Eberth, Eimer, Ranvier et autres). Selon quelques auteurs, ces fibrilles se terminent par un menu renflement; selon d'autres, elles forment des réseaux; mais, en tous cas, ces fibres sont toujours interposées aux cellules épithéliales.

Les rameaux nerveux du tissu sous-cutané, en quelques places (paume de la main et plante du pied, peau du pénis), abandonnent des fibres nerveuses à myéline se terminant dans un corpuscule de Pacini. Sur la face palmaire des doigts et des orteils, on rencontre dans quelques-unes des papilles du chorion, des corpuscules tactiles ou de Meissner, chacun en connexion avec une ou deux fibres nerveuses à myéline, comme cela a été décrit dans un chapitre précédent.

La *gaîne radiculaire externe* du follicule pileux contient des terminaisons de fines fibres nerveuses sous forme de fibrilles primitives (Jobert, Bonnet et Arnstein). Selon Jobert, les fibrilles nerveuses s'en-

roulent plus ou moins circulairement autour du follicule pileux. Les poils tactiles sont pourvus d'une
plus grande quantité de nerfs que les follicules pileux
ordinaires.

CHAPITRE XXXV

LA CONJONCTIVE ET LES GLANDES

399. (1) *Les paupières*. La couche externe des paupières est semblable à la peau ordinaire ; la couche interne est une membrane délicate extrêmement vasculaire, la conjonctive palpébrale. La paupière renferme une plaque dure, le cartilage tarse, qui n'a pas la structure cartilagineuse, mais qui est constituée par un tissu dense, blanc et fibreux. Dans cette couche sont contenues les glandes de Meibomius. Celles-ci s'étendent dans chaque paupière suivant une direction verticale, du rebord distal du cartilage tarse au bord libre de la paupière ; à l'angle postérieur du bord libre, se trouvent les orifices des glandes de Meibomius.

Le conduit excréteur d'une glande de Meibomius est tapissé par une continuation de l'épithélium pavimenteux stratifié, qui revêt le bord libre de la paupière ; le conduit se prolonge dans le cartilage tarse vers son bord distal, et reçoit de tous côtés de fins canaux qui s'élargissent en alvéoles sphériques terminés en culs-de-sac ou en forme de flacon. Ces alvéoles ont une structure et produisent une sécrétion identique à celle des alvéoles sébacés de la peau.

400. La conjonctive est séparée du tissu sous-cutané de la peau de la paupière par des faisceaux du sphincter orbiculaire : ce sont des faisceaux de tissu musculaire strié. Quelques faisceaux musculaires s'étendent près du bord libre de la paupière et représentent la partie qui est connue sous le nom de muscle ciliaire de Riolan. Celui-ci envoie des faisceaux autour de l'orifice des glandes de Meibomius.

401. A l'angle antérieur du bord libre de la paupière sont les *cils*, remarquables par leur épaisseur et leur reproduction rapide. Près des cils, en se rapprochant des conduits de Meibomius, s'ouvrent les conduits de larges glandes spéciales, les glandes de *Mohl*. Chacune d'elles se compose d'un tube flexueux ou en spirale, s'étendant suivant une direction verticale du bord libre de la paupière vers la partie distale. Ces glandes ont une structure identique à la portion large des glandes sudoripares, c'est-à-dire qu'elles présentent un revêtement épithélial cylindrique et, entre ce revêtement et la membrane propre, une couche longitudinale de cellules musculaires lisses. Le bord libre de la paupière est recouvert, comme cela a été indiqué plus haut, par l'épithélium pavimenteux stratifié dans lequel la muqueuse se prolonge sous forme de petites papilles. Dans la conjonctive palpébrale, l'épithélium est aminci ; il est pavimenteux stratifié ; la conjonctive n'a pas de papilles, mais la

muqueuse sous-épithéliale, c'est-à-dire la couche située entre l'épithélium de la surface et les cartilages
tarses, contient un réseau serré de vaisseaux capillaires sanguins.

402. Si l'on suit la conjonctive de la paupière jusqu'à la cornée, on voit qu'elle se continue pour former des replis ou culs-de-sac, au niveau de son
reploiement, que, plus loin elle adhère à la sclérotique
formant la conjonctive bulbaire, et qu'elle se termine
au bord de la cornée. L'épithélium recouvrant les
culs-de-sac conjonctivaux et la conjonctive bulbaire
est un épithélium stratifié dont les cellules superficielles sont prismatiques courtes ; près des culs-de-
sac, les cellules superficielles sont de belles cellules
prismatiques, et la muqueuse au-dessous de l'épithélium se dispose en plis réguliers (Stieda et Waldeyer).
Près de la cornée, l'épithélium conjonctival prend le
caractère de l'épithélium pavimenteux stratifié, et de
fines papilles montent de la muqueuse dans l'épithélium.

403. La membrane muqueuse est composée par un
tissu cellulaire contenant des réseaux de vaisseaux capillaires sanguins. Dans les culs-de-sac se trouvent de
petites glandes muqueuses qui sont incluses dans le
chorion, ce sont les glandes de Krause. On rencontre
de semblables glandes au niveau de la partie distale
du cartilage tarse.

404. Les vaisseaux sanguins de la conjonctive se
terminent en un réseau capillaire distribué dans la

couche superficielle de la muqueuse, autour des glandes de Meibomius et de la glande de Krause, etc. A la périphérie du rebord de la cornée, les vaisseaux conjonctivaux sont particulièrement abondants, et les anses des capillaires s'avancent même vers le bord libre de la cornée.

405. Les lymphatiques forment un réseau superficiel et un réseau profond. Ces deux réseaux s'anastomosent par de courtes branches. Les vaisseaux profonds possèdent des valvules. Le plexus superficiel est plus dense près du bord libre de la cornée, et il est en connexion directe avec les fentes lymphatiques interfasciculaires de la sclérotique et de la cornée. Au niveau du bord libre de la paupière, les lymphatiques superficiels de la peau s'anastomosent avec ceux de la conjonctive.

Des follicules lymphatiques en groupes, se rencontrent dans la conjonctive de plusieurs mammifères vers l'angle interne de l'œil. Dans la paupière inférieure des ruminants, ces follicules sont très visibles et connus sous le nom de glandes de Bruch. On en rencontre aussi dans la troisième paupière de plusieurs mammifères.

Selon Stieda et Morano des follicules lymphatiques isolés se montreraient aussi dans la conjonctive de l'homme.

406. Les *nerfs* sont très nombreux dans la conjonctive, ils forment des plexus de fibres sans myéline au-dessous de l'épithélium. Des fibrilles fines s'éten-

dent de ces plexus dans l'épithélium de la surface, et se terminent en un réseau entre les cellules épithéliales (L. Helfreich et Morano). Les bulbes terminaux de Krause se rencontrent en grand nombre chez l'homme et chez le veau. Ils ont été décrits dans un précédent chapitre.

407. Les *glandes lacrymales* offrent une structure identique avec celle des glandes séreuses ou vraies glandes salivaires. L'arrangement du tissu cellulaire du stroma, la nature et la structure des conduits excréteurs, spécialement des conduits intralobulaires et des alvéoles, la distribution des vaisseaux sanguins et lymphatiques sont exactement les mêmes que dans les vraies glandes salivaires. Reichel a observé que les cellules épithéliales tapissant les alvéoles sont bien délimitées, coniques ou cylindriques, transparentes ou légèrement granuleuses pendant l'état de repos ; mais pendant l'état de sécrétion ces cellules deviennent plus petites, plus opaques et granuleuses, leur contour s'efface et le noyau devient plus sphérique et plus rapproché du centre.

408. Chez la plupart des mammifères on trouve à l'angle interne de l'œil et près de la surface de la conjonctive, une glande appelée la *glande de Harder*. Selon Wendt, cette glande représenterait tantôt une vraie glande séreuse analogue à la glande lacrymale, comme chez le bœuf, le mouton et le porc, ou tantôt elle aurait une structure identique aux glandes sébacées, comme chez la souris, le rat, le cobaye ou bien

encore cette glande se composerait de deux portions dont une, blanche, est identique aux glandes sébacées, tandis que l'autre, colorée en rose, est une vraie glande séreuse : c'est ce que l'on observe chez le lapin et le lièvre. Suivant Jacomini un rudiment de glande de Harder existe aussi chez le singe et chez l'homme.

CHAPITRE XXXVI

LA CORNÉE, LA SCLÉROTIQUE, LE LIGAMENT PECTINÉ ET LE MUSCLE CILIAIRE

409. *La cornée* (Fig.152). La cornée de l'homme et des mammifères se compose des couches suivantes en allant d'avant en arrière :

(1) *L'épithélium de la surface antérieure.*(Voir Fig.15.) C'est un épithélium pavimenteux stratifié, très transparent comme il a été décrit au paragraphe 22. Il se continue directement avec l'épithélium de la conjonctive ; mais il est plus transparent que ce dernier. Dans les yeux des mammifères pigmentés en noir, l'épithélium de la conjonctive est également pigmenté. Dans ces cas, le pigment ne dépasse pas à l'ordinaire le bord de la cornée.

410. (2) La couche suivante est une membrane élastique homogène, la *membrane de Bowman* ou élastique antérieure. Cette membrane est plus apparente dans l'œil humain, mais existe aussi, quoique souvent rudimentaire, dans l'œil des mammifères.

(3) Puis vient la substance fondamentale ou substance propre de la cornée. Elle se compose de la-

melles de tissu cellulaire. Les lamelles voisines
sont unies les unes aux
autres par des fais-
ceaux obliques.

Les faisceaux fibreux
de chaque lamelle cou-
rent parallèlement à la
surface de la cornée,
mais s'entrecroisent les
uns avec les autres sous
des angles variés.

Dans la couche anté-
rieure de la substance
fondamentale , quel-
ques-uns des faisceaux
passent obliquement
au travers de plusieurs
lamelles ; ils représen-
tent les fibres arquées.

Les fibrilles au-de-
dans des faisceaux,
les faisceaux et les la-
melles de faisceaux
sont unis par une subs-
tance cémentaire, in-
terstitielle, albumineu-
se, semi-fluide , qui,
comme les autres subs-
tances interstitielles
semblables , offre la
composition de la glo-

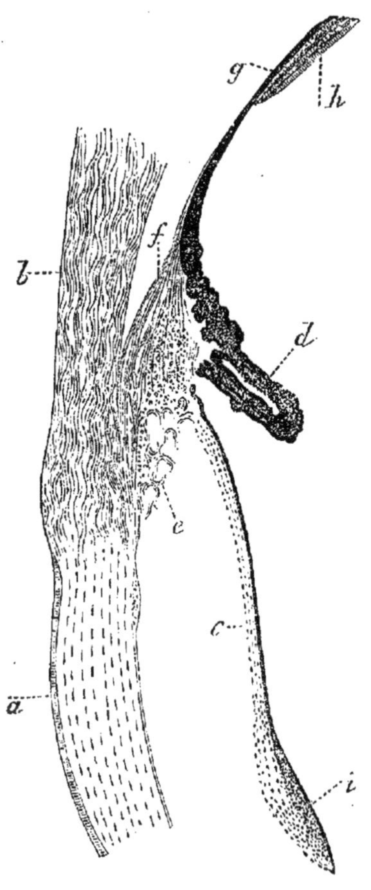

Fig. 152. — Coupe verticale des
membranes de l'œil d'un enfant.

a, cornée ; — *b*, sclérotique : —
c, iris ; — *d*, procès ciliaires ; — *e*, ligament pectiné ; — *f*, muscle ciliaire, ses
faisceaux inférieurs ; — *g*, membrane
choroïdienne ; — *h*, la rétine au niveau
de l'ora serrata ; — *i*, le sphincter pupillaire en coupe transversale.

buline et est soluble dans une solution saline à 10 p. 100 (Schweigger Seidel). Quelques fibrilles élastiques se rencontrent çà et là. Entre les lamelles sont les lacunes et les canalicules logeant les *cellules de la cornée*, ramifiées aplaties, nucléées, décrites dans un précédent chapitre. (Fig. 25 et 26.) Ces cellules s'anastomosent les unes avec les autres dans un même plan, et aussi, mais moins fréquemment avec celles des plans voisins.

411. (4) La *membrane de Descemet* ou membrane élastique postérieure est une membrane élastique résistante, remarquable par son épaisseur dans toute l'étendue de la cornée.

(5) La surface postérieure de cette membrane est recouverte par une mosaïque de belles cellules endothéliales, polygonales, chacune avec un noyau ovale ; c'est l'endothélium de la membrane de Descemet. Sous l'influence des excitations, ces cellules peuvent se contracter. D'abord ces cellules semblent présenter des prolongements nombreux et courts ; mais graduellement ces prolongements deviennent plus longs et plus rares, et, à la fin, elles se réduisent à de petites masses de protoplasma nucléées, ayant chacune quelques prolongements allongés.

Il n'existe pas de vaisseaux sanguins dans la cornée à l'état normal, sauf pendant la vie fœtale, où l'on observe un plexus de capillaires au-dessous de l'épithélium antérieur.

Les lymphatiques sont représentés par un système canaliculaire lymphatique intercommuniquant, c'est-à-dire par les lacunes et canalicules des cellules de la cornée ; en connexion avec eux sont des canaux lymphatiques, tapissés par un endothélium continu, et contenant des faisceaux nerveux.

412. Les *nerfs* (FIG. 68, 69, 70) sont distribués dans les couches antérieures et dans la membrane de Descemet. Ceux des couches antérieures de la cornée forment de riches plexus de cylindres-axes fibrillés avec des points nodaux triangulaires (Cohnheim), dans les couches antérieures de la substance fondamentale ; de petites branches s'étendent obliquement de ce plexus à travers la membrane de Bowman — les rameaux perforants (Kölliker) — immédiatement au-dessous de l'épithélium, où elles se résolvent en leurs fibrilles primitives constituantes, en s'écartant à la manière d'un pinceau (Cohnheim). Ces fibrilles primitives montent ultérieurement dans l'épithélium antérieur (Hoyer, Cohnheim et autres) où elles se ramifient, et atteignent presque la surface. Ces fibrilles courent toujours entre les cellules épithéliales, et sont unies en faisceaux. Selon quelques observateurs, elles se terminent par des extrémités libres aiguës ou arrondies, mais, selon d'autres, parmi lesquels je me range, ces extrémités ne sont pas réellement des terminaisons libres.

413. Les nerfs de la membrane de Descemet forment aussi un plexus dans les couches postérieures de la substance fondamentale : des rameaux du plexus se détachent un grand nombre de fibrilles primitives qui, après un trajet plus ou moins rectiligne, se croisent

entre elles à angles droits, et abandonnent des fibrilles très fines qui sont étroitement accolées aux cellules de la cornée, mais sans cependant être réellement continues avec leur protoplasme.

414. II. La *sclérotique* se compose de lamelles de tissu fibreux. Ces faisceaux de tissu fibreux sont opaques, et on voit qu'ils se confondent insensiblement avec avec ceux de la cornée. Entre les lamelles et les trabécules, existent des fentes lymphatiques dans lesquelles se trouvent des corpuscules aplatis de tissu cellulaire contenant, chez quelques mammifères aux yeux noirs, des granules pigmentés. De nombreuses fibrilles élastiques se rencontrent dans les couches internes de la sclérotique.

415. Entre la sclérotique et la choroïde est un tissu cellulaire lâche, jouant le rôle de tissu de soutènement pour les vaisseaux sanguins qui se rendent à la choroïde et qui en sortent. La portion de ce tissu lâche en contact avec la sclérotique et en faisant partie intégrante, contient, dans les yeux noirs des mammifères, de nombreuses cellules de tissu cellulaire infiltrées de pigment; cette couche est appelée alors la *lamina fusca*. Le reste de ce tissu cellulaire en contact avec la choroïde est le tissu supra-choroïdien.

416. La sclérotique possède des vaisseaux sanguins qui lui appartiennent en propre : ce sont des artérioles des capillaires et des veines; de plus, il y a des rameaux vasculaires qui vont à la choroïde et qui en reviennent.

417. III. Le *ligament pectiné* de l'iris (FIG. 152) est une masse conique de tissu spongieux unissant solidement la cornée et la sclérotique à l'iris et aux procès ciliaires. Il établit une connexion intime, d'une part, entre la jonction de la cornée et de la sclérotique, et d'autre part, entre l'iris et les procès ciliaires. Ce ligament se compose de trabécules et de lamelles de fibres élastiques droites se continuant, d'un côté avec la couche de Descemet de la cornée et les fibres élastiques de la sclérotique, et de l'autre côté avec le tissu du bord ciliaire de l'iris. Les trabécules s'anastomosent de manière à former un plexus criblé de trous ; les espaces de ce plexus sont tapissés par une couche de cellules endothéliales plates se continuant directement, d'un côté, avec l'endothélium de la membrane de Descemet et, de l'autre, avec les cellules endothéliales recouvrant la surface antérieure de l'iris. Chez quelques mammifères, les espaces du ligament pectiné, sont très considérables et sont appelés les espaces de Fontana.

Les espaces lymphatiques interlamellaires et interfasciculaires de la sclérotique forment un système intercommuniquant.

Les nerfs forment un plexus serré de fibres sans myéline dans le tissu de la sclérotique (Helfreich).

Au point de jonction de la cornée et de la sclérotique, mais appartenant à cette dernière, et dans le voisinage immédiat du ligament pectiné de l'iris, se trouve un canal circulaire, le *canal de Schlemm ;* ce canal est tapissé par un endothélium, et est considéré par les uns (Schwalbe) comme un canal lymphatique, par d'autres (Leber) comme un vaisseau veineux.

418. IV. Le *muscle ciliaire* (FIG. 152) ou tenseur de la choroïde est fixé au ligament pectiné. Il se compose de faisceaux de tissu musculaire lisse. Ce muscle est constitué par deux parties ; (*a*) une partie est formée par des faisceaux circulaires, c'est la portion la plus rapprochée de l'iris, le muscle de Müller ; (*b*) l'autre partie plus considérable, se compose de faisceaux radiés, s'étendant du ligament pectiné dans une direction radiée en arrière, à une distance considérable, jusque dans le tissu de la choroïde.

Ce muscle occupe l'espace entre le ligament pectiné, la sclérotique, les procès ciliaires et la portion adjacente de la choroïde. Les faisceaux musculaires sont disposés plus ou moins en lamelles ; dans chaque lamelle ils forment des plexus.

Un riche plexus de fibres nerveuses sans myéline avec des groupes de cellules ganglionnaires est annexé au muscle ciliaire.

CHAPITRE XXXVII

L'IRIS, LES PROCÈS CILIAIRES ET LA CHOROÏDE

419. I. L'*iris* se compose des couches suivantes :

(1) L'endothélium recouvrant la surface antérieure constitué par des cellules transparentes aplaties ou polyédriques ayant chacune un noyau sphérique ou légèrement ovale. Chez l'homme et les mammifères dont les yeux sont colorés en noir, la substance cellulaire contient des granules de pigment brun.

(2) Un basement membrane hyalin délicat qui se continue à travers les trabécules du ligament pectiné avec la membrane de Descemet de la cornée.

(3) La substance propre, qui est la partie principale, consiste en faisceaux de tissu cellulaire accompagnant les vaisseaux sanguins qui sont très nombreux dans le tissu de l'iris. On rencontre de nombreux corpuscules du tissu cellulaire dans la substance propre ; ces corpuscules sont plus ou moins ramifiés, et beaucoup d'entre eux renferment, sauf chez les albinos et dans les yeux bleus, des granules de pigment brun-jaunâtre. La couleur de l'iris varie selon le nombre de ces cellules pigmentées du tissu cellulaire, et selon la quantité de granules pigmentaires qui les infiltre.

26.

(4) Un basement membrane délicat hyalin limite la substance propre à la surface postérieure : c'est une membrane élastique qui se continue sur les procès ciliaires et la choroïde formant la *lamina vitrea.*

420. (5) La dernière couche est représentée par l'épithélium de la surface postérieure : c'est une couche de cellules polyédriques, remplie par des granules de pigment noir, sauf chez les albinos où le pigment manque. Cet endothélium est appelé l'*uvée* ou tapetum nigrum. La substance cémentaire interstitielle entre les cellules n'est pas pigmentée, mais transparente.

Le nom d'*uvée* est quelquefois appliqué (à tort) à l'ensemble de l'iris, des procès ciliaires et de la membrane choroïde.

Dans les yeux bleus, l'épithélium postérieur est la seule partie pigmentée de l'iris, et il en est de même dans l'iris des enfants nouveau-nés dont les yeux paraissent bleus. L'iris semble bleu dans ces conditions, parce qu'on voit son tissu propre (non pigmenté) sur un fond noir, c'est-à-dire sur l'épithélium pigmenté de la surface postérieure.

421. Près du bord pupillaire, la couche postérieure de la substance propre contient une large zone de faisceaux circulaires de tissu musculaire lisse, c'est le *sphincter de la pupille.* En connexion avec ce sphincter sont des faisceaux de tissu musculaire lisse, s'étendant dans une direction radiée vers la limite ciliaire de l'iris ; ce sont les faisceaux du dilatateur de la

pupille, formant une sorte de mince membrane près de la surface postérieure de l'iris (Henle et autres).

Vers le bord ciliaire les faisceaux musculaires prennent une direction circulaire et forment un plexus (Ivanoff).

422. Les *vaisseaux sanguins* (FIG. 153) de l'iris sont très nombreux. Les artères dérivent du grand cercle artériel de l'iris, situé au bord ciliaire et des artères des procès ciliaires. Ces artères courent dans une direction radiée vers le bord pupillaire où, elles se terminent en un dense réseau de capillaires pour le sphincter de la pupille. Mais il y a, en outre, de nombreux vaisseaux capillaires sanguins ayant une direction plus ou moins longitudinale près de la surface postérieure de l'iris. Les veines accompagnent les artères, et toutes deux sont situées dans le stratum moyen de la substance propre.

On rencontre des fentes lymphatiques et des

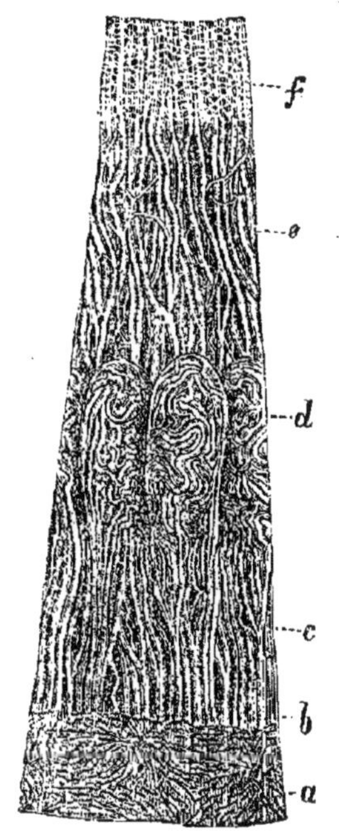

FIG. 153. — Vaisseaux sanguins (injectés) de l'iris et de la membrane choroïde de l'œil d'un enfant.

a, capillaires de la choroïde; — *b*, ora serrata; — *c*, vaisseaux sanguins dérivés de *d*, ceux des procès ciliaires et de *e*, ceux de l'iris; — *f*, réseau capillaire du bord pupillaire.

sinus lymphatiques dans la gaîne des vaisseaux sanguins; il ne paraît pas y avoir d'autres lymphatiques.

423. Les *fibres nerveuses* sont très nombreuses (Arnold et Formad) et, dans la portion externe ou portion ciliaire de l'iris, elles forment un riche plexus duquel partent (*a*) des réseaux de fibres sans myéline pour le dilatateur de la pupille; (*b*) un réseau de fibres fines sans myéline pour la surface antérieure; *c*) un réseau de fibres sans myéline pour le sphincter de la pupille.

Les vaisseaux capillaires sanguins sont aussi accompagnés de fibres nerveuses fines (A. Meyer) et, selon Faber, il existe des ganglions dans ces réseaux nerveux.

424. II. Les *procès ciliaires* ont une structure semblable à celle de l'iris, mais ils en diffèrent en ce que ils ne possèdent ni endothelium antérieur ni basement membrane antérieur. La substance propre est formée d'un tissu fibreux avec des fibres élastiques et de nombreuses cellules ramifiées, pigmentées dans les yeux noirs, mais non dans les yeux bleus.

Le basement membrane postérieur est très épais, et est appelé la *lamina vitrea*; on peut y découvrir des faisceaux de fines fibrilles et des plis permanents disposés en un réseau (H. Müller). La surface interne de ce basement membrane est recouverte par une couche d'épithélium polyédrique pigmenté, le *tapetum nigrum* : les cellules sont polygonales quand on les

voit de face. Chaque cellule individuelle est séparée
par de minces lignes de substance cémentaire transparente. Cet épithélium pigmenté est recouvert par
une couche de cellules épithélioïdes cylindriques,

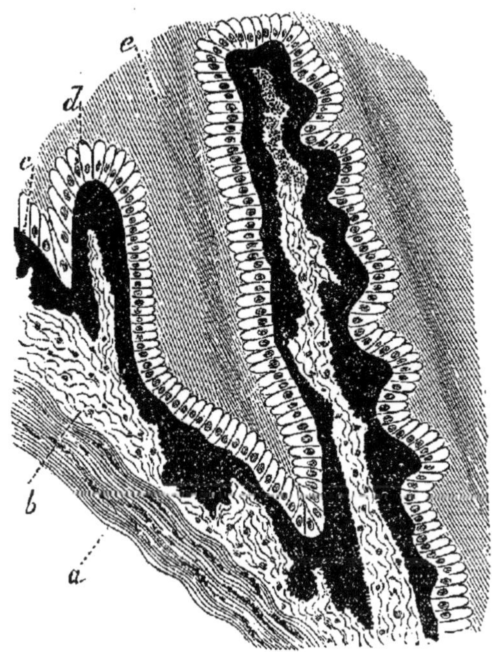

Fig. 154. — Coupe des procès ciliaires de l'œil du bœuf.

a, tissu fibreux avec les cellules pigmentées ; — *b*, tissu cellulaire lâche
formant la membrane propre des procès ciliaires ; — *c*, l'épithélium pigmenté tapissant la surface postérieure des procès ciliaires ; — *d*, les cellules
épithélioïdes formant la portion ciliaire de la rétine recouvrant la face dorsale
des procès ciliaires ; — *e*, zone de Zinn, avec les faisceaux de fibres.

transparentes, chacune avec un noyau ovale. Ces
dernières sont étroitement unies au tapetum nigrum,
et représentent une continuation de la rétine sur les

procès ciliaires, c'est la *portion ciliaire de la rétine*. (FIG. 154.)

425. Les branches artérielles destinées aux procès ciliaires et au muscle dérivent surtout du grand cercle artériel de l'iris, et elles forment un réseau dense de capillaires pour les premiers : à chacun de ceux-ci correspond un groupe conique de capillaires. (FIG. 153.)

426. III. La *choroïde* se compose des couches suivantes, en allant de dehors en dedans, c'est-à-dire de la sclérotique vers la rétine :

(1) La membrane supra-choroïdienne qui est une continuation de la sclérotique dont elle a exactement la structure ; les espaces interceptés par les lamelles sont doublés par un endothélium, et représentent des espaces lymphatiques. (Schwalbe).

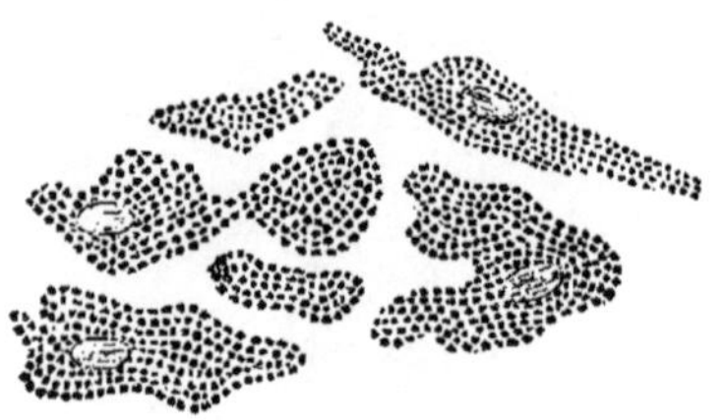

FIG. 155. — Cellules du tissu connectif pigmenté de la choroïde.

(2) Puis vient une couche élastique qui contient des réseaux de fibres élastiques, des branches artérielles et veineuses et, dans sa portion externe, des cellules pigmentaires. (FIG. 155.)

427. (3) Au-dessous se trouve la membrane choriocapillaire, formée par un réseau dense de vaisseaux capillaires sanguins, plongés dans un tissu qui con-

tient de nombreuses cellules du tissu cellulaire, ramifiées et non ramifiées, pigmentées et non pigmentées.

(4) La lamina vitrea.

(5) Le tapetum nigrum ou épithélium pigmentaire, qui doit être considéré comme une portion de
la rétine. Dans la région de l'ora serrata de la
rétine, c'est-à-dire près des procès ciliaires cette
zone de la choroïde est recouverte par une couche de
cellules transparentes, épithélioïdes, cylindriques,
représentant la portion ciliaire de la rétine.

428. Les artères ciliaires *courtes et récurrentes*,
situées dans la partie externe du tissu choroïdien,
forment plus tard les réseaux denses de capillaires
de la membrane chorio-capillaire. Les veines qui en
dérivent, passent dans la partie externe de la choroïde,
où elles s'anastomosent de manière à former de
larges veines spéciales appelées les vasa vorticosa.

CHAPITRE XXXVIII

LE CRISTALLIN ET LE CORPS VITRÉ

429. (1) Le cristallin se compose d'une *capsule*
épaisse, résistante, élastique, et d'une *substance
propre*. La capsule présente de fines stries longitudinales et diminue d'épaisseur vers le pôle postérieur
du cristallin. La surface de la capsule, faisant face à
la surface antérieure de la substance du cristallin,
est tapissée par une couche unique de cellules épithéliales, polyédriques, transparentes, granuleuses,
chacune avec un noyau sphérique ou ovale. Cet épithélium s'arrête au bord du cristallin où les cellules,
s'allongeant graduellement, deviennent les fibres cristalliniennes. Les noyaux de ces fibres sont placés
dans un plan courbe appartenant à la moitié antérieure de la lentille : c'est la *zone nucléaire*.

La substance du cristallin est composée par les
fibres cristalliniennes. Celles-ci, sur une coupe transversale, se présentent comme des rubans hexagonaux ;
leur contour est pourvu de nombreuses dépressions et
saillies qui font que les fibres voisines s'engrènent les
unes avec les autres, et sont solidement unies entre
elles (Valentin, Henle, Kölliker et autres). Les fibres

de la portion périphérique sont plus grosses et plus épaisses, et leur substance est moins ferme que celle des fibres du centre, c'est-à-dire du noyau du cristallin. La substance des fibres cristalliniennes est finement granuleuse et présente une *striation longitudinale* délicate.

430. Les fibres du cristallin (FIG. 156) sont disposées en lamelles concentriques, consistant chacune en une séule couche de fibres, unies par leur surface large. Chaque fibre est faiblement élargie à ses extrémités, et, dans chaque lamelle, les fibres s'étendent de la surface antérieure à la surface postérieure. Leurs extrémités sont en contact avec les terminaisons des fibres de la même lamelle dans les *sutures* ou dans les rayons, aussi appelés *étoiles du cristallin*. Dans le cristallin de l'enfant nouveau-né, les étoiles des deux lamelles antérieure et postérieure possèdent trois rayons

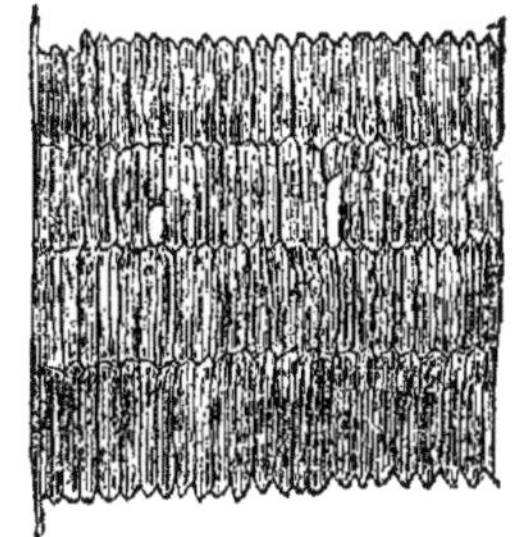

FIG. 156. — Coupe transversale du cristallin du chien.

Montrant quatre lamelles ; dans chacune des lamelles les fibres constituantes du cristallin sont coupées transversalement ; elles apparaissent comme des hexagones aplatis.

semblables, tandis que, chez l'adulte, chacun de ces rayons a des rayons secondaires. Dans ces rayons, se trouve une mince couche homogène de substance cémentaire albumineuse ; une substance semblable existe aussi en petite quantité entre les lamelles, et cette substance est creusée de fentes ou canaux plus ou moins larges, destinés évidemment à porter le fluide nutritif aux fibres du cristallin.

431. (2) Le *corps vitré* est formé par une substance fluide renfermée dans une délicate membrane hyaline, la membrane *hyaloïde*. Cette membrane à la limite de la fosse patellaire du corps vitré, c'est-à-dire la fosse dans laquelle est logé le cristallin, se prolonge, mais sans recouvrir ce dernier, pour former la zone de Zinn fortement adhérente au bord du cristallin. Cette zone est également adhérente à la surface des procès ciliaires. La zone de Zinn est hyaline, résistante et renforcée par un grand nombre de faisceaux de fibres fines.

Entre la zone de Zinn ou ligament suspenseur du cristallin, le bord de la lentille et de la fosse patellaire est un espace circulaire lymphatique appelé le canal de Petit.

Au-dessous de la membrane hyaloïde on trouve des cellules isolées, nucléées, granuleuses (cellules sous-hyaloïdiennes de Ciaccio) possé dant des mouvements amiboïdes (Ivanoff).

432. La substance du corps vitré apparaît comme séparée par des fentes concentriques, à la périphérie, radiées à la partie centrale (Brücke, Hannover, Bowman, Ivanoff, Schwalbe) ; mais ces fentes ne contiennent point de membrane limitante distincte (Stilling, Ivanoff, Schwalbe).

Le canal hyaloïdien ou canal de Stilling s'étend de la papille du nerf optique à la capsule postérieure du cristallin, et est tapissé par une continuation de la membrane hyaloïde.

433. Dans la substance du corps vitré se rencontrent des cellules nucléées, isolées ; ces cellules ont des mouvements amiboïdes, et quelques-unes contiennent des vacuoles, indice d'une dégénération commençante. Ces cellules sont tout à fait identiques aux globules blancs du sang (Lieberkühn, Schwalbe).

Des faisceaux déliés de fibrilles sont disséminés dans la substance du corps vitré.

CHAPITRE XXXIX

LA RÉTINE

434. La *rétine* (FIG. 157) se compose de couches qui se succèdent dans l'ordre suivant, en partant d'avant en arrière, c'est-à-dire du corps vitré pour aller à la choroïde : (1) La membrane limitante interne qui est en contact avec la membrane hyaloïde du corps vitré ; (2) la couche des fibres nerveuses ; (3) la couche des cellules ganglionnaires ; (4) la couche granulée interne ou couche moléculaire interne ; (5) la couche interne à noyaux ; (6) la couche gra-

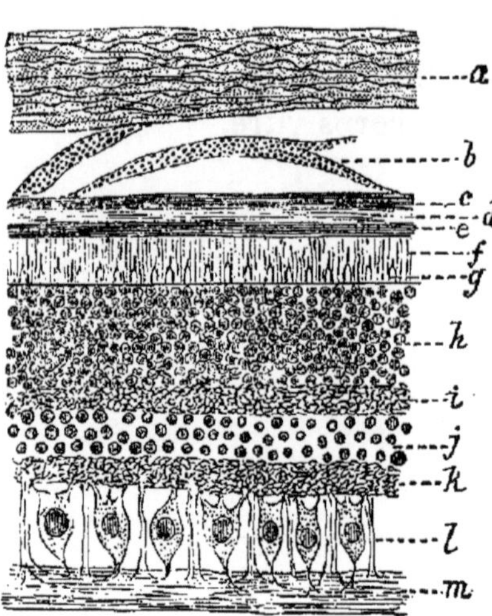

FIG. 157.— Coupe transversale d'un œil de mouton (portion périphérique de la rétine).

a, couche interne de la sclérotique; — *b*, lamelles suprachoroïdiennes (pigmentées); — *c*, *d*, couches de la choroïde; — *e*, épithélium pigmenté de la rétine; — *f*, couche des bâtonnets; — *g*, les cônes; — *h*, couche externe à noyau; — *i*, couche granulée externe; — *j*, couche interne à noyaux; — *k*, couche granulée intrne; — *l*, couche des cellules ganglionnaires, avec les fibres radiées ou fibres de Müller entre les cellules; — *m*, la couche des fibres nerveuses.

nulée externe ou moléculaire externe ou couche internucléaire ; (7) la couche externe à noyaux ; (8) la membrane limitante externe ; (9) la couche des cônes et des bâtonnets ; (10) l'épithélium pigmentaire dè la rétine ou le tapetum nigrum, mentionné cidessus, qui forme en même temps l'épithélium interne de la choroïde.

435. La disposition des couches varie (*a*) au niveau de la papille du nerf optique, (*b*) au niveau de la tache jaune et de la fovea lutea, (*c*) au niveau de l'*ora serrata* de la rétine.

(*a*) La papille du nerf optique réprésente le point d'entrée des fibres du nerf optique dans la rétine. De là, ces fibres partant, comme d'un centre, s'épanouissent suivant une direction radiée dans la rétine, (avec une disposition générale concave en avant), dont elles forment la couche interne. Il n'y a pas d'autres éléments que ceux-ci dans la papille de la rétine, sauf cependant une continuation de la limitante interne. Dans la papille se distribuent l'artère et la veine centrales de la rétine qui pénètrent aussi par leurs rameaux dans les couches internes de la rétine. On trouve aussi dans cette région un large espace lymphatique.

(*b*) La tache jaune et la fovea centralis seront étudiées lorsque les différentes couches de la rétine auront été décrites.

(*c*) Au niveau de l'ora serrata, tous les éléments cellulaires et nucléaires de la rétine ainsi que les fibres nerveuses, (à l'exception cependant de l'épithélium), s'arrêtent ; mais la limitante interne, avec ses fibres radiées spéciales ou fibres de Müller, se continue sur les procès ciliaires sous forme de cellules épithélioïdes, prismatiques, nucléées mentionnées ci-dessus ; c'est la portion ciliaire de la rétine.

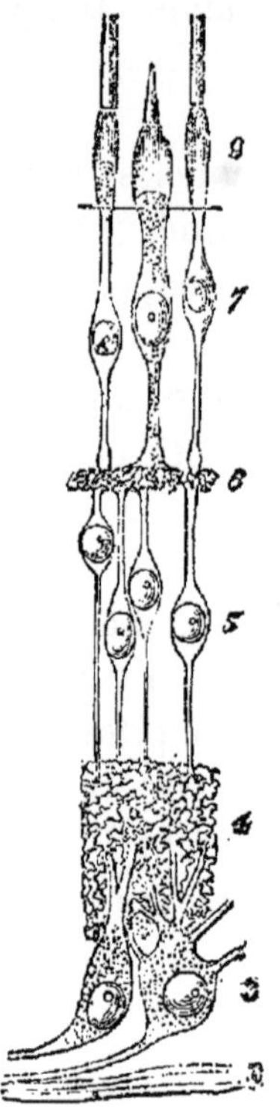

Fig. 158. — Diagramme des éléments nerveux de la rétine.

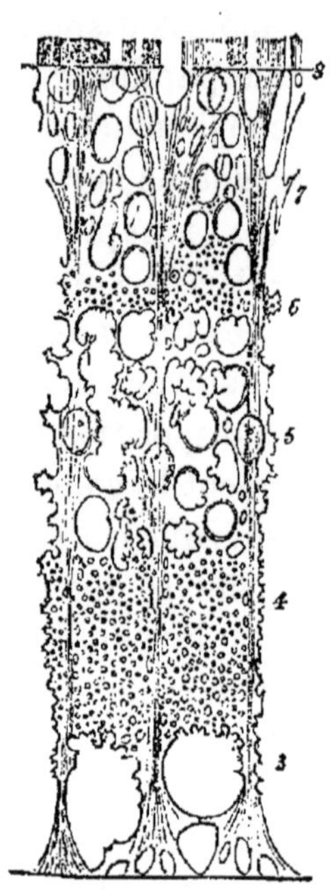

Fig. 159. — Diagramme de la substance connective de la rétine.

2, fibres nerveuses ; — 3, cellules ganglionnaires ; — 4, couche granulée interne ; — 5, couche interne à noyaux ; — 6, couche granulée externe ; — 7, couche externe à noyaux ; — 8, la membrane limitante externe ; — 9, les bâtonnets et les cônes.

436. Structure des couches de la rétine (FIG. 158 et 159).

(1) La *membrane limitante interne* se compose d'aires plus ou moins polygonales, représentant les extrémités ou bases de fibres pyramidales finement striées, les *fibres de Müller*. Chaque fibre radiée de Müller s'étend dans une direction verticale à travers toutes les couches jusqu'à la limitante externe, et sur son trajet abandonne de nombreuses subdivisions latérales sous forme de fibrilles ou de membranes ; ces dernières s'anastomosent les unes avec les autres de manière à former un stroma criblé de trous ou matrice qui loge tous les éléments cellulaires et nucléaires des couches de la rétine. Dans la couche des fibres nerveuses, les fibres radiées sont le plus épaisses ; c'est là en effet qu'est située leur base pyramidale. Dans la couche interne à noyaux, chacune des fibres de Müller possède un noyau ovale.

437. (2) *La couche des fibres nerveuses.* Les fibres du nerf optique, à leur entrée dans le globe de l'œil, perdent leur enveloppe de myéline, et le cylindraxe transparent seul se prolonge dans la rétine. Chez l'homme, il est tout à fait exceptionnel de rencontrer des fibres nerveuses à myéline dans la rétine. Chez le lapin on observe deux faisceaux dont les fibres conservent dans la rétine leur enveloppe médullaire (Bowman). Les fibres nerveuses restent groupées en faisceaux dans la rétine, et y forment même des plexus. Il est évident, par suite de la disposition radiée des fibres, que leur nombre diminue vers l'ora serrata.

438. (3) *La couche des cellules ganglionnaires.* Les cellules sont disposées sur un seul plan, sauf dans la macula lutea, où elles forment plusieurs couches. Chaque cellule est multipolaire, et possède un large noyau.

Un des processus est dirigé vers la couche des fibres nerveuses, et est en connexion avec l'une des fibres. Plusieurs processus partant du côté opposé de la cellule, passent dans la couche externe voisine c'est-à-dire dans la couche granulée interne. Selon Max Schultze et autres, ces processus se résoudraient en un reticulum de fibrilles entrant dans la constitution de la couche granulée interne; mais, selon Retzius, Mans et Schwalbe, ces processus ne feraient que passer au travers de la couche granulée interne.

Les cellules ganglionnaires sont séparées les unes des autres par les fibres radiées de Müller.

439. (4) La *couche granulée interne* est formée d'un réticulum fin et dense de fibrilles, avec une petite quantité de matière granuleuse entre les fibrilles. Ces fibrilles sont en connexion avec les subdivisions latérales des fibres radiées de Müller. Cette couche, au point de vue de son épaisseur, est la partie la plus apparente de la rétine. Chez les vertébrés inférieurs cette couche semble stratifiée.

440. (5) La *couche interne à noyaux* contient, plongés dans un stroma hyalin formant une substance criblée de trous, de nombreux noyaux disposés sur deux, trois et quatre rangées. Dans la rétine des amphibies, ces noyaux forment un plus grand nombre de couches. Quelques noyaux oblongs de cette couche appartiennent, ainsi que cela a été mentionné ci-dessus, aux fibres radiées de Müller. Près de la couche granulée sont de petits noyaux appartenant à des cellules plates ramifiées (Vintschgau). Mais les noyaux de cette couche sont en majorité légèrement ovales et possèdent un réticulum intérieur. Chaque noyau appartient à une cellule fusiforme ayant une petite quantité de protoplasme autour du noyau. C'est, en fait, une cellule ganglionnaire bipolaire (Max Schultze). L'un des processus (l'interne) passe comme une fibre fine, variqueuse à travers la couche granulée interne pour se mettre en connexion avec les processus externes des cellules ganglionnaires (Retzius, Schwalbe): l'autre processus (l'externe) passe dans la couche externe voisine de la rétine (la couche granulée externe).

(6) La *couche granulée externe* offre exactement la même structure que la couche granulée interne, c'est-à-dire un réticulum fin de fibrilles ; mais l'épaisseur de cette couche est beaucoup moindre que celle de la granulée interne.

441. (7) La *couche externe à noyaux* contient dans une substance fondamentale criblée de trous, un grand nombre de noyaux ovales.

Dans la rétine de l'homme et des mammifères, ces noyaux sont toujours très nombreux, et forment une couche beaucoup plus épaisse que la couche granulée interne ; mais chez les amphibies la disposition inverse est la règle. Les noyaux qu'on rencontre dans cette couche sont plus petits que ceux de la couche interne à noyaux, et présentent fréquemment à leur intérieur une apparence de différenciation en segments transversaux, d'où un aspect plissé (Henle, Krause). La substance fondamentale, criblée de trous de cette couche est en connexion avec les subdivisions latérales des fibres radiées de Müller, et elle forme avec ces fibres une sorte de membrane propre délicate à la surface externe de cette couche ; c'est la limitante externe.

442. (8) *La limitante externe*. Les noyaux de la couche externe à noyaux, près de la limitante externe, sont en connexion, dans la rétine de l'homme et des mammifères, avec les cônes tandis que les noyaux plus éloignés de la limitante externe sont en connexion avec les bâtonnets. Dans les deux cas cette connexion s'établit à travers des pertuis de la limitante externe. Chaque noyau de la couche externe à noyaux est en réalité celui d'une cellule fusiforme pourvu d'une petite quantité de protoplasme; ce protoplasme se prolonge en dehors pour former la partie externe de la fibre cône ou de la fibre bâtonnet, et se prolonge respectivement dans les cônes et les bâtonnets ; le protoplasme se prolonge aussi en dedans sous forme d'une fibre plus longue et plus apparente, la partie interne de la fibre cône ou de la fibre bâtonnet. Ces dernières fibres se ramifient et, pénètrant dans la couche granulée externe, se perdent par leurs subdivisions parmi les fibrilles de cette couche.

443 (9) *Les bâtonnets et les cônes.* Chaque *bâtonnet* présente une forme cylindrique avec une extrémité externe arrondie ou conique ; il se compose d'un segment interne et d'un segment externe unis par une ligne mince de ciment. La substance du bâtonnet est brillante et réfringente, et son segment externe est constitué par la neurokératine de Kühne et de Ewald. A l'état frais, le segment externe montre une striation longitudinale plus ou moins fine due à de petits sillons linéaires longitudinaux (Hensen, Max Schultze). Après l'emploi de certains réactifs, tels que le serum, la solution de potasse, le segment externe des bâtonnets se désagrège en de nombreux disques transversaux, minces, paraissant homogènes (Hannover). Le segment interne des bâtonnets, chez l'homme, est un peu plus large que le segment externe ; il est pâle, et finement et longitudinalement strié, et il contient, dans quelques cas, un corps lenticulaire spécial. Dans la rétine de l'homme et dans celle des mammifères, ce corps lenticulaire manque, mais on trouve à sa place une masse de fibrilles longitudinales (Max Schultze). Le segment interne passe au travers d'un trou dans la limitante externe et, devenant plus mince, représente la partie externe de la fibre bâtonnet.

444. Chaque *cône* se compose d'un segment externe court, aigu, conique et d'un segment interne plus large avec une surface convexe ; c'est là le *corps* du cône. Le segment externe du cône se sépare aussi, dans certaines conditions, en disques transversaux minces. Le corps du cône est finement et longitudinalement strié. L'extrémité externe du corps du cône, chez plusieurs oiseaux, reptiles et amphibies, contient un corpuscule sphérique ayant une coloration rouge, orange, jaune, verte ou même bleue. Les cônes sont plus petits que les bâtonnets ; l'extrémité aiguë des cônes n'atteint pas beaucoup plus loin que le point d'union entre le segment externe et le segment interne des bâtonnets.

Dans la macula lutea et la fovea centralis de l'homme et de la plupart des mammifères, on ne rencontre que des cônes uniquement, et vers la portion périphérique de la rétine, les cônes s'en vont en décroissant graduellement de nombre. Dans la partie périphérique il n'y a plus que des bâtonnets. Mais chez les oiseaux, les cônes l'emportent partout sur les bâtonnets.

Chez la chauve-souris et la taupe, la macula lutea ne possède pas de cônes et chez le hibou, le cobaye, le rat et le lapin ils sont petits et peu nombreux.

445. Les segments externes des bâtonnets *seuls* contiennent à l'état frais et vivant une couleur spéciale, diffuse, pourpre (Leydig, Boll, Kühne) ; c'est le pourpre rétinien ou *rhodopsine* de Kühne. Quand cette couleur est exposée à la lumière du soleil, elle devient rouge, puis orange, puis jaune, et finalement disparaissant tout à fait, passe au blanc. Il n'y a pas de pourpre rétinien dans les bâtonnets du rhinolophus hipposideros, ni chez le pigeon, ni chez les gallinacés ; dans ces rétines dont les cônes contiennent des globules colorés (voir plus haut), les bâton-

nets environnants sont dépourvus de pourpre visuel.
Le pourpre rétinien est en
relation intime avec l'épithélium pigmentaire de la
rétine, car on le voit repa-
raître dans les bâtonnets décolorés, si on replace la rétine en contact avec l'épithélium pigmentaire (Kühne).
Ceci n'est vrai, bien entendu,
que dans certaines limites.

446. (10) L'*épithélium pigmentaire* (FIG. 160) ou *tapetum nigrum* se compose de
cellules protoplasmiques, polygonales qui, lorsqu'on les
voit par leur surface, se
montrent comme une mo-
saïque ; elles sont séparées
les unes des autres par une
mince couche cémentaire.
Chaque cellule présente une
partie externe non pigmentée, renfermant le noyau
ovale légèrement aplati et
une partie interne, en contact avec les cônes et les
bâtonnets, contenant des
fibrilles cristallines pigmen-

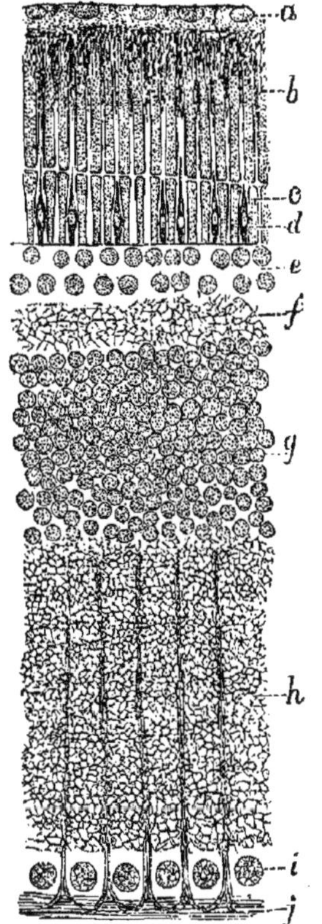

FIG. 160.—Coupe verticale de
la rétine de la grenouille.

a, l'épithélium pigmenté de la
rétine ou tapetum nigrum ; — *b*,
les segments externes des bâtonnets, ceux des cônes sont entre
eux ; — *c*, les segments internes
des bâtonnets et des cônes ; — *d*,
limitante externe ; — *e*. les noyaux
externes ; — *f*. la couche granulée
externe ; — *g*, les noyaux internes ;
— *h*, la couche granulée interne ;
— *i*, les noyaux des cellules ganglionnaires ; — *j*, les fibres nerveuses ; les extrémités pyramidales
des fibres radiées de Müller sont
bien visibles.

tées (Frisch). Cette partie interne se prolonge par de nombreuse fibrilles ténues, contenant chacune une rangée de particules de pigment, et ces fibrilles passent entre les segments externes des bâtonnets auxquels elles adhèrent très intimement, et avec lesquels elles finissent en réalité par se confondre (Max Schultze). Chaque cellule fournit ainsi des fibrilles à plusieurs bâtonnets. La lumière du soleil produit une saillie des fibrilles hors du corps de la cellule, tandis que l'obscurité les fait se rétracter (Kühne), de la même manière que pour les cellules pigmentées du tissu cellulaire. (Voir parag. 43.) La teinte de ce pigment est plus foncée dans les yeux noirs que dans les yeux clairs. Le pigment blanchit à la lumière en présence de l'oxygène (Kühne); mais il persiste en l'absence d'oxygène (Mays).

447. La *macula lutea* (FIG. 161) contient chez l'homme et le singe un pigment jaune diffus, entre les éléments de la rétine (Max Schultze). Chez l'homme et la plupart des mammifères, comme cela a été mentionné plus haut, il y existe à peine quelques bâtonnets, il n'y a que des cônes. Ceux-ci sont plus longs que dans les autres parties, et c'est dans la fovea centralis qu'ils sont le plus long et en même temps très minces. Comme il y a ici peu de bâtonnets, les noyaux de la couche externe à noyaux sont réduits à un petit nombre de couches, généralement deux, en contact avec la membrane limitante externe. Pour cette raison, le reste de la couche externe à noyaux est occupé par des fibres cônes seulement, qui dans

la fovea centralis, passent, suivant une direction
oblique ou horizontale, dans la couche granulée externe. Les cellules ganglionnaires forment plusieurs
couches dans la *macula lutea*. Dans la *fovea centralis*,
on rencontre des cônes très longs.et minces, la limi-

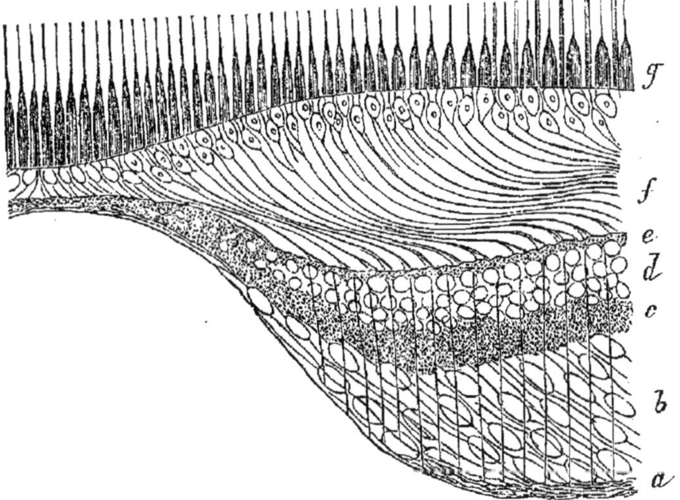

Fig. 161. — Coupe verticale de la macula lutea et de
la fovea centralis.

a, fibres nerveuses; — *b*, cellules ganglionnaires: — *c*, couche granulée
interne; — *d*, noyaux internes; — *e*, couche granulée externe; — *f*, fibres
cônes; — *g*, cônes.

tante externe, quelques noyaux représentant la
couche externe à noyaux et une mince continuation
de la couche granulée interne; enfin la limitante interne.

448. Chez l'embryon, la première vésicule optique
s'invagine de manière à former la cupule optique qui

consiste en deux couches, l'une externe devenant
l'origine de l'épithélium pigmentaire, et l'autre interne
devenant la rétine proprement dite. Dans celle-ci,
les bâtonnets et les cônes avec leurs fibres et les
noyaux de la couche externe à noyaux correspondent
aux cellules de l'épithélium prismatique (*épithélinm
sensoriel*) tandis que les autres couches, c'est-à-dire
la couche granulée externe, la couche interne à
noyaux, la couche granulée interne, les cellules ganglionnaires, les fibres nerveuses et la limitante interne
représentent la tunique nerveuse de Brücke ou le stratum nerveux de Henle.

449. *Les vaisseaux sanguins de la rétine*. Les rameaux de l'artère et de la veine centrales du nerf
optique peuvent être suivis dans la rétine, dans la
couche des fibres nerveuses et des cellules ganglionnaires, tandis que les capillaires unissant les artères
aux veines s'étendent à travers les couches jusqu'à la
couche granulée externe.

Les *lymphatiques* de la rétine se montrent comme
des gaînes lymphatiques périvasculaires des veines
de la rétine et des capillaires (His). Des canaux lymphatiques se rencontrent dans la couche des fibres
nerveuses,

450. La *lame criblée* est la partie de la sclérotique
et de la choroïde à travers laquelle les fibres nerveuses
doivent passer pour atteindre la papille du nerf
optique. Dans le nerf optique, les fibres sont groupées
en faisceaux plus ou moins larges. Ce ne sont pas des

faisceaux comparables à ceux des autres nerfs, entourés par le périnèvre, mais ce sont plutôt des groupes entourés par des septa de tissu cellulaire, et ces groupes de fibres passent dans les trous correspondants de la sclérotique et de la choroïde.

451. Le *nerf optique* possède trois enveloppes composées de tissu fibreux ; (*a*) une externe, la durale. une moyenne ou arachnoïdienne, une interne ou pie-mérienne qui sont des continuations des membranes respectives du cerveau. L'enveloppe pie-mérienne est en réalité le périnèvre, le nerf optique entier étant comparable à un faisceau nerveux composé, comme cela a été décrit daus un chapitre précédent. L'enveloppe durale du nerf optique au point de pénétration dans la lame criblée passe dans les couches externes de la sclérotique, tandis que les enveloppes arachnoïdienne et pie-mérienne passent dans les couches internes de la sclérotique. En dehors de l'enveloppe durale est un espace lymphatique, l'espace supra-vaginal ; il y a aussi, entre les différentes enveloppes, d'autres espaces lymphatiques : l'espace sous-dural ou sous-vaginal, espace de Schwalbe, et l'espace sous-arachnoïdien. Les espaces supra-vaginal et sous-vaginal s'anastomosent l'un avec l'autre (Michel).

452. Autour de la sclérotique il y a un espace lymphatique limité par une membrane fibreuse, la *capsule de Tenon* ; cet espace est appelé l'espace de Tenon. L'espace supra-vaginal s'anastomose avec cet *espace de Tenon* ; dans ce dernier, se rendent

aussi des fentes lymphatiques du tissu suprachoroï-
dien (Schwalbe) par le moyen du système canaliculaire lymphatique de la sclérotique (Waldeyer). Les
espaces lymphatiques supra-choroïdiens communiquent aussi avec les espaces lymphatiques du nerf
optique.

CHAPITRE XL

L'OREILLE EXTERNE ET MOYENNE

453. Le conduit auditif externe est tapissé par une peau délicate, dont la structure est identique avec celle du reste de la peau; elle n'en diffère que par une plus grande minceur. Les glandes cérumineuses ont déjà été mentionnées et décrites antérieurement. Le cartilage du pavillon avec sa prolongation dans le conduit auditif externe est constitué par du cartilage élastique ou réticulé.

454. La *membrane du tympan*, séparant l'oreille externe de l'oreille moyenne, présente, comme partie constituante principale, une couche résistante de trabécules tendues de tissu fibreux avec de nombreuses fibres élastiques et des membranes élastiques. Cette couche moyenne est la couche principale de la membrane . Extérieurement , elle est doublée par un mince prolongement de la peau du conduit auditif externe , et , intérieurement, par un prolongement de la délicate membrane muqueuse recouvrant la caisse du tympan. Dans la couche moyenne de la membrane du tympan, les trabécules

ont une direction radiée plus ou moins régulière à partir de l'insertion du manche du marteau sur la membrane, mais vers la périphérie plusieurs trabécules ont une direction circulaire. Les premières trabécules appartiennent à la portion externe de la couche moyenne, les dernières à la portion interne de cette même couche.

La membrane muqueuse tapissant la surface du tympan est une membrane délicate de tissu fibreux, recouverte par une couche unique de cellules épithéliales polyédriques.

Les vaisseaux sanguins forment des réseaux capillaires pour les trois couches, c'est-à-dire un réseau spécial pour la couche cutanée, un second réseau pour le stratum moyen et un troisième pour la couche muqueuse ; les lymphatiques présentent une disposition similaire. Un système intercommuniquant de sinus lymphatiques et de fentes (Kessel) existe entre les trabécules. Des fibres nerveuses sans myéline forment des plexus dans la peau et la couche muqueuse. De ceux-ci partent des fibrilles fines qui forment un réseau sous-épithélial d'où partent d'autres fibrilles se rendant dans l'épithélium.

455. La *trompe d'Eustache* est tapissée par une membrane muqueuse qui est une continuation de celle tapissant la partie supérieure du pharynx ; par suite, sa surface interne est recouverte par un épithélium cylindrique cilié. Comme dans le pharynx, on rencontre aussi dans cette muqueuse une certaine quantité de tissu adénoïde. Le cartilage de la trompe

d'Eustache, à l'état adulte, offre une structure analogue à celle des autres cartilages élastiques.

456. La *caisse du tympan*, y compris les cellules mastoïdiennes et la chaîne des osselets, est doublée par une délicate membrane fibreuse. La surface libre est recouverte par une couche unique de cellules épithéliales polyédriques dans les régions suivantes : sur le promontoire de la paroi interne de la cavité, sur les osselets de l'ouïe, sur la paroi supérieure de la cavité et dans les cellules mastoïdiennes ; dans toutes les autres parties l'épithélium est cylindrique, cilié comme celui qui tapisse la trompe d'Eustache.

457. Les trois osselets de l'ouïe sont formés de substance osseuse, enveloppée de périoste, qui est recouvert par la délicate muqueuse ci-dessus décrite. Les ligaments des os sont formés, comme les autres ligaments, de faisceaux tendus et parallèles de tissu fibreux. La surface articulaire de la tête du marteau et de l'enclume et l'extrémité du long processus de l'enclume et de l'étrier sont recouvertes par du cartilage hyalin articulaire.

CHAPITRE XLI

L'OREILLE INTERNE

458. Le labyrinthe osseux[1] se compose du vestibule qui est en communication, d'une part, avec le limaçon, et d'autre part, avec les trois canaux semi-circulaires; chacun de ces derniers canaux possède une ampoule à son extrémité. Le vestibule présente deux divisions, la fosse hémisphérique, près du limaçon, et la fosse semi-elliptique, près des canaux semi-circulaires. Le limaçon est enroulé en spirale formant trois tours autour d'un axe osseux, *la columelle*. De celle-ci se détache une lamelle osseuse s'étendant vers la paroi externe de chaque tour du limaçon, mais sans l'atteindre, c'est la *lame spirale osseuse*. Cette lame existe dans tous les tours de la spirale et subdivise la cavité de chaque tour en un espace supérieur ou *rampe vestibulaire* et en un espace inférieur ou *rampe tympanique*. Au

---

[1] Avant d'aborder ce chapitre, il est indispensable d'avoir des connaissances très précises sur les détails minutieux de l'anatomie descriptive de cette région.

Nous ne saurions trop engager les commençants à se reporter, sur ce sujet, aux descriptions et aux planches du traité d'anatomie du professeur Sappey.

sommet du limaçon, les deux rampes communiquent l'une avec l'autre par l'*hélicotrème*. La rampe vestibulaire s'ouvre dans la fosse hémisphérique, tandis que la rampe tympanique, à son origine, est en communication, par la fenêtre ronde, avec la caisse du tympan ; mais cette fenêtre ronde est fermée par une membrane, la membrane secondaire.

459. Les canaux semi-circulaires partent de la fosse semi-elliptique et y reviennent. La fenêtre ovale établit une communication entre la caisse du tympan et le vestibule, au niveau de la fosse hémisphérique ; cette fenêtre ovale est fermée, à l'état frais, par une membrane dans laquelle se fixe la base de l'étrier, dont la circonférence est presque aussi large que la fenêtre.

460. Le labyrinthe osseux est constitué dans toutes ses parties par de la substance osseuse ordinaire avec le périoste doublant sa surface et ses cavités. Ces cavités contiennent un fluide albumineux, appelé *périlymphe*. Mais elles ne sont pas remplies par ce fluide, car dans chacune des deux divisions du vestibule, dans chacun des canaux semi-circulaires et aussi dans le limaçon, on trouve des parties membraneuses qui se moulent sur les parties correspondantes du labyrinthe. Ces parties membraneuses possèdent une cavité remplie par le même fluide albumineux que ci-dessus, c'est l'*endolymphe*. Ces parties membraneuses sont disposées de la manière suivante : dans la fosse hémisphérique on trouve un sac sphérique,

appelé le *saccule ;* dans la fosse semi-elliptique on
trouve un sac elliptique, l'*utricule ;* dans chacun
des trois canaux semi-circulaires est un canal semi-
circulaire membraneux qui possède aussi une ampoule correspondant à l'ampoule du canal osseux.

461. Dans le limaçon existe un canal membraneux qui, sur une coupe transversale, est triangulaire :
c'est la rampe moyenne ou canal cochléaire ; il s'enroule aussi en spirale, de manière à décrire trois
tours de la base au sommet du limaçon, et il se met
en contact avec le bord de la lame spirale osseuse, de
manière à occuper une position intermédiaire entre
la portion périphérique de la rampe vestibulaire et
de la rampe tympanique.

462. Les différentes portions du labyrinthe membraneux sont réunies l'une à l'autre de la manière
suivante : les trois canaux semi-circulaires membraneux s'ouvrent dans l'utricule ; celui-ci ne se continue
pas directement avec le saccule ; mais un étroit
canal part de l'utricule et du saccule ; ces deux canaux se réunissent en un mince tube membraneux
situé dans l'aqueduc du vestibule. A son extrémité
distale, ce tube s'élargit pour former le sac de l'endolymphe, situé dans une fente de la dure-mère recouvrant la surface postérieure du rocher. Le saccule est en communication avec le canal cochléaire
ou rampe moyenne par un tube étroit et court, le
canalis reuniens de Reichert. Ainsi la cavité de tout le
labyrinthe membraneux est en communication di-

recte avec elle-même dans toutes ses divisions, et
elle représente l'*espaee lymphatique interne* du labyrinthe. Il n'y a pas de communication entre l'endolymphe et la périlymphe, et la cavité du labyrinthe
membraneux n'est pas en relation directe avec la
caisse du tympan, car la fenêtre ovale et la fenêtre
ronde séparent toutes deux l'espace périlymphatique
ou cavité du labyrinthe osseux, de la caisse du tympan. Aussi les vibrations de la membrane tympanique transmises par les osselets de l'ouïe à la fenêtre
ovale n'ont d'action directe que sur la périlymphe.

La fluctuation (l'ébranlement du liquide) se
transmet du vestibule à la périlymphe des canaux
semi-circulaires d'une part, et, d'autre part, à travers
la rampe vestibulaire, au sommet du limaçon, puis
par l'*hélicothrème*, dans la rampe tympanique, aboutissant finalement à la membrane secondaire qui
ferme la fenêtre ronde. Naturellement, dans leur
trajet, les vibrations ont une action sur la membrane
de Reissner (voir plus bas) séparant la rampe moyenne
de la rampe vestibulaire, et, par suite, les vibrations
de cette membrane se transmettent à l'endolymphe
de la rampe moyenne et aux extrémités des fibres
nerveuses auditives. (Voir plus bas.)

463. *Structure des canaux semi-circulaires et du
saccule.* — Les *canaux semi-circulaires membraneux*
sont fixés par des faisceaux tendus de tissu fibreux
au périoste interne sur la courbure convexe du canal
osseux, de sorte que sur la courbure concave reste un
espace pour la périlymphe. Une semblable disposi-

tion s'observe pour le saccule et l'utricule, qui sont fixés au périoste interne sur l'un des côtés de la paroi osseuse.

La structure de la paroi est la même dans les canaux semi-circulaires, dans l'utricule et dans le saccule. Les ligaments fibreux du périoste, mentionnés ci-dessus, forment une tunique externe, et en dedans est une tunique propre d'apparence vitreuse. Sur une des faces, celle qui regarde la paroi osseuse, la tunique propre présente de nombreux prolongements papillaires. La surface interne de cette membrane est recouverte par une couche unique de cellules épithéliales polyédriques.

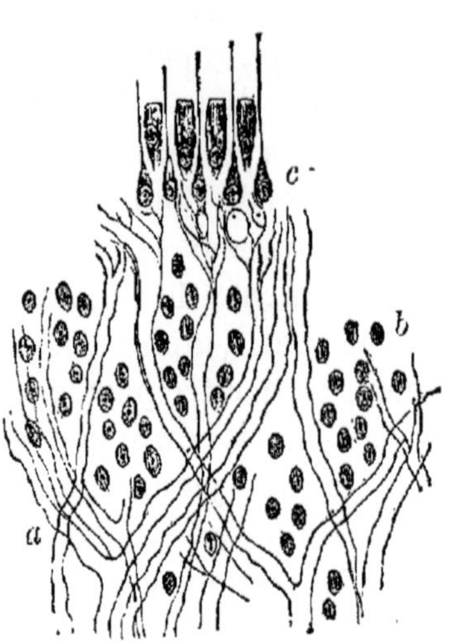

Fig. 162. — Coupe transversale de la macula acustica, l'utricule du labyrinthe d'un cobaye.

a, fibres nerveuses à myéline, formant des plexus ; — *b*, noyaux de la membrane ; — *c*, l'épithélium sensoriel (diagramme) ; les cellules sensorielles fusiformes possèdent de longs cils auditifs se projetant entre les cellules épithéliales coniques, au-delà de la surface libre.

464. Chacun des rameaux du *nerf vestibulaire*, c'est-à-dire les deux rameaux destinés au saccule et à l'utricule, et les trois destinés aux trois ampoules, possède un renflement ganglionnaire. Le rameau nerveux, ayant traversé la paroi membra-

neuse, pénètre dans des épaississements spéciaux de la tunique propre sur la partie de la paroi membraneuse fixée à l'os ; dans le saccule et l'utricule l'épaississement porte le nom de *tache acoustique*, dans les ampoules de *crête acoustique* (FIG. 162, Max Schultze). Cet épaississement est une sorte de large villosité ou de prolongement plissé de la tunique propre dans lequel pénètrent les fibres nerveuses de plusieurs rameaux. Ces fibres sont toutes des fibres nerveuses à myéline, et montent vers la surface libre de la saillie, en formant un plexus. Dans ce plexus sont interposés de nombreux noyaux. Des fibres à myéline, partent de minces faisceaux de fibrilles primitives qui entrent dans l'épithélium recouvrant la surface libre de ces villosités ou saillies.

465. Cet épithélium se compose d'une couche de cellules prismatiques ou coniques entre lesquelles sont enclavées des cellules fusiformes ; ces deux espèces de cellules possèdent un noyau ovale. Selon Max Schultze et autres, chacune des cellules fusiformes est en connexion par son prolongement interne avec une des fibrilles nerveuses sous-jacentes ; tandis que, du côté de la surface libre et au-delà, le prolongement externe de la cellule est long, mince et rigide et forme le cil auditif. Pour cette raison, Max Schultze regarde les cellules prismatiques comme *épithéliales*, et les cellules fusiformes comme *sensorielles*.

Retzius, au contraire, soutient que, chez les poissons au moins, ce sont les cellules éphithéliales qui sont en connexion avec les faisceaux de fibrilles nerveuses, et que chacune d'elles envoie au dehors, sur la surface interne libre, un faisceau de cils fins, rigides, les *cils auditifs*. Les cellules fusiformes de Max Schultze, en admettant cette [interprétation, ne sont que des cellules de soutènement. La surface libre de l'épithélium est revêtue par une cuticule homogène, perforée de trous qui correspondent aux cellules épithéliales et aux cils auditifs.

Sur la surface interne de la tache et de la crête acoustique on trouve les *otolithes*. Ce sont des cristaux rhomboédriques ou des masses amorphes formés spécialement de carbonate de chaux, et englobés dans une substance gélatineuse, paraissant granuleuse.

466. Le *limaçon* (FIG. 163), comme on l'a dit plus haut, se compose aussi d'une paroi osseuse et d'un canal membraneux, la première enveloppant le second comme les canaux semi-circulaires osseux entourent les canaux membraneux ; là aussi le canal membraneux est fixé à la paroi externe, du côté convexe. La différence qui existe entre le limaçon et les canaux semi-circulaires, c'est que dans le limaçon on observe une séparation de l'espace périlymphatique formée par un prolongement osseux, *la lame spirale osseuse*, et formée aussi par la *rampe moyenne* interposée entre la *rampe vestibulaire* et la *rampe tympanique*.

467. Dans la columelle osseuse se trouvent de nombreux canaux parallèles pour les faisceaux de

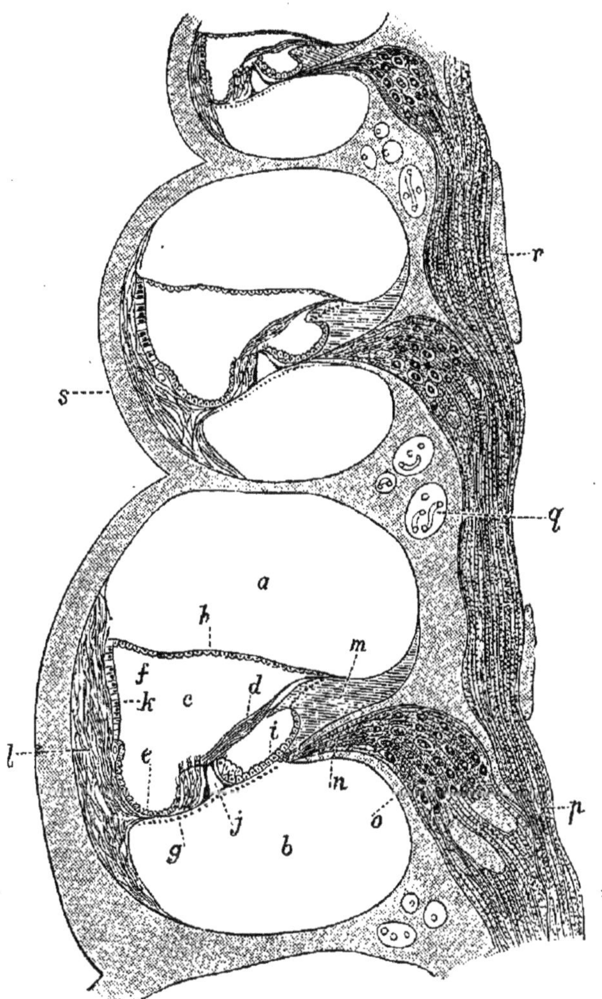

Fig. 163. Coupe verticale du limaçon de l'oreille du cobaye
suivant le grand axe de la columelle.

a, la rampe vestibulaire; — *b*, rampe tympanique; — *c*, rampe moyenne
— *d*, la membrana tectoria); — *e*, les cellules de Claudius; — *f*, l'angl
externe supérieur de la rampe moyenne; — *g*, la région des cellules ciliées
externes sur la membrane basilaire; — *h*, la membrane de Reissner; —
i, l'épithélium doublant le sillon spiral (interne); — *j*, le tunnel de l'arche
de Corti; — *k*, les stries vasculaires; — *l*, le ligament spiral; — *m*, la crête
spirale; — *n*, les fibres nerveuses dans la lame spirale osseuse; — *o*, le ganglion spiral; — *p*, les fibres nerveuses dans le modiolus; — *q*, canaux
osseux contenant les vaisseaux sanguins; — *r*, noyaux osseux dans le
modiolus; — *s*, la capsule osseuse.

28.

fibres nerveuses du rameau cochléaire du nerf auditif; ces canaux s'ouvrent dans un sinus interne dans lequel est situé un gros ganglion en connexion avec le nerf.

Les faisceaux nerveux situés dans les canaux de la columelle, correspondant à la lame spirale osseuse sont en connexion avec des masses ganglionnaires composées de cellules nerveuses bi-polaires ; c'est le ganglion-spiral de Corti. A partir de ces masses ganglionnaires, les fibres nerveuses (toutes à myéline) peuvent être suivies dans la lame spirale osseuse, dans laquelle elles forment un riche plexus qui s'étend jusqu'au bord de la lame, c'est-à-dire jusqu'à la *membrane basilaire* de la rampe moyenne. (Voir plus bas.)

468. Du bord de la lame spirale osseuse, à la paroi externe osseuse du limaçon s'étend la *membrane basilaire* (FIG. 163) formant la paroi inférieure et principale de la rampe moyenne, tandis que la paroi supérieure du canal est formée par la *membrane de Reissner*, s'étendant, en formant un angle aigu, du bord de la lame spirale osseuse à la paroi osseuse externe du limaçon.

Sur une coupe transversale de la rampe moyenn on constate les détails suivants :

469. (1) La *paroi externe* est en contact avec le périoste doublant la surface interne du limaçon osseux; cette paroi est formée de tissu fibreux lamellaire, avec de nombreux faisceaux de tissu élastique

constituant ainsi la partie vestibulaire d'un ligament spécial, le *ligament spiral* (Kölliker); ce ligament est semi-lunaire sur une coupe transversale et, par un prolongement médian-angulaire, est fixé à l'extrémité externe de la membrane basilaire.

470. (2) La *paroi interne* de la rampe moyenne est représentée par une membrane extrêmement délicate, la *membrane de Reissner*. Cette membrane forme aussi la paroi supérieure qui s'étend à angle aigu, de l'angle externe supérieur de la rampe moyenne à la lame spirale osseuse. Mais là, cette membrane n'est pas fixée sur la substance osseuse, mais bien sur un prolongement spécial de cette dernière, la *crête spirale* (FIG. 163, M); celle-ci est une sorte de tissu intermédiaire entre le tissu fibreux et le tissu osseux, surajouté à la surface vestibulaire de la lame spirale osseuse. Cette crête spirale présente sur sa surface interne, c'est-à-dire celle qui est dirigée vers le rampe moyenne, un sillon profond appelé le *sillon spiral* ou *sillon spiral interne*. Par suite, il y a lieu de distinguer sur la crête spirale deux lèvres, la lèvre vestibulaire et la lèvre tympanique; la première formant la limite supérieure, la dernière la limite inférieure du sillon spiral.

471. (3) Entre la lèvre tympanique de la crête spirale et le prolongement ci-dessus mentionné du ligament spiral, s'étend, dans une direction rectiligne, la *membrane basilaire* formant la paroi inférieure de la rampe moyenne.

La rampe moyenne est tapissée, sur toute sa surface interne, par un épithélium dérivant de l'épithélium formant la paroi de la vésicule auditive de l'embryon, présentant des modifications spéciales dans certaines places.

La rampe tympanique et la rampe vestibulaire sont pareillement tapissées par uue couche continue de cellules aplaties, un endothélium qui, seulement sur la surface inférieure (tympanique) de la membrane basilaire, se modifie quelque peu, et est composée de cellules irrégulières, granuleuses.

472. Pour ce qui concerne la rampe moyenne, l'épithélium tapissant la surface interne offre l'aspect suivant : en partant de l'angle externe inférieur, c'est-à-dire du point où la membrane basilaire est fixée au ligament spiral, on trouve une couche unique de cellules polyédriques ou de cellules cylindriques transparentes courtes, tapissant cet angle externe, ce sont les *cellules de Claudius ;* en remontant sur le ligament spiral, les cellules deviennent plus courtes, plus squameuses ; on les trouve telles sur une mince saillie de la paroi externe, c'est-à-dire sur le *ligament spiral accessoire* produit par la saillie d'un petit vaisseau sanguin, le *vas proeminens*.

473. Puis on arrive à la *strie vasculaire* (bande vasculaire) doublant presque les deux tiers supérieurs de la paroi externe de la rampe moyenne. La strie vasculaire consiste en une couche de cellules prismatiques ou de cellules épithéliales fusiformes,

entre lesquelles s'étendent les vaisseaux capillaires sanguins du ligament spiral; chez quelques animaux (cobaye), on trouve en outre des petites masses de granules de pigment entre les cellules.

474. On passe ensuite de l'angle supérieur de la rampe sur la membrane de Reissner ; celle-ci se compose d'une membrane propre, mince, homogène, recouverte, sur sa surface externe vestibulaire, par une couche d'endothélium aplati, et sur sa surface interne, c'est-à-dire celle faisant face à la rampe moyenne, par une couche de cellules épithéliales polyédriques plus petites et moins aplaties.

475. On arrive, en suivant, à la lèvre vestibulaire de la crête spirale sur laquelle des prolongements spéciaux, cylindriques, horizontaux s'anastomosent les uns avec les autres ; ce sont : les *dents auditives* (Huschke). L'épithélium de la membrane de Reissner se continue sous forme de petites cellules polyédriques dans les saillies et les dépressions séparant les *dents auditives* ; mais sur les dents elles-mêmes, les cellules deviennent larges, aplaties, squameuses, et elles conservent ces caractères, en tapissant le sillon spiral, et en couvrant aussi la lèvre tympanique de la crête spirale. Nous arrivons maintenant à la membrane basilaire sur laquelle l'épithélium se modifie de manière à former *l'organe de Corti.*

476. La *membrane basilaire* consiste en un basement membrane hyalin sur lequel est fixé *l'organe de Corti*;

au-dessous se trouve la *tunique propre*, continuation du tissu du ligament spiral composé de fibrilles fines, parallèles (Hannover, Henle), étendues d'une manière très régulière, du ligament spiral à la crête spirale (Nuel). Sur le côté tympanique, il y a aussi un basement membrane hyalin. Les cellules endothéliales recouvrant la surface tympanique ont été mentionnées ci-dessus.

477. L'*organe de Corti* (FIG. 164). En passant en dehors de l'épithélium tapissant le sillon spiral, on trouve, avec les petites cellules épithéliales polyédri-

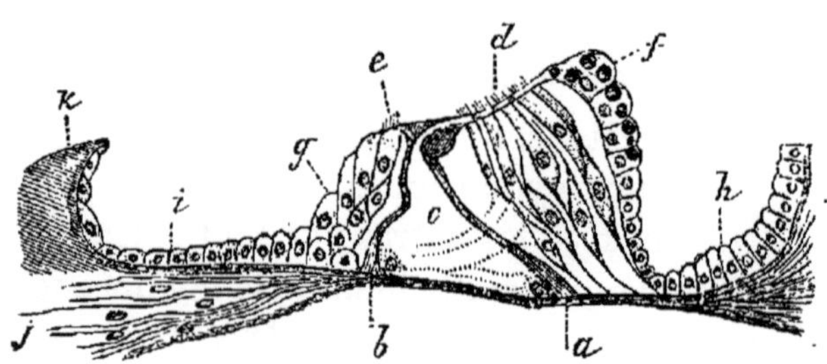

FIG. 164. — Organe de Corti dans le limaçon du cobaye.

a, bâtonnet externe ou pilier externe de Corti; — *b*, bâtonnet interne ou pilier interne de Corti; — *c*, tunnel de l'arche de Corti; — *d*, cellules ciliées externes; — *e*, cellules ciliées internes; — *f*, cellules supportantes externes contenant les globules graisseux; — *g*, cellules supportantes internes; — *h*, cellules de Claudius; — *i*, cellules épithéliales doublant le sillon spiral interne; — *j*, fibres nerveuses; — *k*, crête spirale.

ques, dans la région terminale de la lame spirale osseuse, des cellules prismatiques transparentes, les *cellules internes supportantes ;* près de ces dernières, enfin, sont les *cellules internes ciliées*, qui sont des cellules épithéliales, prismatiques ou coniques, avec un

faisceau de cils raides ou bâtonnets s'étendant au-
delà de la surface. Les cellules ciliées internes forment une rangée unique dans toute l'étendue des
trois tours de la rampe moyenne.

478. Près de la rangée de cellules ciliées internes est
le *pilier interne de Corti*, et près de celui-ci, le *pilier
externe de Corti*. Chacun d'eux forme une rangée
unique dans toute l'étendue de la rampe moyenne.
Les deux piliers sont inclinés l'un vers l'autre et en
contact par leur extrémité supérieure ou *tête*, tandis
que leur extrémité opposée (le *pied*) est fixée solidement, à angle aigu, sur la membrane basilaire. Le
reste du pilier est une pièce mince plus ou moins cylindrique, le *corps*. Le pilier externe est plus large et plus
long que l'interne ; ce dernier est légèrement recourbé
dans son milieu. Par suite de la position réciproque
des piliers, les deux rangées forment une arche, l'*arcade
de Corti*. Entre les deux rangées de piliers et la partie
correspondante de la membrane basilaire, est un
espace, sorte de *tunnel* triangulaire sur une coupe
transversale.

479. La substance des piliers de Corti est brillante,
fortement réfringente et légèrement striée longitudinalement.

La tête du pilier interne est triangulaire ; un court
prolongement s'étend en dedans vers la cellule ciliée
interne, un long prolongement s'étend en dehors sur
la tête du pilier externe. En dehors, la tête, de forme
triangulaire, présente une surface concave emboîtant

la surface convexe de la tête du pilier externe. Le pilier externe possède un prolongement dirigé en dehors et appliqué immédiatement sur le prolongement externe de la tête du pilier interne ; ces deux prolongements forment partie intégrante de la *membrane réticulaire*. (Voir plus bas.)

Les rapports entre les piliers interne et externe sont tels, que la tête d'un pilier externe pénètre à peu près dans celle de deux piliers internes.

480. Chaque pilier, au niveau du pied et sur la surface qui regarde le tunnel de Corti, présente une masse de protoplasme granulaire nucléé, qui est probablement le reste de la cellule épithéliale, d'où dérive la moitié inférieure du pilier. Quelquefois la tête des piliers offre un semblable reliquat, indiquant qu'elle a été aussi formée par une cellule épithéliale, de sorte que chaque pilier dérive en réalité de deux cellules épithéliales (Waldeyer).

481. En dehors des piliers, on trouve trois ou quatre rangées de *cellules ciliées externes*, semblables et comme structure et comme dimension aux cellules ciliées internes. Chacune des cellules ciliées externes représente une rangée de cellules ciliées qui s'étend sur la membrane basilaire dans toute l'étendue de la rampe moyenne. Chacune des cellules ciliées possède un noyau ovale et un certain nombre de verges raides ou cils disposés sous forme d'un fer à cheval sur la partie externe de la surface libre de la cellule.

Chez l'homme, on rencontre quatre ou cinq rangées de cellules ciliées disposées d'une manière alterne (Waldeyer).

Les cellules ciliées externes sont aussi appelées les cellules de Corti ; chacune d'elles est conique et unie plus ou moins intimement avec une cellule nucléée fusiforme, la *cellule de Deiters*. Les deux cellules sont plus ou moins fusionnées ensemble dans leur partie moyenne (Nuel). La cellule de Corti est fixée par un prolongement ramifié à la membrane basilaire, tandis que la cellule de Deiters envoie vers la surface un processus qui s'unit à la membrane réticulaire. (Voir plus bas.)

482. Plus en dehors, au-delà de la dernière rangée des cellules ciliées externes, sont des cellules épithéliales cylindriques appelées les *cellules supportantes externes de Hensen;* ces dernières servent de transition à l'épithélium tapissant l'angle externe de la rampe moyenne, c'est-à-dire aux cellules de Claudius.

Chez le cobaye, ces cellules externes supportantes renferment des globules de graisse.

483. Les *fibres nerveuses à myéline* que, dans une page précédente nous avons suivies jusqu'au bord de la lame spirale osseuse, forment dans cette dernière de riches plexus, puis, passant à travers des trous, viennent atteindre l'organe de Corti sur la membrane basilaire. Si l'on regarde la surface externe de la lame spirale, on note une rangée de trous, l'*habenula perforata* de Kölliker, placée un peu en dedans de la région des cellules ciliées in-

ternes. Là, de nombreuses fibrilles primitives passent
entre de petites cellules nucléées, situées au-dessous
des cellules ciliées internes ; ces petites cellules sont
granuleuses. Quelques-unes des fibrilles nerveuses—le
faisceau interne des fibres nerveuses spirales—entrent
en connexion avec les cellules ciliées internes ; tandis
que les autres fibrilles nerveuses, celles des trois
faisceaux externes de fibrilles spirales, passent entre
les piliers internes de Corti, directement au travers
du tunnel, pénètrent entre les piliers externes et atteignent les cellules ciliées externes avec lesquelles
elles s'unissent (Gottstein et Waldeyer).

484. En connexion avec le prolongement externe
de la tête des piliers interne et externe de Corti, mentionné ci-dessus, existe une membrane élastique
hyaline, la *lame ou membrane réticulaire*. Elle s'étend
en dehors sur l'organe de Corti et vers les cellules
supportantes de Hensen, et présente des trous pour
loger le sommet des cellules ciliées externes et leurs
cils. Les parties placées entre les piliers de Corti et
entre les cellules ciliées externes se montrent sous
forme de phalanges, les *phalanges de Deiters*.

Une courte membrane cuticulaire s'étend de la
tête du pilier interne de Corti, en dedans, vers les
cellules supportantes internes; cette dernière membrane possède aussi des trous pour loger le sommet
des cellules ciliées internes.

485. De la lèvre vestibulaire de la crête spirale
aux cellules ciliées externes de l'organe de Corti,

s'étend une membrane fibrillaire spéciale, la *membrana tectoria* (membrane de Corti, Sappey). De la sorte, le sillon spiral interne est converti en un canal.

486. A mesure qu'on monte vers le sommet du limaçon la dimension de toutes les parties de la rampe moyenne diminue graduellement.

L'organe de Corti étant de nature épithéliale ne possède pas de vaisseaux sanguins. D'après les rapports anatomiques de l'organe de Corti, il semble plus vraisemblable que les piliers jouent le rôle d'un tissu de soutènement ou de charpente, autour duquel sont groupés les autres éléments. Il semble de même que les cellules ciliées, avec leurs cils comme des verges, se projetant librement dans l'endolymphe, sont les vrais éléments de l'organe de Corti destinés à la perception des sons. La connexion des fibrilles terminales nerveuses avec les cellules ciliées plaide dans le même sens.

CHAPITRE XLII

LA MEMBRANE MUQUEUSE NASALE [1]

487. La cavité des fosses nasales, dans sa partie inférieure, est tapissée par une membrane muqueuse qui n'est pas en connexion avec le nerf olfactif et qui ne sert pas directement au sens de l'odorat. Cette muqueuse est recouverte par un épithélium cylindrique, cilié, stratifié, exactement semblable à celui des voies aériennes, du larynx et de la trachée. On y trouve un grand nombre de cellules sécrétantes muqueuses ou caliciformes. Au-dessous de l'épithélium est un épais *basement membrane* hyalin, établissant la limite du chorion, constitué lui-même par du tissu fibreux, auquel s'ajoutent de nombreux corpuscules lymphatiques. Dans plusieurs régions, cette infiltration de corpuscules lymphatiques se transforme en tissu adénoïde diffus ou en follicules lymphatiques vrais.

488. La muqueuse contient, dans sa couche la plus superficielle, le réseau des capillaires, mais dans le reste de son épaisseur, elle renferme un riche et

[1] Voir Rémy, thèse d'Agrégation, 1878. *De la muqueuse des fosses nasales.*

remarquable plexus veineux. Dans les parties les plus profondes de la membrane muqueuse, c'est-à-dire dans la sous-muqueuse, sont englobées des glandes plus ou moins volumineuses dont les conduits excréteurs passent à travers le chorion et s'ouvrent sur la surface libre. Quelques-unes des glandes sont muqueuses, d'autres sont séreuses. Dans quelques cas, par exemple chez le cobaye, toutes les glandes sont séreuses et sont exactement semblables à celles du dos de la langue.

En quelques places, la membrane muqueuse est beaucoup plus épaisse qu'en d'autres, elle contient alors des glandes plus larges et, entre celles-ci, des faisceaux de tissu musculaire lisse.

489. *La région olfactive* (FIG. 165). Dans la région supérieure de la cavité nasale, la membrane muqueuse est d'une nuance différente, et offre une coloration plus ou moins brune ; elle contient des ramifications du nerf olfactif et est le siège du sens de l'odorat.

490. La surface libre est recouverte par un épithélium prismatique composé par les cellules des variétés suivantes (FIG. 166) :

(*a*) Une couche superficielle de cellules prismatiques longues, ou plutôt de cellules épithéliales coniques, chacune avec un noyau ovale. Dans quelques places, la surface libre de ces cellules est recouverte par un faisceau de cils semblables à ceux qui surmontent les cellules superficielles de la partie respiratoire de la cavité nasale. Mais, sur la plus grande partie de la surface olfactive, les cils font défaut ; on ne rencontre les cils que dans les points qui sont voisins de la surface respiratoire.

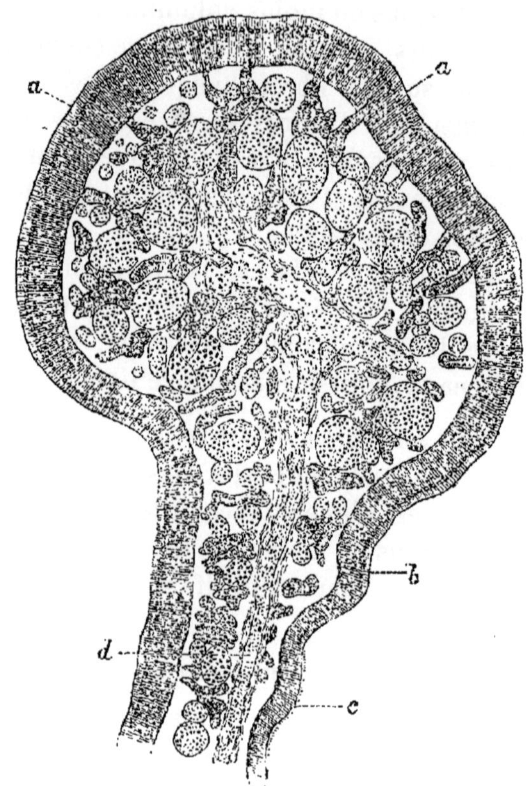

FIG. 165. — Coupe transversale de la région olfactive du cobaye.

a, épithélium olfactif épais ; — *b*, épithélium olfactif mince ; — *c*, épithélium non olfactif cilié ; — *d*, os. Les coupes transversales des faisceaux nerveux olfactifs et les glandes tubulaires de Bowman sont bien visibles.

(*b*) Entre les cellules épithéliales, sont placées des cellules fusiformes, chacune avec un noyau sphérique ou légèrement ovale, les *cellules sensorielles* de Max Schultze. Chaque cellule envoie un large prolongement vers la surface libre, s'épanouissant sous

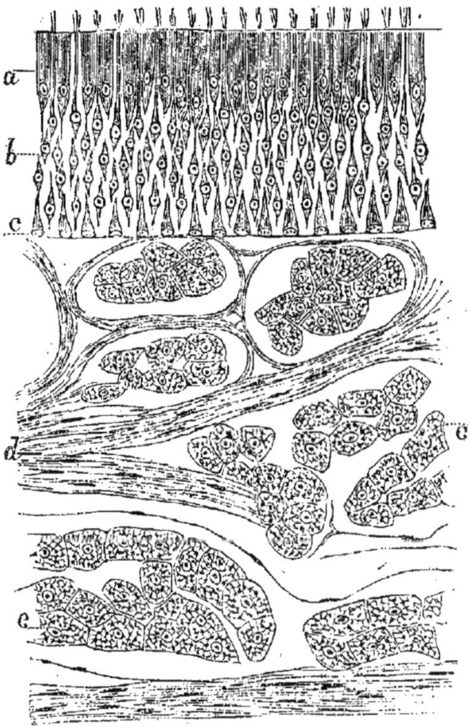

FIG. 166. — Coupe verticale de la membrane muqueuse olfactive du cobaye.

a, cellules épithéliales ; — *b*, cellules sensorielles ou olfactives ; — *c*, cellules épithéliales profondes ; — *d*, les faisceaux de fibres nerveuses olfactives ; — *e*, les alvéoles des glandes séreuses (de Bowman).

forme d'un petit pinceau de bâtonnets plus ou moins longs. Du côté de la profondeur, un filament mince, variqueux, se détachant de la cellule fusiforme, s'enfonce du côté de la muqueuse et entre en connexion, comme cela a été démontré par Max Schultze, avec une fibrille du réseau du nerf olfactif.

(c) En quelques places existe une couche profonde de cellules épithéliales, chacune avec un noyau sphérique ; elles ont la forme d'un cône renversé, leur extrémité effilée est située entre les autres cellules ci-dessus mentionnées, et leur base large s'appuie sur le basement membrane. Von Brunn a montré que, sur la surface libre de l'épithélium, existe une sorte de cuticule, une délicate limitante externe.

491. La membrane muqueuse offre une texture lâche, et contient un riche plexus de faisceaux de fibres nerveuses olfactives qui s'étendent spécialement dans une direction parallèle à la surface. Chaque fibre nerveuse olfactive est dépourvue de myéline, c'est-à-dire qu'elle se compose d'un cylindraxe avec de fines fibrilles primitives enveloppées par le périnèvre, avec des noyaux de corpuscules nerveux.

Près de la surface, les fibres du plexus sont minces et se résolvent en leurs fibrilles constituantes, de manière à former un réseau. C'est dans ce réseau que se rendent les processus variqueux des cellules sensorielles indiquées plus haut.

492. Un réseau de vaisseaux capillaires sanguins se distribue à la partie superficielle de la muqueuse et aux nombreuses glandes. Ces glandes sont les *glandes de* Bowmann qui occupent toute l'épaisseur de la mem-

brane muqueuse. Elles se composent de tubes légèrement ramifiés, s'élargissant graduellement vers
leur extrémité distale ; dans quelques régions cependant elles sont plus ou moins rectilignes. La structure
de ces glandes est identique avec celles des glandes
séreuses; elles possèdent une lumière étroite et sont
tapissées par une couche de cellules cylindriques
albumineuses. Le conduit excréteur est un canal très
fin qui passe verticalement à travers l'épithélium
superficiel et est constitué par une membrane limitante mince, continuation de la membrane propre du
tube glandulaire, revêtue d'une couche de cellules
épithéliales très aplaties.

493. Il existe des rapports constants entre la dimension et le nombre des faisceaux de fibres nerveuses
olfactives, l'épaisseur de l'épithélium olfactif et la
longueur des tubes glandulaires. La dimension et le
nombre des faisceaux de fibres nerveuses sont déterminés par l'épaisseur de l'épithélium, c'est-à-dire par
le nombre des cellules sensorielles. Le nombre et
l'épaisseur des faisceaux olfactifs nerveux est en rapport avec l'épaisseur du chorion, et plus épais est le
chorion, plus longues sont les glandes de Bowmann.

494. *L'organe de Jacobson.* C'est un petit organe
tubulaire qui existe chez tous les mammifères et
aussi chez l'homme, comme cela a été démontré par
Dursy et Kölliker. Chez les mammifères, c'est un
tube bi-latéral, comprimé d'un côté à l'autre, et placé
dans la partie antérieure et inférieure de la cloison

29.

des fosses nasales. Chaque tube est supporté par un cartilage hyalin dont la forme se rapproche plus ou moins d'un soc de charrue, le *cartilage de Jacobson* ; ce tube s'ouvre directement en avant dans le sillon nasal (cobaye, lapin, rat, etc.) ; ou bien il entre en connexion avec le canal de Stenson (chien) qui passe à travers le canal naso-palatin et s'ouvre sur la voûte palatine immédiatement derrière les dents incisives. Toujours l'organe de Jacobson se termine en arrière par une extrémité close.

495. La cavité du tube est tapissée par un épithélium cylindrique stratifié, qui est cilié sur la paroi latérale, chez le cobaye et le chien, mais ne l'est pas chez le lapin. La paroi médiane est recouverte par un épithélium olfactif, identique avec celui de la région olfactive de la cavité nasale. Des rameaux des branches nerveuses olfactives entrent aussi dans la paroi médiane, et se comportent exactement de la même manière que dans la région olfactive. De nombreuses glandes séreuses, appartenant surtout à la paroi supérieure et inférieure, s'ouvrent dans la cavité de l'organe de Jacobson.

Dans la paroi latérale, en quelques places, on trouve un plexus de veines qui s'étend longitudinalement, et entre les vaisseaux des faisceaux de tissu musculaire lisse, constituant ainsi une sorte de tissu caverneux.

CHAPITRE XLIII

LES GLANDES CLOSES

496. I. *L'hypophyse du cerveau.* Le lobe supérieur ou petit lobe appartient au système nerveux central. Le lobe inférieur ou grand lobe est entouré par une capsule fibreuse qui envoie de nombreux prolongements, sous forme de cloisons, dans son intérieur. Celles-ci se divisent en de nombreuses trabécules de tissu fibreux qui s'anastomosent en tous sens, forment un plexus dense et limitent des espaces alvéolaires oblongs ou sphériques plus ou moins larges. Dans les alvéoles sont placées des masses sphériques ou oblongues de cellules épithéliales. Ces cellules épithéliales sont polyédriques, cylindriques, pyramidales, chacune avec un noyau ovale ou sphérique. Entre les cellules épithéliales d'un même groupe, on trouve disséminées de petites cellules ramifiées ou fusiformes, avec un noyau aplati. Dans quelques-uns des groupes ou alvéoles tapissés de cellules épithéliales, existe une cavité, une sorte de lumière remplie par une substance gélatineuse homogène.

Le tissu cellulaire interalvéolaire contient un réseau de capillaires. Entre les alvéoles et le tissu interalvéolaire on rencontre des sinus lymphatiques comme ceux qui entourent les alvéoles des autres glandes, par exemple ceux des glandes salivaires.

497. II. *La glande thyroïde* (FIG. 167). La charpente de cette glande est, à plusieurs égards, semblable à celle des autres glandes ; elle se compose d'une capsule externe fibreuse, avec des septa plus ou moins épais, se résolvant finalement en trabécules très fines, formant les cloisons des alvéoles glandulaires. Ces derniers sont des *vésicules closes* de forme sphérique ou ovale, ayant des dimensions variables. Chaque vésicule est tapissée par une couche unique de cellules épithéliales polyédriques ou prismatiques, avec un noyau ovale ou sphérique. Cette couche épithéliale limite une cavité dont la dimension est en rapport avec celle de la vésicule. Cette cavité est plus ou moins remplie par un fluide homogène, visqueux, albumineux, aussi appelé *colloïde*. Souvent on observe dans ce fluide des corpuscules lymphatiques, nucléés en dégénération et des globules rouges sanguins (Baber).

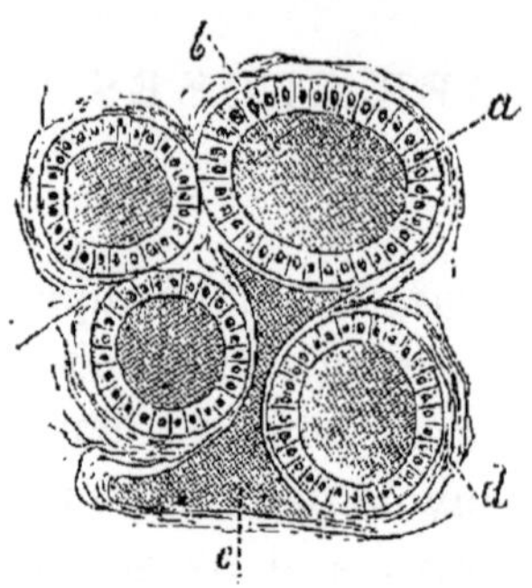

Fig. 167. — Coupe transversale de la glande thyroïde du chien.

a, l'épithélium tapissant les vésicules ;— *b*, le contenu « colloïde » des vésicules ; — *c*, un lymphatique rempli de la même substance que les vésicules ; — *d*, le tissu fibreux entre les vésicules glandulaires.

498. Les vésicules sont entourées par des réseaux de capillaires sanguins. Dans le tissu connectif de la charpente il y a aussi des réseaux lymphatiques ; entre la charpente et la surface des vésicules se trouvent des réseaux lymphatiques doublés par un endothélium (Baber). Les lymphatiques de tout calibre sont souvent remplis par la même matière colloïde qui distend les vésicules, et il est probable que cette matière colloïde est produite dans les vésicules et transportée par les lymphatiques pour être versée dans le torrent circulatoire.

499. La formation de cette substance colloïde dans les vésicules est probablement due à une active sécrétion des cellules épithéliales de revêtement et à un mélange avec les globules sanguins extravasés qui subissent une sorte de macération. Dans quelques cas, Baber a trouvé une quantité considérable de sang répandue dans la cavité des vésicules et ce fait justifie l'opinion que la destruction des globules du sang pourrait bien être une des fonctions de la glande thyroïde.

500. III. *Les capsules surrénales* (FIG. 168). La *capsule surrénale* est enveloppée d'une capsule fibreuse ; en connexion avec celle-ci sont des septa et des trabécules pénétrant dans le parenchyme et offrant un arrangement différent dans la couche corticale et dans la couche médullaire de la glande, comme nous allons le montrer. La *couche corticale* de la glande consiste en trois zones : une externe, une

moyenne, une interne, continues directement les unes avec les autres. La zone externe ou *glomérulaire*, contient de nombreux amas sphériques, ou plus souvent allongés de cellules épithéliales. Chaque cellule est polyédrique ou cylindrique avec un noyau sphérique ou ovale. Chez quelques animaux, par exemple le chien, le cheval, les cellules sont minces et cylindriques et disposées en rangées transversales. Parfois, on peut apercevoir une sorte de lumière dans quelques-unes des masses cellulaires.

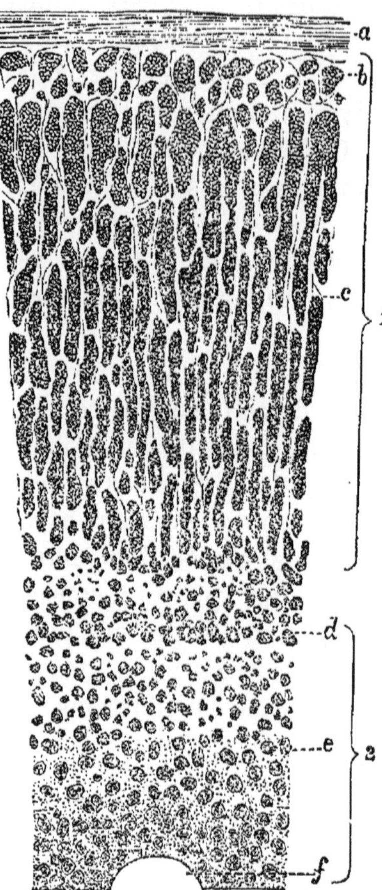

FIG. 168. — Coupe tranversale de la capsule surrénale de l'homme.

1, substance corticale ; — 2, portion médullaire ; — *a*, capsule externe ; — *b*, zone glomérulaire ; — *c*, zone fasciculée ; — *d*, zone réticulaire ; — *e*, substance médullaire ; — *f*, une large veine.

501. Au-dessous se trouve la zone moyenne ou *fasciculée*. C'est la partie la plus apparente et

la plus large de toute la glande. Elle se compose de cordons verticaux de cellules polygonales, chacune avec son noyau ovale ou sphérique. La cellule polygonale est transparente et contient souvent un globule graisseux. Les cordons s'anastomosent fréquemment avec les cordons voisins. Entre les cordons se trouvent des faisceaux de tissu cellulaire, contenant les capillaires sanguins.

Entre les cordons et les septa de tissu cellulaire on aperçoit çà et là des espaces lymphatiques dans lesquels se rendent de fins canaux creusés dans l'intervalle des cellules formant les cordons.

502. Plus profondément, la zone interne ou zone *réticulaire*, se compose de groupes plus ou moins développés de cellules polyédriques, à bords plus ou moins arrondis. Ces groupes cellulaires s'anastomosent les uns avec les autres. Les cellules considérées individuellement sont un peu plus larges et leur substance est moins transparente que dans la zone fasciculée. Chez l'homme, elles contiennent en outre un peu de pigment.

503. Dans la substance *médullaire*, on trouve des rangées cylindriques de cellules très transparentes ; ces rangées ou cordons sont séparées par du tissu cellulaire vasculaire. Les cellules sont polyédriques, prismatiques ou ramifiées. Ces cordons cellulaires s'anastomosent les uns avec les autres et se continuent directement avec les groupes cellulaires de la zone réticulée de la couche corticale.

504. La substance corticale est richement pourvue de réseaux denses, de vaisseaux capillaires sanguins ; leurs mailles sont polyédriques dans les zones externe et interne, et allongées dans la zone moyenne ou zone fasciculée. On rencontre aussi de nombreux plexus veineux dans la substance médullaire. Dans le centre de la capsule surrénale se montrent de larges troncs veineux éfférents. Dans la capsule (Kölliker et Arnold) et dans le tissu cellulaire entourant les veines centrales, il existe des plexus de canaux lymphatiques pourvus de valvules. Les nerfs sont très abondants et constitués par des fibres sans myéline ; dans la substance médullaire, ils forment de riches plexus. En connexion avec ces nerfs et avec ceux de la capsule externe, on observe de petits ganglions. (Holm, Eberth.)

505. IV. *Les glandes coccygienne et intercarotidienne.* La première de ces glandes est un petit corps situé en face du sommet du coccyx et a été découverte par Luschka. La glandule carotidienne de Luschka (ganglion intercarotidien) offre exactement la même structure que celle de la glande coccygienne.

506. La charpente est à peu près de même nature que celle des autres glandes, soit une capsule fibreuse avec des septa fibreux internes et des trabécules. Les septa et les trabécules contiennent en quelques places des faisceaux de tissu musculaire lisse (Sertoli).

507. Les espaces de la charpente sont occupés par le parenchyme. Celui-ci se compose de masses sphériques ou cylindriques de cellules unies en réseaux, Chaque cellule est une cellule épithéliale polyédrique avec un noyau sphérique. Selon Luschka, chez le nouveau-né, ces cellules sont ciliées. Dans le centre de chacune des masses cellulaires est placé un réseau de vaisseaux capillaires sanguins, très enroulés et flexueux.

De nombreuses fibres nerveuses, sans myéline, forment un plexus, situé dans la charpente de la glande.

TABLE DES MATIERES

ÉVREUX, IMPRIMERIE DE CHARLES HÉRISSEY.

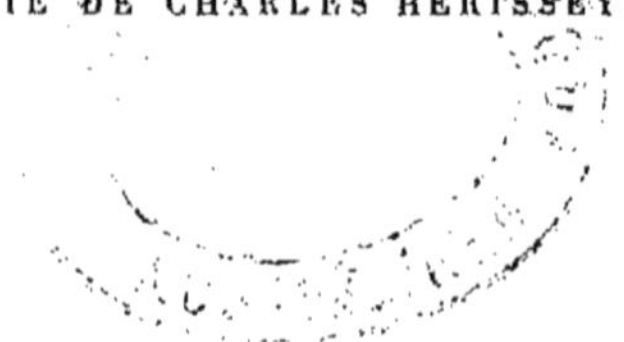

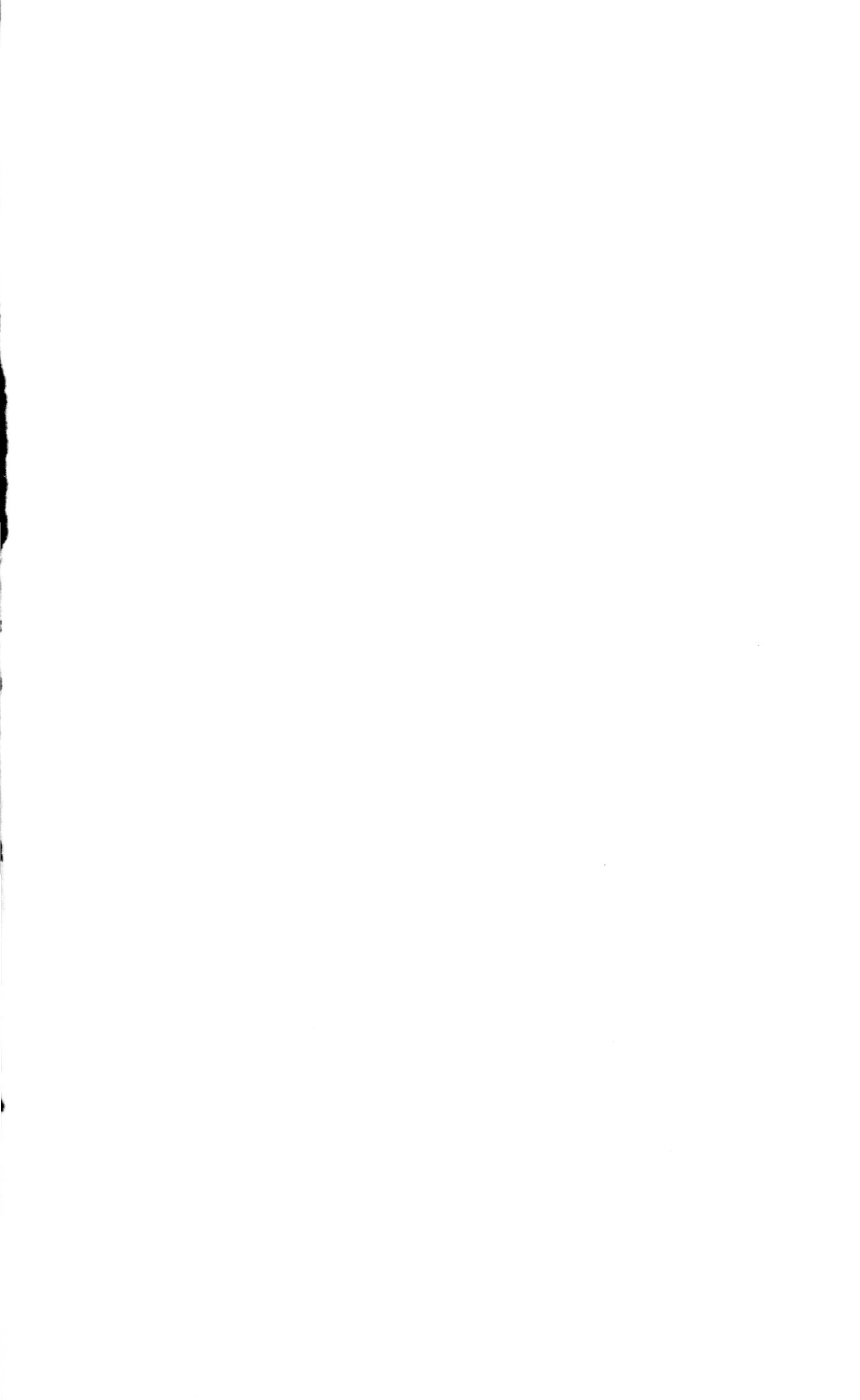

www.ingramcontent.com/pod-product-compliance
Ingram Content Group UK Ltd.
Pitfield, Milton Keynes, MK11 3LW, UK
UKHW020114130726
13696UKWH00001B/41